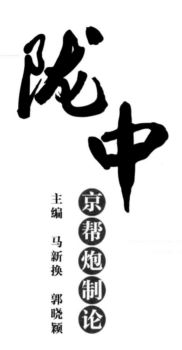

陇中

京帮炮制论

主编 马新换 郭晓颖

U0207390

✿ 甘肃科学技术出版社

图书在版编目(CIP)数据

陇中京帮炮制论 / 马新换,郭晓颖主编. -- 兰州:甘肃科学技术出版社,2018.9(2021.8 重印)
ISBN 978-7-5424-2637-6

Ⅰ.①陇… Ⅱ.①马… ②郭… Ⅲ.①中药炮制学 Ⅳ.①R283

中国版本图书馆CIP数据核字(2018)第207386号

陇中京帮炮制论

马新换　郭晓颖　主编

责任编辑　何晓东
封面设计　张小乐

出　版　甘肃科学技术出版社
社　址　兰州市读者大道568号　730030
网　址　www.gskejipress.com
电　话　0931-8125103(编辑部)　0931-8773237(发行部)
京东官方旗舰店　https://mall.jd.com/index-655807.html

发　行　甘肃科学技术出版社　　印　刷　三河市华东印刷有限公司
开　本　880毫米×1230毫米 1/16　印　张　12.5 插　页　1 字　数　412千
版　次　2018年10月第1版
印　次　2021年8月第2次印刷
印　数　501~1250
书　号　ISBN 978-7-5424-2637-6　定　价　98.00元

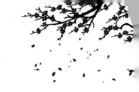

序 一

　　华夏膏壤——陇中，处黄土高原之腹地，乃周秦之福地、中医中药之摇篮。陇中自古胡、汉杂居，地域文化特色十分鲜明，是一个集历史、人文、地理、语言和民俗等相互融合的文化综合体。著称于世的黄河流域华夏远古文明的象征——大地湾文化遗址、新石器时代仰韶文化和马家窑文化遗址，皆源于陇中文化板块。相传，华夏人文始祖伏羲氏仰观天文、俯察地理，在地处陇中天水三阳川的卦台山始创太极八卦，而由太极所衍生的两仪"阴阳"学说，则是中华岐黄医药学的理论精髓之源。

　　此外，陇中气候与地理复杂，所形成的生物多样性环境亦提供了极其丰富的中药材资源品种，其中之"国老、铨黄，享誉四海；珉归、甘芪、纹党，行销五洲。"由此可知，陇中可谓是"文明肇端，河岳根基；羲皇故里，药材之乡（元田？）！"

　　由于陇中得天独厚的人文环境与自然条件，故而孕育出了诸多杏林翘楚及鸿学流派，陇中"庆仁堂"京帮中药学术流派，就是其中佼佼者之一。其薪火四代，脉络清晰，传承有序，崇《雷公炮炙》先贤之大法，弘"同仁堂"本草修治之理念，工于制度飞炼，精于炙炒蒸煅。尤其值得欣慰的是继承者不负众望，将独树一帜的京帮中药炮制技艺总结成为一部《陇中京帮炮制论》。本人的学友马新换，数十年深研炮制之学，完成力作，此作论述提纲挈领，内容条分缕析，集特色性、实用性、创新性和可读性于一册，并在继承传统的基础上结合现代药学理论，对中药炮制的机理、操作工艺的改良、炮制"火候"的掌控以及"制药贵在适中"标准的把握等，均做了较为翔实的阐述和发挥。此作虽非鸿篇巨制，然仍不失为一部陇中京帮中药学

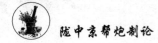

术流派承先启后、继往开来的佳作。鉴于此,故欣然为序,以自己绵薄之力向各位同仁推荐这一本好书,共享共品中药的博大精深!

张 继　主任药师

中国药品鉴定研究院中药标本馆馆长

北京中医药大学中医药学院特邀教授

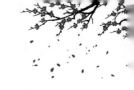

序　二

　　岐黄，至道焉，非浅学所能窥其涯！故"医之为艺，尤非易言，神农始之，黄帝昌之，周公使冢宰领之，其道通于神圣"。中医、中药源流归一，互根贯穿，医无药则艺无所为，药无医则功无所用。虽师仲景之术，然药非精良则沉疴难起；纵行雷公之法，而道非精湛则膏肓难医。尔后，决生死称和缓，辨伤寒唯张机，谙炮制乃雷敩，析本草数东壁，晓制方推京都，亦仅仅晨星耳！

　　由于历史的原因与诸多主客观因素影响，医界学术风气浮躁、权衡失约，不思求精旨而急功近利者亦不鲜矣！若将至精至微之道以至疏至浅之识而论之，则必致国粹中衰而有愧于先贤与后世！但值得额手称庆的是在20世纪90年代初，中华人民共和国人事部、卫生部与国家中医药管理局，共同出台了"全国500名老中医药专家学术经验继承工作"计划，继之又推出了中医药名家传承工作室、中医药学术流派传承工作室等诸多鸿举岐黄之项目，而使祖国中医药学事业迎来了一个百花吐艳的春天。

　　陇中京帮中医药流派，其学验积淀丰厚，理论致远钩深，学术自成体系，技艺特色鲜明，流派独树一帜，历经四代，脉络清晰，传承有序，可谓陇中岐黄之瑰宝，青囊文化之精粹。因有词赞曰："陇药文化渊源长，首推京帮技艺强；炙炒蒸煅法度正，如法炮制药效宏。"因之，作者本着原创性、特色性、实用性、学术性、传承性和指导性的撰著理念，岁历两载，稿凡三易，浓缩为一部《陇中京帮炮制论》，以期发挥义理，探幽启微，承先启后，继往开来。著作体例分绪论、各论两部分，纵论陇中京帮炮制心法，汇中药炮制源流、通法、实例暨古今学说与一炉，通篇贯穿京帮流派中药修治之术，且

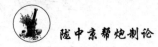

不乏陕、晋以及建昌诸家之法。

青史千载,曾见杏林有道;沃土万里,方知芳草无涯!今奋编摩之志,僭编纂之权著述《陇中京帮炮制论》,付之于梓以示世人,供借鉴品评。之作或许仅为医绪、拾遗补阙而已,然有道是:沧海不择细流,能容乃大;泰山不让寸土,垒积则高。中华医药学正是由一代又一代有志之士精心耕耘,不断进取,充实完善,汇集凝聚而成的民族瑰宝!然惜因著述者才非卓荦,学未精深,故疏漏在所难免,诚望披阅者斤正之!

编　者

2018 年 3 月 26 日

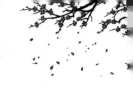

陇 药 赋

  岐黄医药,博大精深;橘杏文化,旨趣钩深;橘井泉香,道馨千载;杏林春暖,恩泽古今。无欲无求,普救含灵;《大医精诚》,道德准绳;《神农本草》,国药坟典;《和剂局方》,成药权衡。

  歧和彭缓,腾绝轨于前;李华张吴,震英声于后;铅翰昭彰,定群言之得失;丹青绮焕,备庶物之形容;穷青囊之绝技,尽医方之妙极;生灵无夭枉之期,夷夏有延龄之望;至道流行,徽音累属;功侔造化,恩迈财成;斯大道传万祀而无昧,渠功德悬百王而不朽!

  黄河母亲,华夏摇篮;祁连长城,民族脊梁;广袤陇原,中华膏壤;山川竞秀,大地溢彩;物华天宝,人杰地灵;羲皇故里,药材之乡;国老、铨黄,享誉四海;归、芪、纹党,行销五洲;伏羲文化,寰宇景仰;医圣岐伯,屹立东方!《黄帝内经》《武威医简》,首辟岐黄门庭;莫高经卷、皇甫针经,始启国粹洪荒;折肱仁术,丰绩可碑;艺臻神妙,举世无双!

  中华医药,发端洪荒;陇中药学,本乎岐黄;薪传四代,盛誉陇上;翘楚辈出,药兴业旺。拓业先贤,励精图治;鞠躬尽瘁,建功立业;虔心含灵,大药精诚。中坚砥柱,厚德载物;发挥义理,思求经旨;承先启后,继往开来。盛华又生,德艺双馨;冰生于水,青出于蓝;踵事增华,析微阐奥;承袭绝轨,恢宏岐黄。国药精英,灿若繁星;陇中药学,华叶递荣!

  乙未之岁,金猴献瑞;居三原交会之白银,处丝路贯境之铜城;陇中药业,拔地耸立;厅堂轩苑,景观辉映;制剂中心,气势恢宏!决策者,高瞻远瞩,政策扶持;掌舵者,殚精竭虑,缜密谋划;拓荒者,尽股肱之力,勋绩彪炳!

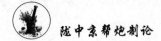

　　陇中制剂,特色独具:佳品琳琅,药材道地;立方符规,遣药合矩;制备称权,工艺守衡;丸散力专效宏,膏丹大济蒸人。

　　日月如梭,岁月如歌;乾坤形胜,药杰纷呈;钟灵毓秀,俊采星驰;星月交辉,三代竞雄;彰往察来,绝轨薪承。泽被日月光华兮,巨擘生辉;汲取陇原灵气兮,群英荟萃;秉承岐黄圭臬兮,开拓进取;谱写陇药华章兮,再接再厉!

　　天行健,君子当自强不息;地势坤,君子以厚德载物。愿陇中药学之流派,抗志以希古人,虚心而师百氏;踵事增医华,析微阐药奥;赋岐黄之髓,扬神农之魂! 笃守"大医精诚"之垂训,崇德尚业,普济含灵;救死扶伤,乐道遗荣;博极医源,精勤不倦;潜沉药海,启微探幽。为天地立心,为生民立命,为往圣继绝学,为万世开太平!

陈　成　马新换

时丁酉己酉于陇上金城医苑

目　录

绪　论

第一章　中药炮制起源 …………………………………………… 003

第二章　中药炮制的历史沿革 …………………………………… 007

第三章　甘肃省中药资源概况 …………………………………… 014

第四章　中药加工炮制概论 ……………………………………… 018

　第一节　中药加工炮制的目的 ………………………………… 018

　第二节　中药加工炮制十七法及术语 ………………………… 020

　第三节　中药炮制与药物性能的相关性 ……………………… 030

　第四节　炮制对中药理化性质的影响 ………………………… 032

　第五节　中药炮制机理的研究思路与方法 …………………… 037

　第六节　中药毒副作用机理探析 ……………………………… 041

　第七节　毒性中药炮制机理探析 ……………………………… 045

　第八节　影响炭药质量及其止血作用的相关因素 …………… 049

第五章　中药净选与切制 ………………………………………… 053

　第一节　净选 …………………………………………………… 053

　第二节　切制 …………………………………………………… 056

第六章　中药炮制常用辅料 ……………………………………… 064

　第一节　液体辅料 ……………………………………………… 064

　第二节　固体辅料 ……………………………………………… 066

第七章　中药炮制分类及方法 …………………………………… 068

　第一节　炒制法 ………………………………………………… 068

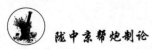

第二节　炙制法 ……………………………………… 073

第三节　蒸制法 ……………………………………… 083

第四节　煅制法 ……………………………………… 087

第五节　煮制法 ……………………………………… 091

第六节　煨制法 ……………………………………… 091

第七节　烫制法 ……………………………………… 092

第八节　水飞法 ……………………………………… 093

第九节　制霜法 ……………………………………… 094

第十节　制曲法 ……………………………………… 095

第十一节　其他制法 ………………………………… 098

各　论

第一章　根及根茎类药材 ……………………………… 103

大黄 …………………………………………………… 103

天南星 ………………………………………………… 108

半夏 …………………………………………………… 114

川乌 …………………………………………………… 122

附子 …………………………………………………… 127

何首乌(首乌) ………………………………………… 130

草乌 …………………………………………………… 136

香附 …………………………………………………… 140

黄连 …………………………………………………… 147

远志 …………………………………………………… 151

党参 …………………………………………………… 155

丹参 …………………………………………………… 160

柴胡 …………………………………………………… 163

石斛 …………………………………………………… 167

木香 …………………………………………………… 170

目 录

甘遂 …………………………………………………… 174

黄芩 …………………………………………………… 177

元胡 …………………………………………………… 184

甘草 …………………………………………………… 187

白芍 …………………………………………………… 190

苍术 …………………………………………………… 195

地榆 …………………………………………………… 200

泽泻 …………………………………………………… 203

山药 …………………………………………………… 206

第二章　茎叶全草及皮类药材 …………………… 210

枇杷叶 ………………………………………………… 210

淫羊藿 ………………………………………………… 213

荷叶 …………………………………………………… 218

艾叶 …………………………………………………… 221

灯芯草 ………………………………………………… 226

牡丹皮 ………………………………………………… 228

杜仲 …………………………………………………… 233

厚朴 …………………………………………………… 237

黄柏 …………………………………………………… 241

第三章　花及果实种子类药材 …………………… 247

槐花 …………………………………………………… 247

金银花 ………………………………………………… 250

菊花 …………………………………………………… 254

蒲黄 …………………………………………………… 257

酸枣仁 ………………………………………………… 263

马钱子(番木鳖) …………………………………… 267

青皮 …………………………………………………… 272

巴豆 …………………………………………………… 276

栀子 …………………………………………………… 279

陇中京帮炮制论

槟榔 …………………………………… 284

麦芽 …………………………………… 288

枳实 …………………………………… 291

薏苡仁 ………………………………… 295

白扁豆 ………………………………… 298

第四章 动物矿物及其他类药材 ……… 301

血余炭 ………………………………… 301

龟板 …………………………………… 303

蟾酥 …………………………………… 306

紫河车 ………………………………… 314

鹿角霜 ………………………………… 317

鹿茸 …………………………………… 320

鸡内金 ………………………………… 326

石膏 …………………………………… 329

代赭石 ………………………………… 332

磁石 …………………………………… 334

芒硝 …………………………………… 336

炉甘石 ………………………………… 339

乳香 …………………………………… 341

藤黄 …………………………………… 343

六神曲 ………………………………… 345

建神曲 ………………………………… 349

百药煎 ………………………………… 351

游学报告 ……………………………… 354

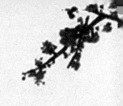

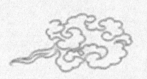

绪 论

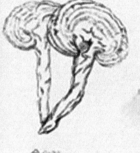

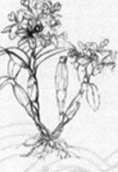

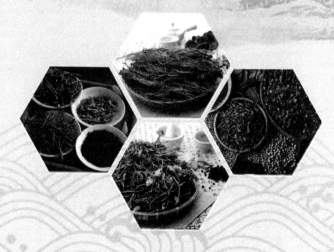

第一章　中药炮制的起源

中药"炮制"亦称"炮炙"，系在中医药学理论基础上，根据医疗、调制、制剂、贮藏等不同的需求和中药材本身的属性，将原生药材制备成为可供处方调剂的饮片而采用的传统制药技术；对中药炮制工艺、条件和机理等进行系统性阐释的学说则称之为"中药炮制学"。

很久万年以前，中华民族的祖先就在华夏这片大地上生活和劳作着。人们在寻找食物充饥的过程中，尝试着各种草、叶、根及果实等，经过无数次的反复实践，从而逐渐认识到了某些动、植物对人体有益，某些动、植物对人体有害，某些动、植物还能治疗某些病痛，于是进而形成了最初级的原始药物学。西汉淮南王刘安主持编撰的《淮南子·修务训》记载："神农……尝百草……当此之时，一日而遇七十毒。"生动地描述了古代劳动人民发现药物和对药物毒性的认识过程。在使用药物治疗疾病时，为了去除其毒性和便于服食，就必然相应地产生了洗涤、打碎、劈为小块等最简单的加工方法，从而逐步积累了原始的药物炮制知识。当人类发现了火以后，不仅能使生食变为熟食，同时亦为药物的加工炮制创造了条件。"炮炙"，仅从字面含义上解析两字形符皆为"火"，即炮制离不开火。但是，现代的炮制方法中有很多是不用火的，真正需要直接用火进行"炮"或"炙"的操作所占比例并不多。所以，明代著名的医药学家李时珍在《本草纲目》中将这些操作方法称为"修治"。这是因为"炮炙"二字仅表示了用火加热，它只能反映科学不发达的远古时代的制药技术，并不能概括现代迅速发展和改进了的中药制备技术。此外，汉代的《金匮玉函经》中就有"方药炮制"的记载，宋代诗人苏东坡的《和陶桃花源》中，亦有"耘樵得甘芳，龁啮谢炮制"之句。苏氏的这段佳话对后世炮制学是有影响的,如明朝药物学家在雷敩《炮炙论》基础上编撰的制药专著,就将"雷公炮炙"称为"雷公炮制……"

据传,发明中药炮制技术的人乃是商代曾经做过厨师的大臣伊尹,他将厨房中经常应用的一些烹饪手法如炙、炒、蒸、煮、烤,以及常见调味料如盐、醋、酒、蜜、姜等均试用于草药的加工中,而且发明了中药汤剂,并且总结出了煎药的方法,因此据传伊尹尚著有《汤液经法》一书。中药炮制技术最早见于湖南长沙马王堆汉墓出土的竹简《五十二病方》中,书简内每一个方剂下都以注释的形式列出了炮、炙、燔、熬等操作方法;中医典籍《黄帝内经》中亦有相关的中药炮制记载;中国最早的药学专著《神农本草经》中,记述了中药炮制的基本原则,即"药,有毒无毒,阴干暴干,采造时月,生熟土地所出,真伪新陈并各有法,若有毒宜制,可用相畏相杀,不尔勿合用也"。东汉著名医学家张仲景在其《伤寒杂病论》中,记载了近百种中药的炮制方法,例如蒸、炒、炙、煅、炮、炼、煮、沸、火熬、烧、咀、斩折、研、锉、捣膏、酒洗、酒煎、苦酒煮、水浸以及汤洗等,可见当时中药炮制技术发展已初具规模。

据史书载,雷敩所著《炮炙论》一书出自南北朝刘宋时代(公元420年至公元479年),这是一部最早论述中药制药技术的专著。然而,在南北朝以前医家用药时就已经非常重视炮制方药了,因此中药传统炮制方法并非创始于雷敩时代。此外,在公元前约22世纪的黄帝时代,尚有一个传说中的医药学家雷公。由于时间推移,年代更迭,人们逐渐将雷敩与雷公混同为一人。例如,宋代的《大观本草》在其引用书目中称雷敩著作为《雷公炮炙论》,并且这个书名一直流传至今。李时珍在《本草纲目》中曾辨正过此一讹传,他认为"雷公炮炙论,刘宋时代雷敩所著,非黄帝时雷公也"。与李时珍同时代的徐春甫则根据社会上的讹传,在其《古今医统》一书中认为:"雷公为黄帝臣,姓雷名敩,善医,有至教论、药性炮制二卷问世。"基于人类历史上的每一项创举均系多人经验的积累和智慧的结晶,于是古人往往抽出其中杰出的代表冠之以名,以示敬仰和继承学习,故徐春甫将炮制技术的历史推溯到奴隶社会初期的雷公,可能是出于上述含义的吧?

从历史上流传至今的黄帝和其手下的雷公、桐君二人，都被认为是对中国传统医药学做出过杰出贡献的名家，汉代人们为纪念这两位历史名人，曾借雷公、桐君之名著有《雷公药对》和《桐君采药录》，可惜此二书早已失佚。从历史学的观点分析，黄帝时代尚无文字，所以不可能有文字作品流传下来，是否有雷公其人亦无法考证。因此，雷公创始中药炮制论只能作为一个历史传说，而不一定非信其有。然而，基于历史的沿革与文化的传承，直至现代中药行业内仍尊雷公为中药炮制学之开山始祖。

商代晚期都城殷墟发掘出来的甲骨文，是中国早期经济文化最可靠的历史资料，这些文物属于公元前1300年至公元前1028年。相关学者在研究先秦医学史料的过程中，于众多甲骨文中"似乎未曾找出殷朝人已是能够知道使用药物治病的痕迹"，这或许是因为殷朝人治疗疾病注重求巫问卜，而将药物治疗放在次要地位吧。但是，这又不能判定殷人不懂医药，那么又该如何加以解释呢？原来甲骨文中刻有"鬯其酒□于大甲□□于丁"语句，其他的甲骨文中亦常现"鬯"字。这个字的含义古《释文》中云："鬯，酒香。"《说文解字》云："鬯，以柜酿郁草芬芳条畅。"东汉史学家班固在《白虎通义》中亦指出："鬯者，以百草之香，郁金合而酿之成为鬯。"由此可以证实，殷朝确已具备将中药材加工制成芳香药酒的操作方法了。按照历史逻辑推断，应当是先使用未经加工炮制的自然品，而后才会逐步发展为应用加工品。据此推断，殷朝有可能已在使用中药治疗疾病了。那么，使用的又会是哪些药物呢？秦国丞相吕不韦在《吕氏春秋·本味篇》一书中，记载有商汤和伊尹的对话片段，即"阳补之姜，招摇之桂"。其中所述"姜""桂"均为药、食兼用之品，其中所含芳香挥发性成分皆适于酿制芳香药酒。然而，从商汤到吕不韦之间却悬隔着1300余年，因此我们也可以对此时使用姜、桂的记述提出质疑。然而，在西周的历史神话传记《穆天子传》一书中，有周朝初年穆王西征时携带大量姜、桂前往西北的记载。

中国现存最早的医药方书《伤寒论》所载113方中，用姜者为57方、用桂者亦不少，方中标注桂须"去皮"、姜应"切片"，此举从现代药学的理论可解释为桂表面的木栓层不含挥发油或含量甚微，气味淡薄，无药用价值，所以古方中均用"去皮"桂；姜则"切片"以增大其比表面积，从而有利

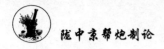

于所含成分的煎出。又如，周朝《诗经》中记载的"姜"，东晋学者郭璞注为"远志也"，远志中心的木质纤维坚韧且不易"咬咀""捣研"，气味与远志根的皮部（即远志筒）大不同，其效用迥异。前人在长期用药实践中逐渐认识到，远志根中心的木质纤维系非药用部分，因此古方中的远志皆为"去心"。其他还有诸如麻黄入药"去节"（实为剔除麻黄根），石膏配方要"碎"等。凡此种种对药材的加工方法，在汉代末年就已基本成熟并固定下来了，而对于中药炮制起源的求证，则应到汉代以前的悠远岁月中去加以探寻。

从现存资料分析，前人最早重视的是作用峻猛的生药。例如，乌头和附子由于植物美丽的紫堇色花朵并衬以多歧的绿叶，很早就被发现了。中国首部诗歌总集《诗经》曾记述"堇"，古代学者贾逵解释堇"即乌头也"。公元前10世纪的《穆天子传》一书中，亦有"管堇"及"模堇"的记载。公元前2世纪的《淮南子》一书中，有"天雄乌喙（即乌头之类），药之凶毒也，良医以活人"之说。东汉末年的医药学家张仲景所著《伤寒杂病论》中，应用附子的方剂就有19方，约占总方数的1/6，而且方中所用附子均是经过炮制的，其毒性已经大减、药性趋于平和。《黄帝内经》中"秫米半夏汤"方用"制半夏"，即经过加工的半夏，这是现存医学书籍中对生药进行加工炮制的最早文字记载。

总而言之，中药加工炮制这门中华民族独有的优秀文化遗产，是伴随着华夏古国的文明历史，经过历代医药学家的亲身实践、不断探索、充实完善，整理总结出来的一套系统而规范的传统中药学术理论体系。古人对于中药的炮制最早源于减低药物的毒性，但是药物本身往往还具有不同程度的偏性，即所谓"药性有偏"。因此，通过对中药不同的处理方法，从而使其符合中医用药的权衡，中药加工炮制就是在此基础上发展起来的。"炮制"二字的含义即为："炮"表示加热，"制"既包含制造药物之因，亦含有制伏药物的毒性和偏性之意。

第二章　中药炮制的历史沿革

自上古《神农本草经》问世后,从奴隶社会进入封建社会阶段,随着社会经济、生产技术和科学文化的发展,为中药炮制的不断兴盛奠定了良好的基础。

春秋战国时期(公元前722年至公元前221年),中国古代第一部编年体的历史著作《左传》中曾记载用麦曲治疗腹疾,该药显然是禾本科植物麦的加工品。中华最早的医药书籍《黄帝内经》"灵枢邪客篇"中,所载"秫米半夏汤"方用"制半夏",所指即为炮制后的半夏。

至秦汉三国时代(公元前221年至公元前280年),已发明的炼丹术是以矿物药为原料进行烧炼升华而成的化合物制剂。当时人们追求的目的不是为了疗疾,而是为了服食后长生不老。

中国第一部药学专著《神农本草经》的行世,即总结了汉以前的药学知识,其中记载了很多有关中药炮制的内容。在本经序例中指出:"药有毒无毒、阴干暴干……并各有法。"此外,对于一般矿物类药物多有"炼饵服之"等注释,这相当于现代的"火煅"。露蜂房用"火熬"、桑螵蛸用"蒸法"等等,不胜枚举。本经全书大约收载了12种炮制方法,其中多数仍被现代所沿用。

到了东汉末年,临证医学开始创立,中药炮制技术又有较大的发展,炮制的品种及其方法大大增加,从此时期的代表作《伤寒杂病论》中可以得到充分说明。张仲景对中药的炮制尤为重视,《伤寒论》与《金匮要略》两书中,共载药物183种,其中有73种须经过炮制方可入药,例如药物净选的方法有去污、去芦(人参)、去节(麻黄)、去毛(石苇)、去皮(附子)、去皮尖(杏仁)、去心(丹皮)、去核(乌梅)、去翅足(虻虫)、去足(蜚虫)等,意指除去非药用部分和降低毒副作用。制作饮片则有咬咀、斩折、锉、切、削、碾等,另外还有洗、泡和浸的方法。例如,海藻洗去咸,泽漆洗去腥,半夏热汤洗去滑沫,百合渍泡去白沫,赤小豆发芽,酒浸大黄,醋渍泡乌梅等。加热炮制的方法有烧煅云母石,桑白皮烧存性,煨熟附子,炮裂附子,熬焦蜘蛛,熬黄瓜蒂等。加液体辅料炮制的方法有炙酥鳖甲,蜜煎乌头,烊化阿胶,蒸大黄等。《伤寒论》和《金匮要略》的这些记载,大致涵盖了中药炮制的基本内容,后世虽在炮制内容上日益繁复,但是仍然脱离不了张氏所著的基本范围。

南北朝刘宋时代(公元420年至公元479年),出现了第一部中华制药专著——《雷公炮炙论》,它将当时流传的炮制方法进行了系统总结。作者雷敩在自序中云:"直录炮、熬、煮、炙,列药制方,分为上、中、下三卷。"该书内容丰富,对中药炮制颇有发明,书中记载了前所未有的炮制方法。例如,浸法有盐水浸、蜜水浸、米泔水浸、浆水浸、醋浸、药汁浸等;炙法有蜜炙、酥蜜炙、猪脂炙、黄精汁涂炙等;煮法有盐水煮、甘草水煮、乌豆汁煮等;蒸法有清蒸、酒蒸、黄精汁蒸、生地汁蒸、药汁蒸等。后世根据其中的内容将之总结成为"炮炙十七法",即"炮、爁、煿、炙、煨、炒、煅、炼、制、度、飞、伏、镑、椴、曬、曝、露"等,对后世生药炮制的发展具有很大影响。但是该书久已亡佚,主要散见于《证类本草》和《本草纲目》中。直至近代,始由张骥辑著成《雷公炮炙论》一书,然则已非原本面目。

梁代(公元502年至公元557年),医药学家陶弘景著述的《本草经集注》一书,是继《神农本草经》后的药学名著,在序例中增加了"合药分剂"法则。其论述虽以合药制剂为主,但是由于制剂前处理的需要,其中增载了爆、修、燃、烊、煻及制作屑、沥等各种中药炮制方法,例如在合丸散中曰:"凡合丸散药,宜先切细,曝燥乃捣之。""若逢阴雨,微火烘之。"巴豆、杏仁、胡麻等膏腻药,"首先熬黄,捣令如膏……"等。总体上讲,这一时期中国制药技术已渐趋完善阶段。

唐代(公元618年至公元907年),科学文化显著发展,尤其在医学方面具有很大的成就,生药炮制技术亦随之不断进步,中药加工炮制逐渐在学术上形成体系,这个时期在整个炮制发展过程中是一个重要的历史阶段。中华第一部药典《新修本草》发展了《神农本草经》的炮制内容,并对炼丹技术以及玉石、玉屑、云母、石钟乳、矾石、硝石等矿物药均有记载,使得炮制内容比往昔更为广泛而丰富。医药学家孙思邈的《备急千金要方》一书,在中药炮制方法上做了专章论述,指出:"诸经方药,所有熬炼节度皆脚注之,今方则不然,于此篇具条之,更不烦方下别注也。"其在《合和篇》中列举炮制相同之品,并分条述之,如"凡用麦蘖曲米、大豆黄卷、泽兰、芜荑皆微炒""凡用斑蝥等诸虫皆去足翅微熬……"这种归纳方式为后世总结炮制方法打下了基础。此外,在王焘《外台密要》和孙思邈的《千金翼方》中,皆以《本草经集注》的合药分剂为基础,在炮制学方面均有不同程度的发挥。

时至宋代(公元 960 年至公元 1368 年),在中药炮制方面发展较快,由唐慎微编撰的《经史证类备用本草》一书,首先辑录了《雷公炮炙论》的大部分内容,并收载了《本草经集注》的合药分剂,基本上为后世保存了较为完整的药学文献,使之不致散佚而失传。《太平惠民和剂局方》是中药炮制理论极为重要的一部文献,它列有专章讨论药材加工技术,载有 186 种中药的炮制方法,对炮制加工技术做了更为详细的论述,并将炮制技法列入了法定的制药范围,对于保证药物质量和制定炮制规格具有重要的作用。此书在炮制技法上的突出特点,是广泛应用酒、醋作为辅料炮制生药,在"煨"法上又有新的发展,创立了纸煨和面裹煨等方法。

金元时期(公元 1115 年至公元 1368 年),中药炮制最突出的特点是理论方面的发展。例如,李东垣在《用药法象》一书中载:"黄芩、黄连、黄柏、知母,病在头面及手梢皮肤者,须用酒炒之,借酒力以上腾也。咽之下,脐之上,须用酒洗之,在下生用……。"又云:"大凡生升熟降,大黄须煨,恐寒则损胃气,至于川乌、附子,须炮以制毒也。"此皆初步概述了中药炮制的意义。

明代(公元 1368 年至公元 1664 年),中国伟大的药物学家李时珍编撰了巨作《本草纲目》,耗时 30 余年,其间他阅读了 800 多种相关古典书籍,并亲自奔走各地,边采访、边医疾、边采药,以学而不厌、诲人不倦的精神和科学求实的态度,认真总结了 16 世纪以前华夏劳动人民丰富的用药经验和药物学知识。《本草纲目》不仅对中药学理论有着巨大的贡献,且在中药炮制方面亦专列"修治"一项,总结了历代的炮制方法和理论,大大丰富了生药炮制的内容,并多有所发挥。例如,对于苍术炮制目的描述曰:"苍术性燥,故以糯米泔浸去其油,切片焙干用,以制其燥性。"李时珍始终从实践出发论证前人的经验,纠正前人的错误和烦琐的做法。例如,炮制白芷,雷敩以黄精片等分同蒸,李时珍则主张"以石灰拌匀晒收,为其易蛀,并欲色白也,入药微焙"。《本草纲目》虽非中药炮制专著,但所载炮制方法大部分仍为后世所遵循沿用。

在《本草纲目》刊行之前,尚有明代陈嘉谟《本草蒙荃》一书对中药炮制理论做了概括性的总结。其中,对中药炮制有一段经典性的诠释,即"制药贵在适中,不及则功效难求,太过则气味反失。火制四:煅、炮、炙、炒也;水制三:渍、泡、洗也;水、火共制二:蒸、煮二者焉,制法虽多,不离乎此。酒制升提;姜制发散;入盐走肾而软坚;用醋注肝而住痛;童便制除劣性而降下;米泔制去燥性而和中;乳制润枯生血;蜜炙甘缓益元;陈壁土制培真气骤补中焦;麦麸皮制抑酷性勿伤上膈;乌豆汤、甘草汤渍曝,并解毒致令平和;羊酥油、猪脂油涂烧,咸渗骨容易脆断;去瓤者免胀;抽心者除烦。大概具陈,初学熟玩"。此理论至今对于中药炮制机理研究仍然有着重要的参考作用。

此外,明代缪希雍与庄敛之合编的《炮制大法》是一部专论中药炮制的著作,书中阐述了 439 种药物的炮制方法,其中部分内容摘自《经史证类备用本草》所载的《雷公炮炙论》,并将之归纳成"炮制十七法",在前人的基础上又有进一步的发挥。

清代(公元 1644 年至公元 1911 年),对于药学的研究也很重视,但大多致力药物的临床应用,有关中药炮制的文献则不多。当时虽有张睿等人专论炮制的《修事指南》,其中收载了 232 种药物的炮制方法,但大部分内容出自《经史证类备用本草》及《本草纲目》两部书,然未有更多新的阐释。

从鸦片战争至中华人民共和国成立前(公元 1840 年至公元 1949 年)

的 100 多年中,由于帝国主义列强的入侵,使中国陷于半封建和半殖民地的状态。西洋医学随之传入中国,而祖国传统医药学则受到了歧视和排挤,特别是 1929 年国民党政府竟然通过了废止中医的决议,虽然后来政策未被实施,但已致中医药事业蒙受了严重的摧残,处于奄奄一息的境地。

基于不良的社会环境,老药工们通过长期实践积累的中药加工炮制经验得不到应有的重视和系统总结,他们只能以口传心授、师徒相承的方式延续着中药炮制的技艺。由于中药生产方面的技术设备几近空白,从而致使中药炮制长期停留在落后的小作坊和手工操作状态,在理论方面更无从谈起运用现代科学加以论证、总结和提高。由于中药炮制行业向来是分散经营,炮制方法不仅各地互不相同,甚至同一地区的各家药店均不一样,根本谈不上统一的炮制规格与标准,这显然会影响药品质量和药用效果。

自中华人民共和国成立(公元 1949 年)后的半个多世纪中,由于从始至终贯彻了"中国医药学是一个伟大的宝库,应当努力发掘,加以提高"这一振兴传统中医药学的方针,从而使中医药事业全面飞速向前发展,同时取得了重大的成就。

在中药加工炮制生产技术方面,首先废除了某些不合理的炮制方法。各地将长期以来药工师徒之间口传心授的中药加工炮制经验进行了认真总结,逐步确立了国家和地方统一的炮制标准规范,使得中药质量有了明显的提高,中药加工炮制形成了一套较为科学、完善的质量标准体系,对诸如"陈皮一条线,枳壳赛纽袢,半夏不见边,木通飞上天"这种传统的说教进行了具体量化。在生产加工设备方面研制出了万能切片机、电动搅拌炒药锅、电动滚筒炒药锅,以及使用反射炉煅制药材等,从而降低了劳动强度,提高了生产效率。另外,中药炮制工艺方面也有较大的改进。例如,胆南星的炮制周期从原来的 3~9a 缩短为 2 个月左右,且符合质量标准要求;采用微生物发酵法炮制龟板;应用冷压技术浸泡药材;将反射炉煅药进一步改为平炉煅药,从而大大提高了炭药"存性"程度;饮片烘干采用了较先进的排管式和隧道式烘干室干燥技术,同时还研制出了诸如烘干机、

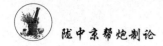

电动筛等多种中药加工机械。为适应炮制生产技术不断发展的趋势,全国各省(市)有关部门对原有的地方炮制规范进行了多次修订。

为大力发展中医药学教育事业,1956年先后在北京、南京、上海、成都和广州等城市率先成立了中医学院,20世纪70年代后期全国每个省会均有一所中医药高等院校,并设立了中药系。中药加工炮制被列为中药学子的必修课,从而将"口传心授"的原始教学方式上升到了系统化理论教学的新高度。

中华人民共和国成立以来,在党的中医药政策指引下,对于中药炮制经验的发掘、整理、传承和研究工作均取得了明显成效。对于那些历史悠久、流传分散的传统中药炮制经验,有关单位进行了全面整理,系统地介绍了当地所沿用的炮制技艺,叙述了各种药材的炮制工艺过程和质量要求,这方面工作尤为突出的当数京帮流派。许多学者对中药炮制的历史沿革、《雷公炮炙论》的内容和年代考证等方面做了深入的研究探讨。卫生部中医研究院于1963年编撰了《中药炮炙经验集成》一书,将长期分散的中药炮制技术初步做了一次全面的整理总结,以后又对该书进行了修订。

科技人员对于中药材的炮制实验研究先后采用了化学、药理、临床等多学科技术手段,对数百种天然药物进行了探索性研究,并且取得了初步成果。例如,对中药浸泡切制质量的研究,传统炮制药材先经净选、浸泡软化,再切制成一定规格的饮片,具体软化的方法有水浸泡、水漂和热水浸煮等。研究人员通过对槟榔、大黄及黄柏等药材的炮制研究发现,某些具有生物活性的化学成分在水浸泡过程中大量流失,因此研究改进采用"喷淋滋润法""少泡多闷法""汤尽泡透法"等,使饮片炮制质量得以明显提高。又如,对黄芩炮制质量的研究,提出黄芩软化应采用蒸或煮的方法,并且阐明了蒸煮黄芩的机理与目的。

此外,药学工作者还对同一种药材的不同入药部位,进行了功用和化学成分的研究。例如,钩藤的钩与老茎枝;当归头、身、尾;人参的身与芦头等。初步研究结果认为,不同部位之间其化学成分并无显著性差异。对于毒性药材、煅或炒炭药材、加辅料炮制的药材以及炒制类药材等,科技人员均开展了炮制前后化学成分、药理作用以及临床疗效等多方面的比较研究,且取得了可喜成绩。

20 世纪 90 年代初,国家为抢救、整理和继承中医药界先辈独到的技艺,中华人民共和国人事部、卫生部及国家中医药管理局(简称"两部一局")共同制订出台了关于"全国 500 名老中医药专家学术经验继承人"师带徒培养计划,目前已完成了四批带教工作,第五批业已启动。有些省份亦实施了中医药人员师承带教工作, 此举无疑为振兴祖国中医药事业开创了一个历史性的先河。

第三章　甘肃省中药资源概况

　　陇原厚土,人杰地灵。羲黄故里,河岳之根。植被丰茂,山川锦绣。岷归红芪,纹党铨黄,誉满九州,中外驰名。甘肃地处祖国西北腹地,位于青藏、黄土和内蒙古三大高原的交会地带,居北纬 32°31′~42°57′,东经 92°13′~108°46′,总面积约 45.4 万平方千米。主体海拔约 1200~2000m,最低约 550m、最高约 5564m。有山地、高原、河谷、丘陵、盆地、平原以及沙漠等多种地形地貌。土壤分布水平地带性和垂直地带性明显,具有森林土壤、草原土壤和荒漠土壤三大系列。植被水平方向自南向北呈带状分布,垂直方向从下自上呈梯形分布。全省气温年、日差较大,太阳辐射强,阳光充足,气候干燥,降雨多集中在秋季。总体为大陆性气候,兼有亚热带、暖温带湿润气候区;暖温带半湿润气候区;暖温带半干旱气候区、温带干旱气候区和高寒气候区等。气候与地理复杂所形成的生物多样性,蕴藏了极其丰富的中药加工炮制资源。

　　根据初步评估测算,甘肃省有药用植物、动物及矿物资源约 1600 种,经普查中药资源,全省共采集药用植物、动物和矿物类计 1527 种。其中,植物类 1270 余种,动物类 214 种,矿物类 43 种。另外,尚有藏药材 500 多种。有 276 种药材被列入全国重点品种。

　　根据自然系统分类,1270 余种药用植物有菌类 14 科、28 属、35 种;苔藓类 4 科、4 属、4 种;地衣类 3 科、3 属、5 种;蕨类 17 科、26 属、47 种;种子植物类 116 科、596 属、1176 种。其主要分布在毛茛科、菊科、伞形科、唇形科、豆科、蔷薇科以及茄科等科属。动物类药材有资源分布的为 94 科、125 属、214 种;矿物类药材有资源分布的为 43 种。

第三章 甘肃省中药资源概况

按药品标准等级分类,列入 2000 年版《中国药典》(一部)的药材有 321 种;以经营习惯分类,道地药材有当归、党参、(红)黄芪等 20 余种,珍稀药材有贝母、冬虫夏草、鹿茸等 7 种。中药材产藏量在万吨以上的有当归、党参、甘草、狼毒、五加类和苦参等 6 种;千吨以上的有大黄、麻黄、秦艽及丹参等 62 种;百吨以上的有牡丹皮、枸杞、知母及百合等 67 种。甘肃省主要大宗道地药材品种有当归、党参、黄(红)芪、大黄,以及家、野间有品种甘草等 5 种,其量大、质优,享誉海内外,是甘肃中药产业的支柱品种。

一、当归

素有"当归之乡"美称的岷县,所产"岷归"产量大、质量佳,有"中华当归甲天下,岷县当归甲中华"之说。其约占国内销售量的 60%,出口量的 70%,行销港、澳、台以及日本和东南亚各国。

二、党参

以文县与舟曲所产"纹党"、徽县和两当所产"西潞党"、岷县及临潭所产"南山党"与"河党",以及定西所产"白条党"质量最为上乘。其中,纹党具有"蚕头蛇尾美人搓,肉实纹细冰糖心"的独特品质。其年产、销量约占全国 40% 以上,为甘肃省骨干出口药材,行销日本、东南亚以及北美各国。

三、黄芪

主产于武都和宕昌等地。其药用历史久远,早在 1000 多年前梁陶弘景撰《本草经集注》中载:"黄芪第一出陇西洮阳,色黄白,甜美,今亦难得。次用黑水宕昌者,色白肌理粗,甘而温补。色赤者可做膏帖,用消痈肿。"陶氏所云前者系指甘肃野生黄芪,后者即指产于武都和宕昌等地的野生红

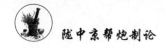

芪,为甘肃特有药材。其产量大、质量佳,远销全国各地及港、澳、台和东南亚各国。

四、大黄

主产于甘肃陇南礼县、宕昌及陇东华亭、庄浪等县。前者商品名为"铨水黄",后者为"庄浪黄"。特别是礼县与宕昌交界处的铨水乡,其种植大黄历史悠久,加工方法独树一帜,商品以个大清香、纹理清晰、碴口鲜亮、质坚体重而著称。除行销国内外,还远销加拿大等北美国家。

五、甘草

清代黄钰辑《名医别录》一书中,最早记载其产地"生河西川谷沙山及上郡",从而可知甘肃省河西地区系全国甘草主产区之一。全省野生甘草分布面积约5.13万公顷,蕴藏量2.5万吨左右,主要分布于酒泉、张掖、武威和庆阳等市,民勤、金塔、安西、敦煌及环县为甘肃省五大主产县。据统计,全省家种面积约333.33公顷以上,野生与家种甘草平均年产量在2000吨,最高年产量达6200吨以上,为甘肃省主导商品药材之一。

除上述5种道地药材外,尚有秦艽(分布面积约66.67万公顷,蕴藏量7800吨左右)、羌活(生长面积约53.33万公顷,蕴藏量约5600余吨)、猪苓(野生蕴藏量约960吨,家种5万窖以上,总量约1000吨)、款冬花(分布面积约6.67万公顷,蕴藏量680吨左右)、远志(分布面积约6.67万公顷,蕴藏量600吨左右)以及龙骨(因其储量与一般矿产相比无明显规律性,无法做储量估算,只能以采挖产量而定,15年间共采挖龙骨6000余吨)等6种主要道地药材品种。除此之外,还发现了一批具有开发与利用价值的新资源和新品种,诸如张掖市的白头翁和黄精,武威市的贝母与冬虫夏草,定西市的手掌参,武都市的金果榄、乌梅及桃儿七,天水市和临夏州的齿瓣元胡,陇东的猪苓等,其品种不胜枚举。另外,全省尚分布有药用效果好和经济价值高的原料药材,诸如沙棘、鬼臼、乌头、五加、陇马陆、苦豆子、羌活鱼、独一味、铁棒槌和祖师麻等,其资源品种丰富,具有广阔的开发利用前景。

第四章　中药加工炮制概论

第一节　中药加工炮制的目的

中药炮制的目的，最初主要是为了减低药物的毒性或刺激性等副作用，就是纠其"偏性"，以利于治疗疾病。从北宋时代起，由于制药技术的进步，中成药遂被广泛应用，炮制中药的方法亦随之多样化了。例如，使用酒和醋处理药料，就有酒蒸、酒炒、醋炒及醋煮等，其目的在于使药物能够更快发挥治疗作用或引药归经。丸剂、散剂以及大部分中成药料，在配制前均须先粉碎成为适当的细粉，然后方进行下一步操作。但是，由于中药材质地有软、硬、韧、坚的不同，且品种有动、植、矿物的差异，所以其中有许多药材难以制为细粉，如矿物类的磁石、自然铜等难以粉碎，但经煅、淬等方法炮制后，就较易于粉碎和煎出成分了。

中药材防霉、防虫蛀以及保持其所含成分不被分解破坏，是保证药材质量的一个重要方面，而保持药材干燥是防止药物变质的有效而简便的方法。经过炮制后的药料，由于大部分水分已经从细胞组织中蒸发，因此通常较易贮存。某些含苷类成分的药物，在炮制加热过程中能使其中与苷共存的酶失去活性，从而可防止生物活性成分被酶解而失效。有些种子类药材经过炒制后可使其细胞组织失去活性，于是防止了植物胚芽萌发而利于贮藏。此外，某些虫卵类药材经过蒸制后可将虫卵灭活，既防止了翌年孵化，亦有利于贮藏保管。

第四章　中药加工炮制概论

绝大部分中药都具有不同程度的苦味、臭味和腥味等,过去千余年间前人曾研究过许多矫味、矫臭以及赋色的方法。宋代寇宗奭在《本草衍义》中曰:"甘草用药须微炙,不尔亦为凉,生则味不佳。"黄芪、甘草在中药方剂中使用频繁且剂量较大,往往多以"炙"入药,因为这两种豆科根类植物药材都具有豆腥味,味微苦,蜜炙后就可消除上述弊端。寇氏又指出:"厚朴有油味苦,不以姜制,则棘人喉舌。"故临床多用炮制品姜制厚朴以趋利避害。使用麦麸皮炒制法,可赋予药料焦香和焦黄。上述炮制措施不仅在中药饮片的色、气、嗅、味等方面对人们感官产生良好作用,更重要的是可起到辅助治疗的作用。

中药加工炮制的目的是多方面的,往往一种炮制方法,或者炮制一种药物时兼具多个目的。这些目的虽有主、次之分,但是彼此间又相互关联。中药加工炮制的目的,归纳起来为以下 8 个方面:

1.降低或消除药物的毒副作用,防止产生不良反应。例如,大戟和甘遂用醋煮制后可使其毒性显著降低,草乌用甘草与金银花水煮制后可消减其毒性,何首乌采用酒蒸制可消除其致泻副作用,并增强其温补作用。

2.缓和或改变药物的性能。中药有寒、热、温、凉之分,为了适应患者病情和体质不同的需求,则需通过加工炮制以改变药物之性能。例如,生地黄性寒而凉血,炮制为熟地黄后则性温而补血;干姜辛热散寒,制为炮姜后则涩温而敛血。

3.增强药物的疗效。例如,延胡索所含生物碱为其生物活性成分,经醋制后可使生物碱与醋酸结合生成生物碱盐,使其水溶性增强,则汤剂中煎出浓度增加,从而提高了延胡索的止痛效果。又如,款冬花蜜炙后可增强其润肺止咳的作用;淫羊藿使用羊脂油炙制可增强其助阳之功。

4.引药归经。中医通常是以经络学说对疾病的传变部位进行定位的,引药归经就是使药物在疾病所处的经络发挥作用。例如,柴胡和香附等经醋制后有助于引药入肝经;小茴香与橘核等以盐水制后有助于引药入肾经。中药经酸、甘、苦、辛、咸五味的炮制,可以使药物在各自所归经络中更好地发挥治疗作用。中医所谓"引药归经"有些类似西医所指的"靶向"作用。

5.便于粉碎,且使生物活性成分易于煎出。矿物、动物介壳以及骨骼类药材质地坚硬而难以粉碎,不便制剂和调剂,其生物活性成分煎出率亦不高。因此,必须经过炮制后方可克服上述不利因素。例如,牡蛎与石决明等经火煅烧、代赭石和自然铜等经煅淬后,就易粉碎,便于调剂,还可提高其生物活性成分的煎出率。

6.便于贮藏,保持药效。药材经过加热处理可使之进一步干燥,含水率降低则有利于较长时间贮藏。此外,某些含苷类成分的中药如黄芩、槐花等,经蒸或炒之后,可使其所含黄酮苷类成分不致被与之共存的酶分解,从而保证了药物的品质。

7.矫味、娇臭。动物或某些具有特殊不良臭味的中药,患者服用时往往难以接受。因此,矫味、娇臭在中药炮制方面是非常必要的,在中药炮制过程中采用土炒、麸炒、蜜制、酒制以及醋制等方法,不仅具有增益药效的作用,同时亦具矫味和矫臭的作用。

8.去除杂质及非药用部分。即将药材所含泥沙或其他非药用部分及杂质去除,以使药物纯净。例如,将枳壳去瓤、远志与巴戟天去心、枇杷叶去毛等,均属中药加工净制操作。

第二节　中药加工炮制十七法及术语

一、中药加工炮制十七法

由明代缪希雍撰著的《炮炙大法》一书,首先提出了雷公炮制有十七法,然《雷敩炮制论》中则非十七法。考察十七法的来源,可信是缪希雍等人从《伤寒论》《金匮要略》《本草经集注》《千金方》《雷公炮炙论》《太平惠民和剂局方》《医学入门》《本草纲目》等书中摘引归纳而成,并刊于《炮炙大法》开篇以供读者参考之,后人将之称为"炮炙十七法"。

第四章　中药加工炮制概论

1932年四川成都"义生堂"印行的张骥《雷公炮炙论》,则根据缪希雍提出的十七法,并参考了少量相关资料,编辑而成《雷公炮炙论十七法集释》,将之附于书首。张氏认为此十七法"始于雷教,是不可靠的"。然其"集释"论述的并不具体,有数法未予注解,故实际参考价值不大。此后,中药从业人员在实践中又摸索出了许多加工炮制的新方法及通用术语,具有一定的现实指导意义。由于"炮炙十七法"流传已久,目前仍作为重要的中药加工炮制参考资料,故根据张氏原意将之摘录如下,未予注解的方法则引证《医学入门》的资料加以补充。

1.炮:置药物于火上,以烟起为度谓之"炮"。

2.爁:火焚也。《医学入门》曰:"爁音监,火焰也。"

3.煿:火裂也。《医学入门》曰:"煿音博,火干也。"

4.炙:俱火烧也,系将药物置于近火处烤黄。现指药物加液体辅料后用文火炒干或边炒边加液体辅料以文火炒干。

5.煨:将药物置于火灰中,煨之使熟。

6.炒:置药物于火使之黄而不焦也,法有炒黄、炒黑、炒焦各不同。

7.煅:置药物于火上烧令通红也。

8.炼:药石用火久熬也。有炼乳、炼蜜、炼丹石。

9.制:药性之偏者、猛者,使就范围也。有水制、姜汁制、童便制、火酒制、酥制、醋制、蜜制、麸制、面制、米泔制等,各如其法。

10.度:量物之大小长短也。

11.飞:研药物为细末,置水中以漂其浮于水面之粗屑也。

12.伏:土类,如伏龙肝。

13.镑:削也。

14.椴:侧手击也。

15.曬:即"晒"的古体字。

16.曝:晒也,晒曝物也。

17.露:药物不加遮盖日夜暴露之,即所谓"日晒夜露"。

二、中药加工炮制术语

中药加工炮制术语是后人根据古代加工炮制理论，经过不断实践与总结，逐步充实完善而形成的理论。然而，国内各地术语均不一致，甚至一厂、一地范围内术语亦各异，因此给应用和阐释带来了诸多不便。京帮对之进行了综合规范，将之分为以下几类。

1.特殊用药术语

（1）鲜：系将采集的生药直接用于处方调剂或供制备中成药，生药在使用时仍保持采集时的生物形态。例如，阳和解凝膏所用的鲜牛蒡根秧和鲜白凤仙根秧，制作六神曲和建神曲所需的鲜辣蓼、鲜苍耳及鲜青蒿等，《温病条辨》所载汤剂中常用的鲜石斛、鲜生地、鲜枇杷叶、鲜芦根和鲜茅根等，均系药用鲜品。鲜石斛、鲜牛蒡等药材，可将之连根挖出后带土盛在花盆或蒲包内，经常洒水使之湿润，以备药用。鲜生地、鲜芦根及鲜茅根等，将之采挖后置阴凉处湿润沙土中，以保持药材水分。

（2）生：未经炮制的药材谓之"生"。中药处方内的部分药物品种，不经炮制即可直接入药。中药处方有时将药物注明"生"字，是为了区别于"熟"。例如，养阴清肺膏用生地黄，而六味地黄丸用熟地黄。外用膏药多用生乌头和生半夏，内服剂型则须用制乌头与制半夏。

（3）熟：熟有两种含义，一是与"生"相对而言，凡经过加热处理的中药饮片都称为"熟"。再者，系指用于配制中成药所需的"熟料"。例如，参茸卫生丸、胎产金丹和乌鸡白凤丸，方中大部分药料需经黄酒蒸制，蒸制后的药料就称为"熟料"。

2.中药修治术语

（1）拣：亦称为"挑"，系将药材中的杂质及非药用部分拣除或将药材拣选出来。例如，人参去芦，麻黄去根，连翘去梗，杏仁和桃仁去皮等。

（2）筛：利用竹皮或铁丝编织的筛子，筛除药材中的细小部分和杂物。例如，黄芩筛去枯，香附筛去须，蝉蜕筛除沙等。

（3）簸：用竹筻或簸箕簸除杂物或分离轻重不同之物。例如，蔓荆子、白前、车前子以及橘核等,净制多用簸法。

(4)揉:为使质脆而薄的药材成为细小碎片,可将药物置于粗孔筛网上用手揉之,使其破碎后通过筛孔。例如,加工桑叶、马兜铃以及淫羊藿等均适用该法。

(5)拌:为增强某些中药的功效,将中药饮片与另一种辅料共同伴和,以使辅料均匀黏附在药物表面。例如,用固体辅料朱砂拌灯芯草,以液体辅料鳖血拌柴胡、猪心脏血液拌丹参等。

(6)去毛:又称“刷”,某些药材表面生有绒毛状物,不去除则黏附或刺激咽喉的黏膜,造成咽喉发痒或引起咳嗽等。去毛操作方法可分为以下5种:①刷去毛:即用较硬的毛刷除去药材表面绒毛,多用于除去叶片的绒毛。例如,枇杷叶以及石韦等皆用该法。②刮去毛:即用刀或锋利的玻璃片以及瓷片等,刮除质地较为坚硬的药材表面的毛状物。③火燎去毛:系将药材置于酒精灯火焰上,将绒毛熏烤至焦脆,然后用刷刷除即可。例如,除去鹿茸毛等适用该法。④烫去毛:将细沙炒至200℃~300℃时投入药材,拌炒,待绒毛烫焦后再刷除即可。例如,去除骨碎补和马钱子等药材表面的绒毛适用该法。⑤炒去毛:将药材置于锅中加热拌炒,至毛须被炒焦后筛除即可。

(7)磨:系利用摩擦力对药材进行粉碎的方法。磨的工具有石磨、机械磨、石碾和鲨鱼皮等。

(8)捣或击:某些体小、质硬的药材不便切片,可将之置于药钵中用锤捣碎。捣碎过程中最好加盖,以免药粉飞溅。

(9)制绒:将体轻且松泡的药材经碾压使之松解成绒状,以便配方和调剂。例如,加工大腹皮和艾叶等均适用该法。

3.中药水制术语

(1)洗:采集的药材表面或多或少都附有泥沙,须洗净方可入药。其中,某些质地疏松或黏性较大的药材在水中洗涤时间不宜过长,否则无法切制。例如,莱菔根、当归及栝蒌皮等,皆不宜长时间泡洗。此外,有些种子类药材含有大量黏液质,入水即黏结成团不易散开,故不宜水洗。例如,葶苈子和车前子等宜用簸或筛的方法去除附着的泥沙及杂质。

（2）淘：细小的种子或果实类药材，如果夹有泥土等杂物时，宜用清水淘洗干净。

（3）漂：系将药材用水浸洗的方法。一是水能溶除部分药材的有毒成分，二是有些药材含有大量的盐分，在入药前需要漂洗干净。例如，肉苁蓉、海螵蛸、海藻以及昆布等。漂的操作方法为：将药材置于盛有清水的大缸中进行浸泡，天冷时每日换1~2次水、天热时每日换2~3次水。漂的天数根据具体情况酌定，短则3~4d，长则1~2周。漂的季节最好选择春、秋两季，因为此时温度适中。夏季由于气温较高，漂时可酌加适量明矾以防腐。

（4）泡：系将药材用清水浸泡而无须换水的操作。其目的为：利用水浸泡发酵法，去除附着于药材表面的一些有机物质。例如，去除龟板和鳖甲等表面的残存组织适用该法。

（5）飞：系将药材制备为细粉的操作，多适用于矿物类药材。具体分为以下两种操作方法：①水飞：将药料与水混合研磨，水的用量以能研成糊为度，然后加水适量搅拌，倾取混悬液；沉淀底层的粗粉再加水继续研磨，直至全部研为混悬态即可。将混悬液静置，分取沉淀物，干燥，研散，即得。②火飞：也可称为"煅"或"炒"，例如，飞硼砂，系将之炒为细粉的操作方法。

（6）去心：某些药材的"心"（指木质部）为非药用部分，故需除去。例如，远志、巴戟天等均须抽去心。常用的去心方法是将药材稍行泡润，然后剖开去心。

4.中药火制术语

（1）烘：将药材置于近火处或放入烘房及烘箱内，使其中所含水分被徐徐蒸发，以便粉碎和贮藏。例如，芙蓉花的干燥宜用烘法。

（2）焙：又称烘焙，系以文火焙干，无须经常翻动。例如，当归、防风、水蛭及蛰虫等，皆宜用焙法。

（3）炒：系将药材置于铁锅中加热拌炒的方法。具体操作分为以下7种：

清炒（净炒）：将药材直接投入锅内拌炒的方法，分为炒黄、炒焦和炒炭三种炮制规格。①炒黄:采用较小火候或中等火候,炒至饮片呈微黄色或稍带焦斑为度,例如,炒苍术、炒黄芪等。②炒焦:采用较强火力,将药物炒至外部呈焦黄色或焦褐色、内部淡黄色,以饮片散发出药材固有的焦香气时为度,例如,焦槟榔、焦神曲等。③炒炭:亦称"炮",即用猛火炒至药材外部焦黑色、内部焦黄色为度。炒炭的目的是根据"血见黑则止"之说,因此,炭药适用于治疗各种出血性疾病,例如,地榆炭、槐花炭、生地炭、炮姜炭等,均有敛血之功。此外,某些含挥发油的药物如荆芥、干姜等,炒炭后可缓和其燥性及辛温发散之力。

麸炒:即以麦麸皮拌炒药料的方法。将麦麸皮置铁锅内,加热拌炒至散发焦香气并冒青烟时,再把所制药料投入其中拌炒,待药料被熏黄后出锅即可。麸炒可起到矫臭、健胃和减低药物燥性等作用。例如,麸炒枳壳、白术等。

盐粒炒:系用大青盐粒拌炒药料,可谓"烫"的一种方法。该炮制法适用于质地坚实、补益肾经的药物。例如,怀牛膝、益智仁等。

米炒:将大米平铺在铁锅中,在其上覆以中药饮片,加盖,加热,至米起烟时去盖,待药料被熏黄后即可出锅。米炒的目的主要是降低药物的燥性,例如,米炒沙参、米炒党参等。

土炒:系用灶心土拌炒药料。灶心土亦称伏龙肝,呈碱性,具有中和胃酸之功。用之拌炒中药饮片可使药物中部分有机质发生变化,并且起到缓和药性的作用。例如,土炒白芍、土炒白术等。

米泔水炒:系用淘米后的第二次泔水拌炒药料的操作方法。多用于炮制苍术等类药物,可起到降低药物燥性的作用。

炒砂(硫黄炒):系以硫黄炒制铅粒的操作方法。金属铅经炒制后其质地酥脆,易于加工粉碎和调剂配方。

(4)烫:以沙土、蛤粉、滑石粉等作为中间传热体,将药料投入其中烫制的操作方法。烫制温度为200℃~300℃。适于沙土烫制的饮片有马钱子、金毛狗脊、鹅枳实等;适于蛤粉烫制的饮片有阿胶、刺猬皮、人指甲等。经过烫制的药料不仅易粉碎,尚可提高饮片所含成分的煎出率。

(5)煅:将药材经过700℃以上高温处理,使之组织结构和理化性质发生变化的操作方法。其具体操作可归纳为 6 种：

铁锅焖煅：适用于质轻而疏松的药料，例如煅灯芯炭、煅陈棕炭等。将药料置于锅中，在上覆盖一口径较小的铁锅，再用盐泥将两锅口对接处封严，以武火加热 2~5h，待锅底发红或于上扣锅底处滴数滴清水随之汽化蒸发为度，停火，放置自然冷却，出锅即可。

铁锅煅：将含有结晶水的药料置于大铁锅中，加热使之失去结晶水，其炮制成品主含无机物。例如，煅明矾、煅硼砂等。该法与炒的性质相类似，但操作所用火力更大。

坩埚煅（嘟噜煅）：采用耐火材料烧制成的罐形坩埚称为"嘟噜"，其煅制操作分为加盖与不加盖两种方法，例如，煅自然铜、煅磁石等不加盖；煅石英等则需加盖，目的是防止药料爆裂而溅出。具体操作为：将盛装药料的容器置炉火中，煅烧至坩埚内、外通红为度，放凉，取出煅品，即可。

直接火煅：适用于煅烧过程中不易破碎的大块矿石类药材。例如，石膏、礞石等，将之直接置于无烟旺火炉内煅红，取出放凉，即可。

灰火焖煅：系将药料裹埋于正在燃烧但无火焰的灰土中焖煅，一般用木屑火或砻糠火，煅烧 4~8h，例如，煅牡蛎等。

炉火焖煅：将炉灶中火烧旺，待烟尽火盛时在炉口上覆盖一块密布孔隙的铁板，将药材置于铁板之上，并在其上覆盖一口铁锅，待药物被煅烧至发红时取出，即可。例如，煅石决明、煅牡蛎、煅石膏等。

（6）淬：将高温煅红的药料立即投入低温液体中，使其温度骤然降低的操作方法。例如，磁石、自然铜等矿物类药材，将之煅红后立即投入米醋溶液中，则可使其质地呈疏松状而易粉碎。

（7）炙：类似炒的一种操作方法。其与炒制的区别为，在拌炒药物过程中加入了不同的液体辅料。具体操作分为以下 11 种：

蜜炙：系将药物用蜂蜜溶液拌炒的操作方法。将蜂蜜置于锅内加热融化，至颜色呈黄色时加注适量清水调和均匀，再将药物投入其中拌炒至微干，即得。蜜炙的主要目的是增加药物的滋润作用，通常润肺、镇咳、化痰的中药多用蜜炙。另外，蜜炙还可起到矫味、缓急和补中益气的作用。诸如，款冬花、紫菀、远志、百合、甘草等多采用蜜炙。

醋炙：系用米醋炒制药料的操作。在药料中加入米醋适量，拌匀，闷透后炒干为度。醋炙可以起到降低或消除药物毒副作用之目的，例如醋炙甘遂、芫花等。此外，醋炙还可增大药物中生物碱类成分的溶解度，尚可起到引药归肝经以住痛的效果，例如醋炙延胡索等。

酒炙：方法同醋炙类似，一般多用绍兴黄酒或白酒作为辅料。酒炙具有发散通络、抑制药物寒凉之性的作用，并可增强药物中某些化学成分的溶出率。例如，酒炙常山、酒炙黄芩等。

姜炙：具体分为姜煮、姜腌和姜汁拌炒三种操作方法。①姜煮：适于姜煮的药料有厚朴等。系将适量生姜切片与厚朴同置于锅中，加水煎煮 2~3h，捞出厚朴，过滤煎液，备用。待厚朴被风干至半干状态时，再将过滤的煎液加入厚朴中拌和，待煎液被药材完全吸收，干燥，即得。②姜腌：将药料置于缸内，注入清水适量浸泡 5d，每天换水 1~2 次。取生姜片和明矾末适量，备用。另取缸一口，在其中铺一层浸泡过的药料，然后在上面覆盖一层薄薄的姜片和矾末，反复交叉操作，直至铺完即可。继而注入清水适量，浸泡约 30d，除去浸液与姜渣，用清水洗除矾质，备用。将药料置锅内，注入清水，以没过药面为度，加热煎煮，保持微沸，至药物内部无白心为度，取出，干燥，即得。适于姜腌的药料有半夏、天南星以及白附子等。③姜汁拌炒：取鲜姜适量捣碎，置于锅内，加水适量用文火煎煮约 30min，滤汁、弃渣，再将滤液加热浓缩至适量，然后倾入药料中拌匀，炒干，即可。适于姜汁拌炒的药料有黄连、竹茹等。

盐水炙：系在药料中均匀喷洒适量盐水，搅拌均匀，加热炒至微带焦斑或炒焦的操作。该法适于补益肾经的药物，诸如泽泻、补骨脂、杜仲等。另外，用盐水炒炙尚可起到矫味和防腐的作用。

油炙：亦称为"炸"。取麻油或豆油适量，入锅内加热至无泡沫时，随即投入药料炙至酥黄，捞出后沥尽油，再用麻纸将油吸干，即得。药料经油炙可使之酥脆而易粉碎。例如，油炙虎骨、马钱子等。

羊油炙：将羊脂油置锅内加热融化，然后投入药料用微火连续拌炒，直至油脂被药物完全吸收为度。例如，羊油炙淫羊藿、木蝴蝶等。

乳炙：常用于炙蟾酥。将蟾酥适当粉碎，再注入牛乳汁适量，搅拌混匀,密闭,30℃以上环境中放置 5~7d,每天搅拌 2 次。待牛乳被药物吸尽,取出,阴至六成干,继以低温烘干或置较弱阳光下晒干,粉碎,即得。乳炙蟾酥较易粉碎,且可避免加工过程中粉尘飞扬造成对环境的污染。

胆炙:取牛、熊或猪等动物胆汁适量,与药料均匀混合,待胆汁被药料充分吸收后,干燥,即得。胆炙的目的一是降低某些药料的毒副作用,二是可增强药物清心定惊、豁痰解痉之功效,例如,胆南星、胆石灰等。

豆腐炙:传统经验认为,乌豆汤可以解毒,使用乌豆制作的豆腐炙制药物可以降低其毒性。现在多采用黄豆制作的豆腐炙药,先将豆腐切成块,置于锅内与药料同煮,待豆腐呈蜂窝状时除去豆腐,捞出药物,即得。例如,炙黑附子、炙藤黄、炙珍珠等。

药炙:在毒性中药饮片内加入其他中药煎液,加热煎煮,以改变其原有的性能,并达到降低毒副作用之目的。具体操作方法为:先煎取中药辅料汤液,过滤,再将滤液倾入被炙药料中加热煎煮,以药液透尽为度,取出,干燥,即得。例如,用甘草和金银花煎液炙制川乌、草乌以及白附子等。

(8)煨:系将药物埋入余烬未消的草木灰中加热的方法。具体操作可分为以下 5 法:

面煨或纸浆包煨:将药物用面粉糊或纸浆糊包裹后,埋入余烬未消的热草木灰中,待面团被烧干、外表焦黑色并呈现裂纹为度。取出,剥除面层,即得。例如,煨肉豆蔻、煨木香等。

烘煨:将中药饮片置于铁丝编织的筐中,然后将筐放置于支架上用炉火烘煨,以去除药料中部分挥发性成分。例如,烘煨广木香等。

重麸炒煨:取麦麸皮适量置锅中,加热炒至冒烟时投入药料迅速翻炒,待麸皮颜色呈焦黄近枯、药物表面呈黄色时离火,筛除麸皮,即得。麸炒目的为:利用麦麸皮吸收药料中的部分挥发性成分,以降低药物燥性或滑肠之弊。例如,煨肉豆蔻等。

米汤煨:该法专为煨葛根而设。将葛根饮片放入陶器罐中,加入米汤淹没药面,然后置于火上煎煮至汤尽,取出,干燥,即得。用米汤煨可以降低药物的燥性(即刺激性),增强药物保护胃气之功。

隔纸煨:将木香或肉豆蔻等切为薄片,平铺于草纸上,其上再覆盖一张草纸,纸上再放置一层药料;如此反复叠铺数层,然后置于炉火近处,借助炉火的辐射热进行烘煨,以达到利用草纸吸取药物中部分油脂及挥发性成分的目的。

5.中药水火共制术语

(1)煮:系在药料中加入水或其他液体辅料,进行加热煎煮的方法。具体操作可分为以下4法:

清水煮:适用于含淀粉较多的药物。取铜锅一口,加入清水适量,煮沸后投入药物进行煎煮,至药料无白心,内、外淀粉粒糊化均匀一致为度。例如,清水煮白芍。

酒煮:将黄酒与药料混合拌匀,待酒液被药料吸尽后置锅内,添水适量加热煎煮,以水液被煮干为度。例如,制何首乌等。

醋煮:操作方法同酒煮。例如,醋煮延胡索等。

酒、醋共煮:操作方法与酒煮相同。例如,酒、醋煮制香附子等。

(2)蒸:系隔水间接加热制备药料的方法。该法多用于滋补类中药,例如地黄、女贞子、五味子等。药物经蒸制后其色泽加深或变黑,增强了甘味,改变了药性,并且起到了矫臭、矫味的作用。具体操作分为以下3法:

清蒸:即指不加辅料直接蒸制药物的操作方法。例如,清蒸女贞子等。

酒蒸:系用绍兴黄酒将药物拌匀,待酒被吸尽后再行蒸制,例如,酒蒸地黄、豨莶草等。此外,酒蒸尚可增加药物的温补作用,缓和药性,例如,生大黄经酒蒸后泻下作用减弱,而其清热、润脏之效则有所增强。

醋蒸:系将米醋与药料拌匀,待醋液被吸尽后再行蒸制的操作。例如,醋蒸五味子等。

(3)燀:将种子类药物用沸水浸泡或稍许加热浸煮,以达到去除种皮的操作方法。例如,燀杏仁、桃仁等。

6.其他中药炮制术语

(1)制:中药的所谓"制"有两层含义,其一,系将数种药料混合粉碎,配制成为各种中药剂型;其二,是将单味中药用其他药料处理,适当改变药物原有的性味与功用。例如,法制半夏、法制黑豆等。另外,药炙、乳炙以及胆炙也可列入"制"的范畴。因为,对于此类药物的炮制方法虽称"炙",

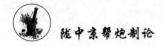

但皆未用火烤或炒,故可列于"制"法之列。

(2)发酵:在适当温度和湿度环境中,利用酶的作用进行发酵制曲的方法。例如,六神曲、建神曲等。

(3)制霜:将药料经过加工处理,制备成为白色的粉状物(百草霜则呈黑色),称为"霜"。制霜分为两种方法:其一为去油成霜,多适用于种子类药物,系将药物除去种皮,研碎,压榨除去所含部分油脂,制备成为枯散的粉末状物,例如,巴豆霜、千金子霜、杏仁霜等;其二系加工成霜,例如,西瓜霜、柿饼霜等。此外,加工炮制后某些药材的副产品也被称为霜,例如,鹿角熬制鹿角胶后剩余的灰白色骨质粉末,称为鹿角霜。

第三节　中药炮制与药物性能的相关性

一、中药炮制与四气、五味的关系

四气、五味是中药的基本性能。四气又称"四性",即寒、热、温、凉四种药性;五味是指辛、甘、酸、苦、咸五种味觉。性、味共同构成了药物固有的特性,既是药物自然属性的具体体现,又是中医实践理论的总结。例如,石膏、知母属寒性,具有清热泻火之功;连翘、金银花属凉性,具有清热解毒之效;附子、肉桂属热性,能回阳救逆;丁香、小茴香属温性,可温中散寒。在炮制过程中由于水的浸煮、火的蒸炼以及辅料气味的渗透,药物本身的气味与功能会发生这样或那样的变化。例如,黄连性味大苦、大寒,经过辛温的姜汁制后可降低其苦寒之性,即以"热"制"寒",这类炮制方法称为"反制"。如若使用动物胆汁炮制苦寒之药,则是苦上加苦、寒者益寒,此类炮制方法称为"从制"。中药药性是临床用药的依据,由于性味改变,治疗作用亦随之不同,例如,生地黄主泻,具有清热凉血之功,而熟地黄主补,具有益血养阴之效;生甘草性平、味甘,具有泻火解毒之功,而经蜂蜜制后则性温、味甘,具有补中益气之效。根据中药的四气、五味和中医处方用药的需求,对药物进行科学合理的炮制,不仅起到了增效切病的作用,而且进一步扩大了药物的适用范围。

二、中药炮制与升、降、浮、沉的关系

升、降、浮、沉,是指药物作用于机体的趋向,一般而言辛、甘味药物属阳,多为温热药,其作用为升浮;酸、苦、咸味药物属阴,多为寒凉药,其作用为沉降。但是,药性的温热与寒凉,升降和沉浮,又可以经过中药炮制相互转化。前人经过不断的实践,逐渐发现了生寒、熟热,生升、熟降的道理,并且认识到"升者引以咸寒,则沉而直达下焦;沉者引以姜酒,则浮而上至巅顶",例如,黄柏系清下焦湿热药物,用酒炮制后作用则趋上,亦可清上焦之热。砂仁行气、开胃、消食,作用于中焦,用盐水炮制后则药性可达下焦,具有温肾而治小便之频数功。又从病机和证候方面分析,呕吐、气逆、喘息等趋上的症状,多使用沉降的药物治疗;中气下陷、胃下垂、脱肛等疾患,则宜用升提药物进行治疗;表邪内陷、疹毒内攻等多需发散之剂;自汗、遗精诸证适宜收敛之药。因此可见,中药炮制对中医辨证论治和处方用药的影响极大。

三、中药炮制与归经的关系

归经是中药对人体脏腑经络取向性的归纳。中药性能各有所长,同是补益药,然有补肺、补肝、补肾、补心和补脾的区别。同属苦寒清热药,性味亦同,但由于归经不同其作用亦不相同。例如,黄芩主清肺、胃之热,黄柏长于泻肾经之相火,黄连则多用于清心热,栀子可清三焦之热,龙胆草清肝、胆之热,大黄泻肠间之实热。又如,朱砂、犀角入心经,羚羊角入肝经,生姜用于止呕则入胃经等等,不胜枚举。

中药经过炮制后其气味的改变亦可引起归经的改变,前人对炮制辅料"引经报使"作用的理论总结,是中药炮制的基本指导原则。即:酒制升

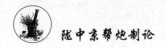

提活血;姜制温里散寒;盐制走肾而软坚;醋制注肝而收敛;童便制除劣性而降下;米泔水制去燥性而和中;乳制润枯生血;蜜制甘缓益元;陈壁土制窃真气骤补中焦;麦麸皮制抑酷性勿伤上膈;乌豆汤、甘草汤渍曝并解毒致令平和;羊酥油、猪脂油涂烧,渗骨容易脆断;去瓤者免胀;抽心者除烦。这些概括性的理论与实践总结,至今仍为后人中药炮制参考的重要依据。

四、中药炮制与配伍和制剂的关系

炮制与中药配伍及制剂关系极为密切。原生药经过炮制后不仅其性味符合了中医处方用药的需求,而且药物的质地和性状诸方面的改变,亦方便了中药调剂和中成药的制备。因此,无论是医院或药店调配处方,还是制备丸、散、膏、丹等,都必须重视对中药饮片的炮制操作,药物必须经过加工炮制合格后,方可供处方及制剂使用,例如,清宁丸组方中的大黄,必须用绍兴黄酒多次蒸制方能入药,生用则药力过猛,有可能导致腹痛等胃肠道刺激症状。小儿健脾丸、参苓白术散中的山药和六神曲等,须经麸炒方可起到理想的健脾益胃作用。而六味地黄丸和金匮肾气丸中所含山药重在滋阴补肾,故生用为宜。人参再造丸中的虎骨要用油炙才易粉碎,炉甘石煅制后须经水飞方为扇粉,珍珠、朱砂皆应研磨、水飞,方便调剂与制剂。

第四节　炮制对中药理化性质的影响

中药经过加热、水浸、酒或醋及药汁等辅料的炮制处理,会使药物的理化性质产生不同程度的变化。一味中药往往含有多种化学成分,炮制后其中某些成分有可能产生分解、缩合而转化为新的成分,有些药物则其中化学成分含量会发生改变,还有些则是所含化学成分的溶解度发生了变化。因炮制所引起的中药物理化学性质的改变,往往会改变中药的性味和其固有的功效。

　　中药材所含生物活性成分是极其复杂的,有的性同而味异,有的性味相同然归经不同。目前,还有许多中药品种的炮制机理及其理化性质的变异尚不明了。有关此方面的研究虽已进行了多年,在实验研究中也取得了一定的进展。但是,根据现有的研究资料来看,尚不能够全面而深刻地阐述中药炮制的机理。现就对之初步的学术研究概述如下。

一、炮制对含生物碱类中药的影响

　　生物碱是一类复杂的含氮有机化合物,味苦,通常有类似碱的性质。与酸结合形成盐则亲水性增强,水溶解度增大,在乙醇溶液中亦具有较高的溶解度。对于含生物碱类成分的中药,炮制中使用米醋、绍兴黄酒或白酒等辅料,可显著提高生物碱成分的水溶出率。例如,醋制延胡索能够增大延胡索生物总碱的水溶性,于是可以相对提高其解痉镇痛的作用。

　　生物碱具有不同程度的耐热性,有些在高温条件下不稳定,可能产生分解反应,炮制过程中可利用这一理化性质,消除或降低有毒成分的含量,以保证临床用药的安全性和有效性。例如,乌头中含有剧毒的乌头碱,经过高温蒸煮后则分解为毒性较弱的乌头原碱,其毒性可降低到原来的1/1000。但是,如果高温条件会影响生物碱的生物活性和药用效果时,则宜低温炮制或不加热为妥。例如,山豆根、龙胆草及石榴皮等所含成分在温度较高时不稳定,故以生用为佳。

　　水溶性生物碱在浸泡过程中易溶于水而随水流失,故应尽量缩短与水接触的时间,采取少泡多润或不用水处理的操作方法,以免成分流失而影响到药用效果。例如,槟榔和苦参等药材,切制前最好采取闷润法。

　　生物碱在植物体内分布不一,故有些药材在入药前应去心、去皮,区分部位用药。例如,黄柏所含生物活性成分小檗碱,仅分布于黄柏树皮中,故仅用其皮而不用其他部位。莲子心与莲子肉二者生物碱含量差别显著,因之需要区分入药。

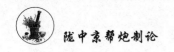

二、炮制对含苷类中药的影响

植物中的苷类成分一般能溶于水和乙醇溶液，所以炮制含苷类药材时辅料多使用酒，同时应采取少泡多润法，以免生物活性成分溶于水中，或者发生水解反应而降低其疗效。例如，甘草、秦皮、大黄等药均含有苷类成分，不适合长时间水浸泡。

含苷类药材通常都有专一的分解酶，在一定的湿度和温度下苷类容易发生水解，所以常用烘、晒、炒等方法破坏或抑制酶的活性。许多花和籽实类药材多采用炒法，这是其中的原因之一。例如，白芥子经过炒制增强了温肺祛痰功效，减轻了辛辣之性，并使白芥子苷的分解酶基本上失去了活性。而白芥子苷未被酶解可提高药物促进唾液和胃液的分泌作用，且能增强反射性气管分泌物的排出，从而发挥理想的祛痰效果。

苷类在酸性条件下易发生水解，这样不仅可使苷类含量减少，亦增加了成分的复杂性。因此，在炮制过程中除特殊要求外，中药材一般不用或少用醋处理。实践经验和相关炮制研究均证明，含苷类的中药材不宜与水较长时间接触，亦不宜用醋酸处理。

三、炮制对含挥发油类中药的影响

挥发油大多具有芳香气味，在常温下可以自然挥发，大多数密度较之水小，易溶于有机溶剂和脂肪油中。因此，该类药材不宜加热处理，亦不宜久浸、久泡，以避免香气走失。此外，还不宜带水堆积，以免发酵变质。但是，对于诸如苍术、白术等需要除去部分挥发性成分以降低燥性的药材，须依法炮制。

四、炮制对含鞣质类中药的影响

鞣质又称鞣酸或单宁，广泛存在于植物中，医药上常作为收敛剂，亦可作为生物碱和重金属类中毒后的解毒剂。鞣质易溶于热水而形成胶状液体,因此含鞣质类药材水制时应尽量采取少泡多润的方法,不宜用热水泡洗。鞣质能够溶于乙醇,某些药材经酒制后可提高鞣质成分的水煎出率。鞣质能与铁发生化学反应结合成为鞣酸铁盐,故在炮制过程中应忌用铁器。鞣质经高温处理一般变化不大,例如大黄在炮制前含有致泻作用的蒽苷和具有收敛作用的鞣质,经过酒炒或酒蒸之后其蒽苷含量明显减少,但是鞣质含量变化不大,于是大黄的致泻作用减弱,而其收敛及止泻作用相对增强。所以,大黄经酒制后其泻下作用趋缓。实践研究证明,含鞣质类成分的药材在炮制时温度不宜过高,更不宜与铁器接触。

五、炮制对含有机酸类中药的影响

有机酸广泛存在于植物界中,特别在有酸味的果实类药材中含量较高,对人体营养与生理机能均具有重要作用。药材中如果含有低分子量的有机酸,则大多数能够溶解于水,如果长期在水中浸泡就会降低其酸度。因此,在水制过程中应尽量采用少泡多润的方法,以防止有机酸的大量损失。

药材中的有机酸可因加热而被破坏,例如乌梅炒炭后有机酸被破坏约70%,东山楂炒焦后有机酸被破坏30%~40%。由于药物酸性降低,其刺激性亦随之减小。有机酸对金属具有一定的腐蚀性,所以在炮制有机酸含量较高的药材时不宜用金属器皿,以防止药物变味、变色、变质以及腐蚀器具。

六、炮制对含油脂类中药的影响

油脂主要由脂肪酸和甘油酯组成,大多存在于植物种子内,通常具有润肠通便作用。为防止此类药物产生副作用或引起胃肠刺激症状,往往对其采取不同的加工炮制方法。例如,柏子仁经去油制霜可降低其滑肠作用;千金子去油制霜可降低其毒性,使药物作用趋于缓和;栝蒌仁去油制

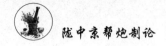

霜可消除令人恶心、呕吐之弊,脾胃虚弱患者宜用;蓖麻子中所含脂肪油具有消肿拔毒、泻下通便之作用,但是种子内含有毒蛋白,经炒熟则可使毒蛋白变性,从而避免中毒。另外,巴豆中所含巴豆油,既是有效成分亦为有毒成分,故须按《中国药典》之规定控制炮制成品的含油量。

七、炮制对含树脂类中药的影响

树脂是一类化学组成较为复杂的混合物,通常存在于植物组织的树脂道中,当植物受伤后分泌而出,形成一种半固体或固体物质。树脂在医药上常用来消炎镇痛、止血、活血、镇静和作防腐剂,诸如乳香、没药以及松香等活血祛瘀中药皆属此类。

八、炮制对含蛋白质类中药的影响

蛋白质是生物体内最复杂的物质,大多数具有明显的生理活性,加热后会产生变性,水解可生成氨基酸的混合物。对于含毒性蛋白类的药材,如白扁豆、蓖麻子等应加热处理,使毒蛋白变性而消除其毒性;对诸如茯苓、猪苓、天花粉等含有药用价值的蛋白质类药材,多以生用为宜。

蛋白质经过加热往往会产生新的物质,这些物质有些具有一定的药用价值。例如,鸡蛋黄、黑豆以及大豆等,经过干馏能生成含氮的吡啶类和嘌呤类衍生物,此类成分具有抗真菌、抗过敏和镇静的临床作用。

氨基酸还能与单糖类成分在少量水存在的条件下产生化合反应,生成环状的杂环化合物,具有强烈的面包香气。因此,麦芽、稻芽和谷芽等经炒制后会发散出谷物香气,而具健胃益胃的作用。蛋白质能与许多蛋白质类沉淀剂如鞣酸、重金属盐等结合而产生沉淀,因此含有蛋白质类成分的药材,一般不应与含鞣质类成分的药材一起加工炮制。酸碱度对蛋白质和氨基酸的稳定性及活性影响很大,加工炮制过程中应根据药材性质加以妥善处理。

九、炮制对含无机成分中药的影响

无机成分大量存在于矿物类和介壳类药材中，植物药材也含有一些无机盐类，诸如钾、钙、镁等元素，其大多与组织细胞中的有机酸结合，以盐的形式存在于植物体中。因此，在加工炮制过程中应予注意，以免成分流失。例如，夏枯草不宜长时间浸洗，否则其中所含大量钾盐就会随水流失，从而降低其利尿作用。矿物类药材常采用煅烧或煅红后醋淬的方法，如此除可使药物质地变得酥脆外，在化学性质方面也会产生变化。某些含结晶水的药材如石膏、白矾、硼砂等，经过煅烧失去结晶水，可以更适合特定用药的需求。此外，有些药材经过高温煅烧会发生氧化还原反应，从而衍生成了新的化合物。

总之，中药材通过不同的加工炮制方法，其所含化学成分的物理化学性质发生了诸多变化，这些变化非常复杂，有的变化与传统炮制理论相吻合，也符合现代药学观点，有助于我们了解和认识炮制的机理。但是，大部分中药炮制原理尚有待进一步深入研究和探讨，只要我们以唯物辩证法的理论为指导，以中医药理论为基础，并采用现代科学的方法进行细致深入的分析和研究，再通过临床药用效果的探索、实践和总结，去粗取精、去伪存真，中药炮制学这一古老而传统的理论体系就会绽放出新的异彩。

第五节　中药炮制机理的研究思路与方法

中药加工炮制学是一门独特的传统制药技术，其理论内涵极其深厚。它是根据大量临床实践经验总结得出的，并且随着时代的发展不断吸收先进的、科学的和有效的中药炮制技法，进而逐步趋于完善。但是，由于中药化学成分的复杂性以及受中药炮制研究方法学的制约，目前对大部分中药炮制机理仍不明了,没有足够的科学依据来揭示其内涵变化的实质,从而缺乏支撑炮制中药饮片标准的理论依据。近年来,虽然对这方面的研究有所深入,但真正研究透彻的中药品种炮制机理尚乏。因此,运用现代先进的科学技术手段,深入探讨中药炮制的科学内涵,明晰中药炮制的机理,制定科学的加工炮制质量控制标准,使中药饮片充分发挥其药效价值,是当前中药界面临的重要研究课题。

一、中药炮制机理研究概述

中药炮制机理研究系运用现代科学技术手段,探讨和阐明中药饮片经炮制后其内涵实质变化的一门学问。例如,含有大毒的马钱子及乌头经炮制后毒性显著降低,然而其疗效并未减弱。那么,这是什么道理呢?药学工作者通过实验研究证明,马钱子和乌头毒性降低的机理是由于炮制改变了其所含毒性成分的化学结构。又如,斑蝥主含毒性成分斑蝥素,与炮制时加入的碱性物质生成斑蝥酸钠,从而使其毒性大减。此外,诸如肉豆蔻的炮制机理则是通过降低其有毒成分肉豆蔻酸和黄樟醚的含量,从而达到减毒目的。揭示中药炮制的科学内涵及其变化机理,可以为中药炮制最佳工艺的设计和最佳饮片质量标准的制定奠定科学的依据,同时提供技术理论的支撑。另外,对于推动中药炮制技术理论水平向纵深发展,亦有着深远的现实意义。

对于中药炮制机理的研究,应重点从两个类型的中药入手。第一类是对有毒中药须进行解毒与增效机理的研究,这方面的工作目前已有许多成功的研究范例;第二类是探究通过炮制手段,对原生药的功能、主治及性味造成变化之机理。例如,经典中药炮制理论认为,生大黄攻下,酒大黄清上焦实热,熟大黄缓泻,炭品则收敛止血。医家用药实践亦证明,生大黄峻泻,熟大黄侧重于抗菌消炎和缓泻,大黄炭长于止血等功效。又如,生石膏清热泻火,除烦止渴;煅石膏则收湿、生肌和敛疮。那么,这些经炮制改变了其药性及功效的中药,其物质基础与原生药品种应当有所不同,而这些变化是通过什么机制、在什么条件下操作,才能取得最佳的炮制效果?

这就是今后需要用大量的实验研究,进一步揭示和阐明的课题。

二、中药炮制机理的研究思路与方法

1.首先要通过对古今文献的深入研究,搞清楚对中药饮片炮制方法的历史沿革,炮制原始意图、目的及历代炮制品应用情况。并且结合现代中药炮制研究成果,综合分析中药饮片的化学成分、药理和毒理作用及其临床应用等情况,从而确定具体研究方案及研究切入点。

2. 采用气-质联用或高效液相等现代检测手段,测定中药饮片炮制前、后所有可测知的化学成分;或采用指纹图谱研究等方法,搞清楚炮制对其生物活性成分或其他成分指纹图谱的影响与变化。同时,要根据实验结果搞清楚中药炮制前、后是否有新的成分产生,所有可知成分发生的量变与质变,以及各成分之间相对原比例发生的量变情况。

3.以中医药理论为基础,根据中药的功能和主治,结合现代药理研究方法,设计药理学模型,用药理实验证明炮制对药效作用的影响。并结合成分检测结果,筛选出代表炮制品主要功能和主治的药效成分或成分群。即找出炮制品中与中医临床功能及主治基本相吻合的有效成分、有毒成分或组分,以便揭示其增效或解毒的作用机理。

4.将药理研究结果与化学成分研究结果进行综合对比分析,确定炮制品中的主要生物活性成分,确定使生物活性成分变化的主要炮制因素。可通过采取模拟炮制方法,严格控制炮制过程中主要影响因素的条件,设计一系列可行的实验方案。同时,采用 TLC、HPLC 等研究手段,跟踪实验路线的每一步。例如,在一定时间内连续观察主要因素对有效或有毒成分的影响;观察不同温度、不同时间等条件下,药物成分含量及组分比例等变化的真实情况,搞清炮制因素及其有效或有毒成分变化的线性范围。

5.提取和分离炮制品中与功能主治相吻合的新的生物活性成分或有效组分群,对其进行定性和定量分析。同时,开展药效学及毒理学研究,搞清体内代谢过程和量效关系等,确定其有效剂量及安全范围。通过上述研究,能够换算出炮制品的最佳用药剂量及安全用药范围,进而为指导和扩

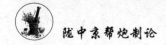

大临床应用提供科学依据。

三、中药炮制机理研究的关键点

1.中药饮片炮制工艺规范化的前提,应当是使该品种质量统一的最佳炮制工艺。而最佳工艺的设计原则上讲,应是在该饮片炮制机理搞清楚的前提下来完成的。黄芩的最佳润切工艺就是一个很好的例证,黄芩按常规用水浸润、软化、切片,不仅会降低药效,还会使饮片由黄变绿,不符合传统炮制要求的外观色泽。原因何在? 经过对其炮制机理研究发现,黄芩中的主要生物活性成分是黄芩苷和汉黄芩苷等, 由于采用冷水浸润、软化、切制法,可使黄芩苷和汉黄芩苷被黄芩中所含活性酶分解,生成葡萄糖醛酸、黄芩苷元与汉黄芩素,导致黄芩药用效价的降低。此外,黄芩苷元又是邻位三羟基黄酮,在空气中容易被氧化而变绿。因此,根据这一研究结果,最终确定黄芩的最佳润切工艺为:将黄芩饮片用沸水煮 10min 或蒸气蒸制 30min,切片。这样既可灭活黄芩中的水解酶,保证饮片质量和外观色泽,又避免了黄芩所含生物活性成分的流失。

2.对于中药炮制品成分含量的测定应有别于生药材,即饮片的成分含量测定应偏重专属性强且与疗效有直接关系的成分, 同时确定科学合理的含量限度。例如,焦山楂以消食健胃功能为主,则应以测定其有机酸含量为主;而生山楂系以活血止痛为主,多用于心血管系统疾病,则应以测定黄酮类成分含量为主。又如,生大黄以攻里通下为主,则主要测定其蒽醌苷类含量;而大黄炭以收敛止血为主,则应以测定大黄酚为重。相关实验研究已证明,大黄酚具有较强的止血作用,并且已明确大黄炭中所含大黄酚是生大黄的 2.7 倍,而其大黄酸含量则比生大黄显著减少,甚至不易检出。这就是说,再不能以大黄酸的含量多寡来评价大黄炭的质量,更不能以生品所含总蒽醌量比大黄炭高, 于是折量代替大黄炭而应用于临床。

中药现代化是中药国际化的基础,中药国际化是中药现代化的目标。中药炮制机理研究的最终目的,就是确定中药饮片的最佳炮制方法,制定最切合实际的饮片质量标准,从而达到提高中药临床疗效,规范中药饮片生产,稳定中药饮片和中成药质量,规范中药饮片监督管理的目的。为此,必须努力创新,加强对中药饮片内在品质的稳定性和可控性研究,建立科学、有效、系统、规范以及操作性强的中药炮制工艺与质量标准,从而为这门古老且内涵深厚的学科体系,提供科学的理论依据和技术支撑。

第六节　中药毒副作用机理探析

中药的毒副作用包括毒性反应和副作用两层含义。毒性反应是指药物所致的机体生理、生化机能异常及其结构的病理变化。毒性反应可分为急性和慢性,用药后立即发生的称为急性毒性,经长期蓄积逐渐发生的称为慢性毒性。副作用是指在正常剂量下,机体伴随药物作用而发生的与治疗无关的反应,它属于药物固有的效应,一般较轻微,在治疗中较常出现。毒性反应一般较副作用危害大。然而,药物的不良反应与药物的毒副作用两个概念容易被混淆,往往被相互替代使用。其实,药物不良反应的内涵要比药物毒副作用的内涵广泛,药物毒副作用仅是不良反应中的两种表现形式,故不可将之混为一谈。中药毒性成分种类繁多,化学成分复杂,兹将之分为以下 5 类加以论述。

一、含生物碱类中药之毒性机理

生物碱是一类含氮的有机化合物,有类似碱的性质。生物碱大多具有比较强烈的生物效应,对机体的毒性效应可因所含生物碱的构型不同而异。例如,含乌头碱的中药川乌、草乌、附子、天雄及雪上一枝蒿等,其毒理作用主要是对神经系统,特别是对迷走神经和感觉神经先兴奋而后抑制,并能直接作用于心脏,产生异常兴奋。含雷公藤碱的中药,诸如雷公藤、昆明山海棠等,其主要作用于中枢神经系统,可引起视丘、中脑、延脑和脊髓的病理改变,并可导致实质脏器的变性坏死。含番木鳖碱的马钱子,则可选择性地兴奋脊髓。含莨菪碱与东莨菪碱的中药如曼陀罗和洋金花等,其毒性作用是阻断节后胆碱能神经支配的效应器上的毒蕈碱样胆碱能受体。含苦楝碱的苦楝子,可抑制呼吸中枢,引起呼吸麻痹而窒息。含麻黄碱的麻黄,可兴奋中枢神经系统,对心脏亦有毒副作用。含甾体生物碱的龙葵、藜芦等,可造成对胃肠道的刺激反应。含类似烟碱及毒芹碱的半夏及天南星等,除刺激喉头黏膜引起水肿外,对呼吸中枢亦可造成抑制作用。

二、含苷类中药之毒性机理

苷类是由糖和非糖部分组成的一类化合物,苷类分子中的非糖部分称为苷元。根据苷元的结构及其药物效用不同,可将之分为不同的类型,在此仅简述毒性作用较强的几种化学结构类型。

1.强心苷类:强心苷是植物中所含的对于心脏具有显著生理作用的甾体苷类,能够使心肌收缩增强、心率减慢。其共同特点是小剂量具有强心作用,较大剂量或长期应用则可导致心脏中毒以致停搏。例如,夹竹桃的毒性作用类似于洋地黄,能损害心肌及神经系统。万年青除直接刺激迷走神经与延髓中枢外,尚能对心肌产生直接抑制作用。此外,其他诸如杠柳及八角枫等药材中,均含有强心苷类毒性成分。

2.氰苷类:许多植物的种仁内均含有氰苷,进入人体后经酶水解生成氢氰酸等。氢氰酸系极其强烈的细胞毒性成分,该类成分多分布于蔷薇科和豆科植物中。例如,白果中含有的银杏酸和银杏酚主要损害中枢神经系统,并能抑制呼吸中枢。其他还有苦杏仁、桃仁、枇杷仁、郁李仁、木薯、瓜蒂以及猫豆等,均含有氰苷成分,经水解后析出氢氰酸而产生毒副作用。

3.皂苷类:皂苷的苷元分为甾体化合物和三萜类化合物等,因其水解振摇时能产生持久性蜂窝状泡沫,与肥皂水相似,故名皂苷。皂苷的毒性主要是对局部器官组织具有强烈的刺激作用,并能抑制呼吸,损害心脏,并有溶血作用。例如,木通、黄药子、商陆等可引起腹痛及吐泻等肠胃刺激症状。另外,木通还可损害肾脏,黄药子会毒害肝脏,商陆损害心脏并可引起呼吸麻痹等。

4.黄酮苷类:黄酮苷的苷元为黄酮类化合物,含黄酮苷的中药如芫花、广豆根等,其毒副作用是对胃肠道的刺激症状。此外还可对肝脏造成损害,从而引起恶心、呕吐以及黄疸等症状。

三、含毒蛋白类中药之毒性机理

毒蛋白主要存在于植物的种子内,经榨油后存留于油渣中,系由各种α-氨基酸组成的一类高分子化合物。其对胃肠黏膜会造成强烈的刺激和腐蚀作用,从而导致广泛性内脏出血。例如,望江南子、苍耳子以及蓖麻子等均含有毒蛋白成分。中毒反应多表现为剧烈吐泻、呕血、血尿、惊厥,严重者可导致死亡。

四、含萜及内酯类中药之毒性机理

中药所含的萜及内酯类衍生物结构复杂,具有酸和酚的化学性质,可溶于碱性溶液。其对局部具有较强烈的刺激性,并对中枢神经系统具有抑制作用。如,艾叶主要含挥发油及苦艾素等,油中主含Ⅰ,8-桉叶精、α-侧柏酮（α-thujone）、α-水芹烯（α-phellandrene）、β-丁香烯（β-caryophyl-lene）、茨烯、樟脑、藏茴香酮、反式苇醇(transcarveol)、Ⅰ-α-松油醇(Ⅰ-α-terpineol)等。对皮肤有刺激作用,内服可刺激胃肠道,并可经门静脉进入肝脏,从而造成对肝细胞的损害。又如,马桑所含马桑内酯,其毒性与印防己毒素相近,可兴奋大脑及延脑,使体温下降且引起惊厥或窒息。

五、含金属及非金属元素类中药之毒性机理

含有金属元素的中药主要系矿物类药材,其中对人体毒性作用较强

的有以下几类：

1.含汞类中药：汞为一种原浆毒，汞化合物对机体具有强烈的刺激性和腐蚀作用，并能抑制多种生物酶的活性，引起中枢神经系统和自主神经系统功能紊乱。例如，使用水银、轻粉、朱砂、红升丹及白降丹等，中毒后可出现精神失常、胃肠道刺激症状及消化道出血等，严重时可造成急性肾功能衰竭而导致死亡。

2.含铅类中药：铅是多亲和性毒物，可作用于人体全身各系统，主要损害神经、造血、消化及心血管系统。含铅类中药主要有蜜陀僧、广丹、铅粉等。铅中毒可分为急性中毒和慢性中毒两类，急性铅中毒多见于一次服用过量的可溶性铅盐，以消化道症状为主，同时可引起中毒性肝炎和中毒性肾病，严重者可出现中毒性脑病；慢性铅中毒者多为持续服用含铅药物所致，一般出现腹部持续性绞痛、便秘、肌肉及关节疼痛、齿龈变色、贫血、肝肿大和多发性神经炎等，并可出现铅麻痹，时间迁延可致肾炎及尿毒症等。

3.含砷类中药：砷化合物具有原浆毒性作用，能抑制含巯基酶组织的活性，并能使全身的毛细血管极度扩张，造成血管中大量的血浆漏出，从而导致血压下降以致休克。此外，砷化合物尚可造成肝脏萎缩、中枢神经损害和对心、肾的严重损伤。含砷类中药除砒霜、雄黄外，某些矿物类药材，如石膏、代赭石及磁石中亦含有砷，如果砷含量超标也可引起中毒。

中药所含毒性化学成分导致的生理、生化机能异常以及结构的病理变化，可在人体各机能系统内发生。中药的毒副作用多表现为用药剂量过大所致的急性中毒或用药时间过长造成的蓄积性中毒。毒性中药品种较多且治疗范围不断延伸，由于选择作用的相对性以及用药意图的差异，药物与机体之间存在着双重关系，即治疗作用与毒副作用。而中医的特点在于辨证论治、配伍组方，其处方的用药剂量与合用药味数目各异，加之患者的体质因人而异，用之不慎就会引起药物中毒。故中医用药必须遵循安全性、合理性、准确性和科学性的组方原则。

第七节 毒性中药炮制机理探析

毒性中药均须先予加工炮制后方可入药，加工炮制的目的在于降低或消除药物的毒性，以保证临床用药的安全、合理与有效。但是，对毒性中药炮制的方法不同，其毒性成分产生的变化亦异。因此，选择合理而科学的炮制方法是确保临床安全用药的前提条件。兹对毒性中药的炮制机理加以探析。

一、净制制毒法

即除去药材中某些非药用的有毒部位，从而达到安全用药的操作方法。例如，陈嘉谟之《本草蒙筌》中载蕲蛇去头足，《本草纲目》《本草纲目拾遗》中云斑蝥去头、足、翅方可入药，其他尚有诸如人参"去芦免吐"、茱萸"去核免滑"等论述。现代药理研究证明：蕲蛇的头部毒腺中，确实含有大量出血性及溶血性的毒质成分，而斑蝥所含的毒性成分斑蝥素，其中相当一部分以镁盐的形式存在于动物软组织内，从斑蝥足关节处分泌，故传统炮制去其头、足和翅是合理的。

二、水处理制毒法

系采用清水对药材进行漂和浸，其间不断翻动和换水，以使药材中的毒性成分水解或溶解于水中，从而达到减低或消除毒性的操作方法。例如，水飞雄黄之操作，即因雄黄中含有 As_2O_3 成分，难溶于水。而夹杂于其中的 As_2O_2 为剧毒成分，且能够溶解于水中，在水飞研磨为极细粉的反复操作过程中,As_2O_2则逐渐溶解于水而被除去。在水飞操作过程中用水量越多,雄黄含有的As_2O_2含量就越低。又如,半夏、天南星在炮制之前也要求用水漂洗至口尝微有麻辣感,以使大部分毒质被水漂洗溶出。再如,附子和乌头等经过长时间的漂洗处理,可使乌头碱随水大量流失。现代研究认为,将草乌总生物碱除净后的水溶液中仍然具有较强的毒性,由此证明,乌头中除含有剧毒的乌头碱外,尚含其他水溶性的毒质。因此,浸泡和漂洗过程对于去除乌头毒性成分是必不可少的操作工序。传统炮制马钱子有童便浸泡和甘草水浸泡等方法,长时间水浸泡可降低其主要毒性成分番木鳖碱的含量。近年来有人进行实验,采用醋酸溶液浸泡取代传统水浸泡法,以期通过酸与碱的结合增大番木鳖碱在水中的溶解度,从而降低其毒质含量而达到药用的标准。

三、热处理制毒法

传统加热炮制的操作方法较多,应用亦很广泛,其操作方法大体上可分为干热与湿热制毒两种类型。

1.干热制毒:将毒性药材置于容器中加热拌炒或加入一定量的固体辅料加热拌炒,利用高温破坏或分解其毒性成分,从而降低或消除药物之毒性。例如,马钱子经过沙炒或油炸后,均可使其所含的番木鳖碱和士的宁受到不同程度的破坏。番木鳖碱成人 po5~10mg 即可导致中毒。生品马钱子中所含番木鳖碱平均约 1.56%,以沙炒至 270℃、药物表面呈棕黄色时,其含量降至 1.15%;炒制温度升至 290℃、马钱子呈黑褐色时,其含量降至 0.49%。番木鳖碱的熔点为 268℃~270℃,如果超过此温度范围,其毒性成分即会被破坏。又如,用米炒制斑蝥,是因为毒质斑蝥素在加热超过其熔点 218℃时能够升华逸出。亦有文献报道,米炒制斑蝥在 110℃左右时斑蝥素可部分升华逸出。此外,还有诸如麸炒肉豆蔻吸附油脂而降低毒性,用醋炒制乳香、没药以除去挥发油,从而达到缓和刺激性和降低毒性的目的等等,不胜枚举。由此可知,干热制毒主要在于破坏药物所含的毒性成分,或者使毒性成分挥散而达到解毒的目的。

2.湿热制毒：即在毒性中药内,加入清水或液体辅料共炒或共煮,以达到降低或消除毒性的操作方法。例如,乌头中所含的乌头碱属于二元酯类结构,其化学性质不稳定,与水共热可被水解。在炮制过程中,乌头经过长时间的水处理、加热及蒸煮,所含乌头碱会发生水解反应,其分子结构中失去一分子醋酸则生成毒性较小的乌头次碱,乌头次碱进一步水解失去一分子苯甲酸则生成毒性极弱的乌头原碱。然而,乌头中的强心苷类成分即消旋去甲乌药碱仍然大量存在。又如,大黄中主要含有蒽苷类衍生物,大部分与葡萄糖结合成为蒽苷,为致泻的主要成分。大黄经过水煮制可使蒽苷发生水解反应,生成大量的游离苷元,从而使结合蒽苷含量减少,因之泻下作用减缓。另外,何首乌经过蒸制之后,其中具有泻下作用的结合型蒽醌会水解成为无泻下作用的游离蒽醌衍生物,于是降低或消除了何首乌的致泻作用。由此可知,蒸制法可使某些中药毒性成分发生化学变化,从而使得药物毒副作用明显降低或消除。

四、炮制辅料制毒法

系在炮制过程中加入各种不同的辅料,利用辅料与毒性成分相互结合,达到降低或消除中药毒副作用的目的。

1.甘草解毒：利用甘草解除药物毒性应用广泛,陶弘景在《名医别录》中记载甘草"解百药毒",孙思邈在《备急千金要方》中载甘草"解牛马内毒及乌头巴豆毒"。用现代药学理论分析,甘草解毒的机制主要有以下两方面：其一,吸附作用：甘草中主要成分为甘草甜素,具有类似活性炭样的吸附作用,可通过吸附毒质而达到降低药毒的目的。例如,传统用甘草煎液煮制或浸泡远志、半夏、吴茱萸等,其目的为缓和药性和降低毒性。据文献报道,30mg甘草甜素对士的宁的吸附率为35.89%,随着甘草甜素用量的不断增加,其吸附作用亦逐渐增强。其二,与毒质的结合作用：甘草甜素水解生成葡萄糖醛酸,可与很多类型的毒质结合。凡是分子中含有羟基,或者羧基以及在动物体内能够生成羟基或羧基的毒性成分,皆可与葡萄糖醛酸结合生成一种不易被动物吸收的结合型葡萄糖醛酸物质,从而起到

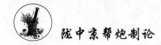

解毒之作用。现代药理研究证明,甘草甜素对破伤风毒素、蛇毒、细菌毒素,以及药物和食物中毒等,均具有一定的解毒效果。

2.豆腐解毒:豆腐中所含蛋白质为两性化合物,可与生物碱、鞣酸及重金属等结合生成沉淀,从而达到降低或消除药物毒副作用的目的。另外,豆腐经过煮制形成的多孔性凝固蛋白,具有良好的吸附作用,故可吸附药物毒质以解药毒。例如,用豆腐煮制藤黄与硫黄等。

3.明矾解毒:明矾的主要成分为 $KAl(SO_4)_2·12H_2O$,在水中可离解出 Al^+,Al^+又进一步水解成为凝胶状的 $Al(OH)_3$,其本身带有电荷并具有一定的吸附作用,可吸附毒性生物碱及苷类等成分,从而达到解毒之作用。例如,用明矾制乌头可使乌头碱在水溶液中发生沉淀,于是达到了对毒质的消除作用。又如,有人采用不同方法炮制半夏并进行了比较,结果生半夏毒性最强,对黏膜具有强烈的刺激作用,其次毒性强为漂半夏>姜半夏和蒸半夏>明矾制半夏。

4.米醋解毒:利用米醋中有机酸与毒性物质结合的特性以解毒。例如,甘遂、大戟、芫花和商陆等,皆为具有峻下逐水作用的毒性中药,自宋代始就已应用米醋制其毒了。现代药物研究证明,大戟所含的毒性成分为三萜类化合物及大戟苷等,三萜类化合物有类似巴豆油及斑蝥素样的刺激作用,与醋酸作用后生成的衍生物则失去刺激性。因此,用米醋炮制后的大戟其泻下作用和毒副作用均显著减弱。

五、去油成霜制毒法

系将富含油脂的中药去油制成松散的粉末,以达到降低或消除毒副作用的操作方法。例如,巴豆中除含有溶解红血球、使局部细胞发生坏死的毒蛋白外,尚含具有峻下作用的成分巴豆油,其毒性较强,正常人内服20滴就会导致死亡。在对巴豆蒸制后压榨去油成霜的炮制过程中,由于高温可使毒蛋白发生变性,因此既可降低毒性,又使大部分油脂析出,从而减少了刺激性,并起到了缓泻的药用效果。又如,柏子仁具有养心安神之功,但其中所含侧柏油及龙脑油等具有滑肠导泻作用,采取制霜法即可除去油脂,消除药物的副作用。

　　总之,中药采用与之相应的炮制方法,使药物成分发生了不同程度的物理化学变化,从而导致了药物质与量的变化,最终是为了达到处方用药的安全和有效。但是,由于中药的成分非常复杂,因此炮制对各种中药成分的物理化学影响也是有所不同的。所以,对于毒性中药的传统炮制加工方法,尚有待深入研究和探讨。

第八节　影响炭药质量及其止血作用的相关因素

　　制炭"存性"是加工炮制炭药依据的传统质量标准,汉代末年张仲景《金匮要略》一书中就有炭药"须存性"的记载。于是,"烧存性""煅存性"及"炒存性"等炭药炮制的学说也就随之应运而生了。炭药是否存性反映了炮制成品质量的优劣,而炭药质量的优劣又与其止血和收敛作用息息相关。因此,炮制炭药贵在适中,不及则功效难求,太过则气味反失,这就牵涉到如何准确掌握炭药存性炮制的问题。目前,现行的国家药典以及炮制规范,均未具体明确制定炭药的炮制质量与控制标准,所以中药制炭缺乏可操作性。加之在炮制操作过程中对时间、温度、火力、气味、颜色、烟色以及搅拌等因素掌握和判断程度各有差异,故所炮制炭药成品质量亦不尽相同。兹将影响炭药质量及其止血作用相关的因素加以探讨,以期寻求一个相对具体、较为完善和统一可行的炭药炮制质量控制标准。

一、炭品中化学成分与存性质量和止血作用的相关性

　　祖国传统医学根据阴阳五行学说,取类比象推衍立论认为:"血为赤色,见黑则止,以黑胜红也。"例如,元代葛可久撰《十药神书》中载"十灰

散",即系代表性的炭药止血方剂。据有关文献报道:"十灰散"制炭后,方中鞣质及钙元素等化学成分含量显著增加。现代药理学对炭药止血成分的研究发现,鞣质类、黄酮类、可溶性钙粒子、微量元素以及碳素等,是炭药发挥止血作用的主要生理活性成分。其中,鞣质类成分具有收敛止血作用;黄酮类成分能够降低毛细血管通透性及血管脆性,且可缩短出血时间;可溶性钙粒子能够激活因子,参与凝血过程及纤维蛋白交联聚合等,是凝血机制的主要辅助因子。鞣质类、黄酮类以及钙离子等,均具有促进血小板聚集的作用。另外,微量元素的含量多少能够影响有机物的作用,或者与有机粒子结合成金属络合物发挥药理活性,故可参与凝血机制过程。碳素的吸附收敛作用可增强凝血作用,缩短出血时间。有关研究表明,炭药生物活性成分含量与炮制操作时掌握的存性程度有关,即存性程度掌握得越恰当,其水浸出物含量及鞣质等成分含量亦越高,止血作用也就越强。

二、制炭温度对生物活性成分及止血作用的影响

炭药炮制质量既然是由炭品存性程度决定的,那么与存性程度相关的制炭温度(即火候),则是决定炭药存性程度的关键所在。由于中药的品种和类型有所不同,质地、组织结构以及饮片形状各异,因此在制炭操作过程中应区别对待,掌握恰当的炮制温度并且适时出锅,这样才能够保证炭药存性的质量。例如,采用烘制法制备地榆炭实验研究提示:当炮制温度在150℃时炭药中的鞣质含量达到高峰,可溶性钙含量也随之提高,其促进 ADP 诱导的血小板聚集以及药物本身的促聚作用最为明显。但是,制炭温度在150℃以上时,其炭品鞣质含量和促聚作用则随着炮制温度的升高而下降。又如,血余炭在不同温度条件下采用扣锅煅制,各炮制品浸出物、钙元素含量以及止血效果不一。其中,以300℃煅制20min 的炭品质量最佳。据对济南、贵阳、辽宁、杭州和潍坊等五地藕节炭内在质量的考察表明,由于各地采取的制炭温度不同,藕节炭的存性程度亦有区别,其色泽、质地、水浸出物及其鞣质含量等诸项指标均不相同,尤其鞣质

含量具有明显的差异,高、低之间相差约2倍。由此可见,炭药炮制质量与成分含量是由存性程度决定的,而存性程度的高低则与炮制过程中掌握的温度和时间密切相关。

三、炮制工艺对炭药质量及其止血作用的影响

实践经验证明,根据传统工艺炮制的炭药品种,其中大部分品质可靠,药用效果肯定。但是,随着对炭药质量及其炮制工艺进一步的研究发现,某些按照传统工艺炮制的中药炭品,其内在质量与药用效果均不及经改进操作后所制的炭品质量。例如,炮制棕榈炭有烧、炒及煅等3种传统操作方法,其中烧法应用较早,其次才出现炒法和煅法,今煅、炒二法并存,烧法已甚少沿用。2010年版《中国药典》(一部)中仅载有煅制法。有人在借鉴前人经验的基础上,将煅制法改为沙烫法。经对焖煅、炒炭和沙烫等7种炭品质量比较结果发现,以250℃沙烫8min,外表深褐色、内部棕褐色之炭品质量最佳。其中,烫品所含羟基苯甲酸量比炒品高出1倍多,比煅品高约40倍,α-儿茶素、鞣质和总水浸出物含量均明显高于炒和煅品。血小板聚集凝血、复钙实验以及临床用药观察表明,烫品作用亦优于炒与煅品。再如,炮制艾叶炭传统一直沿用清炒法,由于炒制操作过程中容易产生燃烧和结块现象,造成炭品与生品混存,成品色泽不均,质量难以控制。因此,有人改用烘法制备艾炭,200℃烘制10min,其成品质量和止血效果均优于炒制品。以上事例说明,炭药炮制工艺是保证其存性质量的重要环节,而对炭药的炮制工艺应持遵古而不泥古的科学态度。

四、药材来源与炭品质量及药效的相关性

不同来源的同一药材品种,受地域、气候、土质、水肥条件,以及植物生长适应性等多方面因素的影响。因此,其质量各有差异之处,所炮制的炭药成品质量及药用效果也必然各不相同。有人曾对来自五省市的5种地榆生品与炭品饮片,分别进行了定性和定量分析研究。结果证明,地榆

生品外观及形状均不一致，质地亦有差别。各地生品中水浸出物含量不同，最高溶出率达 31.97%，最低为 23.62%。鞣质含量高、低相差超过 2 倍，对于缩短小鼠的凝血时间和凝血作用强弱不等。所制炭品存性程度也不一致，各地炭品水浸出物含量高、低之间相差约 3 倍。究其原因，是由于地榆的品质、产地以及炮制炭药的操作方法有异，加之各地制炭经验不一，从而造成炭药内在质量相悬、存性程度各异的情况。有鉴于此，故提出以下 4 点设想：

1.根据炭药生物活性成分含量衡量其存性质量。相关炭药药理和化学实验研究表明，大多数炭药所含化学成分与其存性质量成正比关系，而存性质量又与其止血作用成正比关系。因此，可以根据炭药中某一主要化学成分或其他生物活性成分的含量，作为判断炮制品存性质量的依据之一。

2.按照中药的不同属性，确定相应的炮制温度和炮制时间。在炮制炭药过程中，掌握恰当的制炭温度和操作时间，是决定炭药存性质量优劣的关键所在。因此，应根据所制炭药的不同属性，通过反复实验，摸索出一套直观的制炭温度与炮制时间参数，以确定不同品种炭药的最佳操作温度和炮制时间。

3.在继承传统炮制炭药经验的基础上，进一步改进和完善制炭操作工艺。由于前人受当时科学技术水平以及历史条件的限制，其中某些炮制操作已不及现代改良的制备工艺。因此，应在继承传统制炭工艺的基础上，进一步摸索出科学、合理与完善的制炭工艺和操作方法，并且结合传统的制炭工艺，以新充旧，取长补短，从而全面提高炭药炮制品的质量。

4.炭药前体药材的来源、产地和品质应基本统一。各地炭药质量不统一，除因炮制操作技术有别所致外，还与药材品种虽同但产地不同相关。炭药仅占全部中药品种的很少部分，故有必要规范选用相同地域、同一品种和货真价实的道地生药，作为炭品前体原料药材，以期达到统一炭药标准、保证炭药质量的目的。

第五章　中药净选与切制

中药加工炮制是根据药材品种的特性以及中医临床用药的要求进行的操作。加工炮制具体可分为 3 部分：即净选、切制及炮制。

第一节　净　　选

净选是对药材初步的加工过程，其目的系为下一步生产做准备。具体操作方法为选取药用部分，除去非药用部分及杂质，使药材达到规定的纯度标准，同时也便于炮制、切片、调剂及服用。中药材净选方法通常分为：挑选、筛选、风选、水选、剔挖、去皮（壳）、去毛、剪切、抽心、去头尾足翅、揉搓、碾轧、拌衣、制绒以及镑片等。

一、清除杂质

1.挑选：系除去非药用部分及杂质或将药物按大小分档，以便进一步加工处理的方法。例如，连翘拣去枝梗，乳香、没药等拣除杂质，茵陈、石斛、卷柏等去除根茎，大黄及半夏等按大小分档以便分别浸漂。

2.筛选：系根据药物和杂质的体积大小不同，使用不同规格孔隙的筛或箩，筛除药物中夹杂的泥沙、石屑及杂质等，以使药物达到纯净；或将大小、粗细不等的药料进行分离，以便加工炮制操作。例如，鸡内金、穿山甲

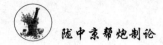

片等在炮制前须按大、小分开以利于后续操作,用麦麸炒制药料后须将麸皮屑筛除等,均属筛选法。通常,筛选与挑选两种操作方法往往同时交替运用。

3.风选:风选是利用药物与杂质比重的差异,借助风力作用将药用部分同杂质相互分离的操作方法。一般可利用簸箕或风车,通过扬簸或风扇使杂质和药物分离,从而达到净选药物的目的。例如,风选青葙子、葶苈子、桑叶以及番泻叶等。

4.水选:水选是将药材上附着的泥沙和杂质等漂洗干净的操作方法。例如,漂洗酸枣仁、菟丝子及蝉蜕等。漂洗过程中应注意掌握时间,勿使药物在水中浸渍过久,以避免药材中生物活性成分的流失。

二、除去非药用部分

1.剔挖:剔挖是利用刀、剪及锥等器具,根据药材的形态与特点选择适当工具,将果实类药材种子部分挖除的操作方法。例如,挖除枳壳、金樱子、山茱萸、诃子等的种子,剔除根茎及矿物类药材如猪苓、石膏等表面的泥沙。

2.去皮壳:有些中药材需要去除其表皮或壳等非药用部分,便于切片和提高药物成分的煎出率或保证药用剂量的准确性或分开药用部位以供处方用药的不同需求。去皮药材大体上可分为3类:其一是树皮类药材,如肉桂、黄柏、杜仲、厚朴等,需用刀刮除其表面栓皮及苔藓等杂质;其二是根或根茎类药材,如知母、桔梗、明党参、北沙参等,宜趁鲜刮去表皮,因干燥后将难以刮除;其三,是果实及种子类药材,如使君子、银杏等须在临配方时去掉皮壳,杏仁、桃仁等须采用𤋏法,以沸水烫至适度再脱去种皮,鸦蛋子、木鳖子、榧子等须砸破皮壳,去壳取仁入药。

3.去毛:有些药材表面或内部常着生着很多绒毛,往往会导致咽喉刺激症状,因此需要去除其绒毛。具体操作方法有3种:一是刷去毛,少量药材的绒毛可用刷子刷除,大量药材的绒毛可用机械刷除;二是烫或燎去毛,例如,骨碎补、狗脊及贯众等,可将之倾倒入炒热的细沙土中,烫焦其绒毛,取出,放凉,再用铜丝刷除去绒毛,或者用酒精火焰燎去附着的绒毛;三是刮去毛,例如,鹿茸去毛多采用刮除方法,这样既可保持药材的本色,所含成分亦不会受到影响。但是,在操作过程中应注意劳动保护,避免绒毛吸入操作者呼吸道而造成伤害。此外,诸如金樱子等药材表面绒毛未在产地加工干净时,也需要进行刮去毛处理。

4.剪切:剪切是利用剪刀或厨刀切除药材残留的非药用部分,一般是指根茎类药材的根头、根茎、残茎以及叶基等部位。历代医家认为"芦头"为非药用部分,"能令人吐"故去之。传统用药习惯去芦的药材有:人参、党参、桔梗、续断、防风、牛膝、草乌、白薇、玄参及茜草等。

5.抽心:抽心是指抽去根茎类药材的木质心。医典《伤寒论》中曾记载,麦门冬去心以除烦。之所以去心,是因为有些药材的"心"和"肉"的作用不同或"心"为非药用部分应除之。需要去心的药材种类较多,多数系在产地趁鲜抽除心材。例如,地骨皮、丹皮、五加皮及白藓皮等均在产地加工。而巴戟天、远志等须洗净、润软,然后捶破或压破皮部,去除木心。

6.去头、尾、足、翅:某些动物类药材的头、尾、足、翅等部位有毒或不作药用,故必须除去。例如,斑蝥、青娘子、红娘子须去足、翅,蕲蛇、乌梢蛇、白花蛇应去头、尾,蛤蚧要除去头、足和鳞片等。

三、其他修治方法

1.揉搓:某些质地松泡、呈丝条状的药材,须揉成团状,以便调剂和煎煮。例如,竹茹、大腹皮、骨精草等含长纤维的药材,经过捶打、揉搓后加工成适当小卷供调剂用或将桑叶及荷叶等揉搓成小碎片供配方。

2.碾轧:碾轧是利用石碾轧(串)除去药材表面非药用的须根或刺尖或用石碾及铁锤等工具,将质地坚硬和体小致密的子仁类药材研碎的加工方法。例如,碾除香附须根、碾去白蒺藜表面的毛刺等。此外,诸如石膏、代赭石、龙骨、磁石、龟板、鳖甲、牡蛎、苏子、白芥子、莱菔子以及酸枣仁等,皆须碾(捣)碎入药。

3.拌衣:拌衣是将药物湿润,使辅料附着其表面,从而起到一定的辅助治疗作用。例如,朱砂拌茯苓、茯神、远志、麦门冬等,以增强宁心安神功效。青黛拌灯芯草,则长于清肝凉血。

4.制绒:将富有韧性的叶片类药材用石碾轧制成絮状,以便再加工或调剂配方。例如,艾叶及茵陈蒿等,均须制为绒以供药用。

5.镑片:指利用一种特殊的镑削工具,将诸如鹿角、羚羊角、犀角、檀香、降香等药材加工为薄片的方法。

第二节 切 制

除细小的植物类药材如花及种子外,通常根、根茎、果实以及皮类药材皆须切制为片、咀、块和丝等形状,此类切制为不同规格及形状的药材统称为"饮片"。中药饮片一词最早出现于宋代,至清代医药学家吴仪络在《本草从新》一书中提出"药肆中俱切为饮片"之说后,各家皆引用并沿用至今。概括地讲,将中药材切制为饮片主要有以下几方面的目的:

1.提高药物生物活性成分的煎出率。将中药材切制为饮片后,增大了其比表面积,有利于生物活性成分的煎出率,且可缩短汤剂的煎煮时间。

2.有利于中药的加工炮制。将中药材切制为饮片,酒、醋、蜜、乳及盐水等液体辅料更易于渗入药料组织内部,且便于均匀拌炒,从而保证了中药炮制品的质量。

3.保证药物的洁净度。多数药材在炮制前须经漂、洗、泡等方可切片,如此既去除了泥沙等杂质,达到了净制的效果,又利于中药的贮藏和保管。

4.便于对中药的鉴别。中药饮片保持了药材原有的内部组织形态,使药材特征更为直观。因此,便于经验鉴别。

5.提高中药制剂的质量。中药饮片较薄,在制备液体剂型时可增大药物成分的浸出率,在制备固体剂型时能提高药料出粉率,从而使得制剂组方中各药味比例相对均衡稳定。

中药饮片质量的优劣与切制工艺密切相关,并直接关系到下一步炒、蒸、煮、炙等炮制工序的质量。饮片切制大小及厚薄不均、碎末过多,往往会造成炮制品的生熟不一或辅料接触不均,甚至会造成药物的性质变异以及饮片外观色泽不正等,亦给中药调剂带来诸多不便。因此,必须高度重视中药饮片的切制质量。

一、切制饮片前的水处理操作方法

将药材切制成饮片必须经过水浸润的过程，其目的是让药材吸收适量水分，使质地变软以便于切制。在切制操作前应根据药材特性及形状大小，采取不同的软化方法。常用水处理操作方法有淋法、淘洗法、泡法、漂法和浸润法等。

1.淋法：淋法系用清水浇淋药材的操作方法。对于干燥而脆硬或芳香性的全草类药材，用水泡洗容易使其成分流失，故宜用适量清水将药材清洁后使之浸润软化。具体操作方法为：先洗净泥土，再将药材竖直整齐堆码，从上而下喷淋 2~4 遍清水，放置滋润到适合切制为度。例如，薄荷、荆芥、益母草及香薷等，切制前均采用淋法。

2.淘洗法（呛水法）：将药材投入清水中淘洗，然后立即捞出，称为淘洗法。此法通常适用于质地疏松、经淘洗后便可软化切片的药材，例如，陈皮、桑白皮及五加皮等。诸如贝母、天门冬等鳞茎和块根类药材，虽无须经切制操作，但亦须用清水淘洗，以去除表面附着的泥土和杂质等。

3.泡法：将质地较坚硬的药材置于清水中浸泡，以达到软化的加工方法。药材浸泡时间长短应视个子大小与质地软硬，以及季节、温度等环境因素酌定。一般质地坚实而粗大者，宜长泡；质地疏松而细小者，宜短泡；夏季气温高时，宜短泡；冬季气温低时，宜长泡。通常全草类药材浸泡 1~2h，皮类药材浸泡 1~3h，根及根茎类药材浸泡 1~4h。药材切忌久泡，以免造成"伤水"而使药物成分流失。待药材浸泡至适中后（手捏药材质感柔软，条状药材折之略能弯曲），捞出，闷润，切片。另外，诸如枳壳、青皮等类质轻药材，可在其上压以适当重物进行浸泡，以防漂浮而造成浸泡不均匀。

4.漂法：系为降低药物毒性或除去药物本身含有的盐分，反复用清水浸漂的操作方法。具体操作方法为：将药材置于缸内，冬、春二季每天换 1次水，夏、秋二季每天换 2~3 次水。漂洗时间视气温及药物质地酌定，一般为 3~10d，漂泡期间要避免日晒。例如，天南星、半夏、乌头等采用漂法以降毒，海藻、昆布等使用漂法以除盐。漂药操作适宜于春、秋两季，夏季药材容易腐烂，宜用浓度 2%~6% 的明矾溶液浸漂，可起到固定药材与防腐的作用。冬季气温低、水液容易冻结,渗透性亦缓慢。因此,宜于在较高的室温环境中漂泡。

需要久漂的药材品种如龟板、鳖甲、豹骨等,可采取不换水的方式,利用微生物使附着于药材上的筋肉和膜皮等在水中分解而去除。此外,久漂尚需注意以下几点:其一,漂泡药材的水量应一次性加足,一般不宜重复加水,否则药材色泽容易变黑;其二,由于利用微生物法去除动物类药材上的残肉及筋膜等,为避免异味扩散而污染环境,浸泡容器必须加盖。待去除药材筋膜等残留物后,还须反复用清水漂洗数日,直至无异臭为度。

5.浸润法:将药材经过适当浸泡处理后,闷润,使水分徐徐渗入药材组织内部,以达到既软化药材便于切制,亦不影响药物质量的目的。在饮片切制工艺中有"三成浸泡七成闷"和"少泡多闷"之说。部分药材经过浸泡与闷润可即行切制,有些药材则需要反复水浸和闷润方能使内、外软化一致。因此,闷润程度要求恰当掌握。浸润的具体操作方法为:大生产时通常将药材浸泡至一定程度,然后捞出堆积在一起或将浸泡池内水液放尽就地于池中闷润。两种闷润方法均需在药材上覆盖湿麻袋或湿草席等物。小量生产时可将药材浸泡后捞出,再装入适当容积的器皿中,其上覆盖以湿麻袋,润透即可切片。

中药材闷润程度经验检查方法有以下4种:

1.手折法:将长条形药材浸润后握于手中,以大拇指向外推而其余四指内曲,可以使药材略微弯曲为度。若一弯曲随即折断,则说明浸润程度不够。有些药材需要经过反复闷润——晾晒——再闷润的操作过程,使得药材内外水分滋润一致,所切制的饮片才会平整而光洁。例如,泽泻、白芍等类药材,均需反复闷润后切片。

2.指掐法:诸如白术、天花粉等团块状药材,闷润至手指甲能够掐入表层以下时切制为宜。

3.穿刺法:体质粗大的块状药材,可用锥子刺入其内部,以检查是否润透,若刺穿且无硬心者即为适度。例如,大黄等可采用穿刺法。

4.手捏法:两端粗细相差较大的根或根茎类药材,浸润至用手捏粗端感觉较为柔软时,即可进行切制。例如,羌活、独活等可用手捏法。诸如延胡索、枳实、莲子、雷丸等块根、果实及菌类药材,浸润至用手捏挤无响声或无坚硬感时切制为宜。

浸润操作应注意以下4点：

1.浸润时间长短应根据药材性质而定,质地坚硬的药材浸润3~4d即可,个别药材需浸润10d以上;质地较软的药材浸润1~2d为宜。夏、秋季节气温较高,浸润时间宜短;春、冬季节气温较低,浸润时间应稍长。

2.对于质地特别坚硬的药材,在保证其软化的同时,还应防止长期浸润造成的药物成分流失。因此,可将药材浸润一段时间后取出适当晾晒,使其所含水分部分被蒸发、部分则渗入药材组织中。如此反复操作数次,直至软化适度为宜。例如,槟榔、三棱、莪术等的软化均适用此法。

3.在气温较高的季节进行浸润操作时,对含淀粉较多的药材应勤加检查,以避免出现发黏、发臭及变色等现象。如果产生上述现象,则须立即用清水洗净后摊开晾晒,假如发臭就只能报废不可再供药用。例如,山药、天花粉等淀粉含量较高的药材,天热时就不宜采用包围浸润的方法。

4.为保证含油脂及糖分较高的药材的饮片质量,通常多采用吸湿回润法进行处理。即在潮湿的地面上铺放蒲包或竹席,再将净选的药材摊置于上,待12~24h质变柔软,然后稍加晾晒即可切制。例如,当归、牛膝、玄参等类药材,均宜使用吸湿回润法。

浸润法具有以下4方面的优点：

1.浸润法可使水分徐徐渗入药材组织内部,药材湿润程度均匀且内外软化一致,切制的饮片形状完整。

2.浸润法可使药物成分流失量少,本着"药湿水净"的原则,药材中成分不会随多余水液而流失。例如,大黄采用水浸泡软化法切制的饮片中,经蒽醌苷含量测定表明,其损失率平均达9%。然而,采用浸润法切制的饮片中,大黄蒽苷损失率仅为2.5%。又如,将清水浸泡甘草改为清水浸润,其生物活性成分甘草酸的损失率由10%降到了4%。

3.采用浸润方法制成的饮片色泽鲜艳;而采用浸泡方法由于药材组织急剧膨胀,使得色素流失或分布不均匀,其饮片色泽晦暗不正。例如,采用浸泡法软化大黄所制的饮片,其片心褐黄色、边缘为棕褐色;而采用浸润法软化切制的大黄饮片则呈金黄色,中心为粉红色。

4.采用浸润法制成的中药饮片平坦而整齐,很少有炸心、掉边、翘片及碎片等。这是因为水分在药物组织内部分布均匀,故切制过程中受力亦均匀。另外,饮片水分含量适中,未造成药材组织过度膨胀,故干燥后的饮

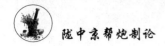

片平坦而整齐。

浸润法虽有诸多优点,但在浸泡和闷润过程中操作程序较为烦琐,而且药物的成分或多或少有所流失,因此有待于进一步改进和完善其操作工艺。例如,有人曾提出"冷压浸泡"的设想,该技术既可缩短浸泡时间,又能保证饮片的质量,且设备较为简单。但是,该方法尚在不断完善之中,这里暂不再赘述。

二、中药饮片切制方法及饮片类型

1.饮片的切制方法

切制是指药材经过浸泡和闷润后,待其所含水分内外一致,然后切制成为不同形态饮片的操作过程。目前,中药切制主要分为机械联动切制与手工切制两种方法。

(1)机械切制法:目前,全国各地生产的切药机械种类较多、型号不一,有万能切片机、刨刀切片机以及剁刀机等。其共同特点为生产效率较高,省时省力。操作时将被切制的药材整齐码入刀床或盛药斗中,然后把饮片厚度调节适宜,即可进行切制,且边切制、边续药,可不间断地进行生产。

(2)手工切制法:手工切制系传统操作方法,各地使用的切制工具有所区别。但是,切制饮片前均需根据药材个子不同按大小分档,切制时以右手持切药刀柄,左手压紧药材均匀送入刀口,以药材送入刀口的速度来控制饮片的厚薄,送速慢则饮片薄,送速快则饮片厚。质地特别坚实的药材如槟榔等,可采用特制的铁夹子送入刀口切片。

(3)其他切制法:对于木质、动物骨骼及角类药材,采用常规操作方法切片较为困难。因此,可根据下述操作方法进行切片。

镑片:镑片所用的工具为镑刀,是在一个木质的柄上平行镶嵌许多锋利的刀片,操作时两手紧握镑刀两端向前推动,即可将药材镑为极薄饮片。该操作方法适用于羚羊角、犀牛角等动物角类药材。药材镑片前,应先用清水浸泡3~5d,以便操作。

锉:某些处方用量较小或配方前需临时加工的药物,诸如象牙屑、马宝、狗宝等,可用钢锉将药物锉为细末,以便调剂。

刨片:利用刨刀将某些质地较坚硬的木质类药材,如檀香、松节、苏木、降香等,刨为薄片,以便煎煮。

劈:利用斧子等厚刃刀具,将诸如鹿角、牛角等角类药材劈为片块,以便调剂配方。

(4)切制中药饮片的操作要点

切制工具的选择:根据药材质地的软硬选择适当的刀具。无论机械切片或手工切片,刀刃必须锋利,否则切制出的饮片不平整,并且容易产生破碎。

切制片形的选择:切制饮片首先应考虑中药所含成分是否易于煎出、调剂是否方便。例如,某些质地坚硬的药材,应该切为薄片使其成分容易煎出。另外,饮片切制的大小、厚薄是否适当,将直接影响炮制品的质量。例如,将阿胶切丁后炒珠,丁大烫品则内生而外焦,丁太小则受热后会融化粘连。又如,用干姜炒制炮姜,块大则不易发泡,块小则容易炭化。

切制前的处理:为了调整某些中药材的性能,在切制之前水处理过程中常以辅料拌润。例如,泽泻用盐水润、黄连及大黄用酒润等。这样不仅能够增强药用效果,还可避免中药饮片变色。

2.饮片的类型

中药饮片的形态是根据药材质地、特点和炮制对片形的要求而定的。由于全国各地炮制习惯的不同,因此饮片形状差异较大。通常是将质地疏松的药材切为厚片,质地坚实的药材切为薄片,树皮和果皮类药材切为丝状,嫩枝和全草类药材切为咀、段等。常见的中药饮片片形有薄片、厚片、咀段以及丝等。此外,机械切制的片形多为横片、段及丝等,其他片形较少,而手工切制的片形种类较多,主要有7种传统片形。

(1)薄片:长条形药材、部分块根以及果实类药材,适于切制为薄片。饮片切制厚度1~2mm,多采用横切法。切为薄片的药材品种有白芍、玄参、当归、防风、桔梗、牡丹皮、紫菀、台乌以及槟榔等。

(2)厚片:粉性大、质地疏松的药材,切制为薄片容易碎裂,故以厚片居多。切制过程中可不受方向限制,饮片切制厚度2~4mm。适于切为厚片的药材品种有山药、三棱、白芷、沙参、赤芍、草乌、羌活、知母、前胡、菖蒲、续断、天花粉、天南星、白术、白及、泽泻、苍术、狗脊、贯众、射干和商陆等。

(3)直片(顺片):个子大、组织致密的药材,可切制成2~4mm的直片,个别品种厚度可切制成 10mm。适于切为直片的药材品种有:附子、大黄、何首乌、川乌、当归身、升麻以及木香等。

(4)斜片:某些长条形且纤维性较强的药材,适宜切制成斜片。饮片倾斜度小者称为"瓜子片",倾斜度大者称为"马蹄片",倾斜度更大者则称为"柳叶片"。饮片厚度一般 2~4mm。适于切制为斜片的药材品种有甘草、山豆根、千年健、川牛膝、川木香、银柴胡、漏芦、苏梗、藿香梗、桑枝、黄芪以及皂角刺等。

(5)丝条:叶类和皮类药材多切制成狭窄的丝条。其中,皮类药材一般切制为宽 2~3mm 的丝条,叶类药材多切制为宽 5~10mm 的丝条。适于切制成丝条的药材品种有黄柏、白鲜皮、陈皮、合欢皮、川楝皮、五加皮、桑白皮、枇杷叶、淡竹叶和荷叶等。

(6)丁块:有些中药饮片在煎熬过程中容易产生糊化,需要切为形状不等的丁块(立方块)以兴利除弊,个别药材为了炮制方便亦切制为丁。一般切制为扁平块的药材品种有杜仲、海桐皮等,切为立方丁的药材品种有葛根、六神曲、阿胶及黄明胶等。

(7)段(咀):某些含黏液质较多的药材质软而黏,故难以切片。因此,可将之切制成段。全草类药材为了便于煎煮,一般也可切为长短适度的段,段的切制长度为 10~15mm。切制为段的药材品种有天门冬、巴戟天、白薇、茜草、木贼、瞿麦、青蒿、石楠藤、忍冬藤、泽兰、荆芥、北沙参、怀牛膝、党参、车前草、白头翁、白花蛇舌草、伸筋草、金钱草、荷梗、龙胆草、马鞭草、白茅根、仙鹤草、地丁草、旱莲草、败酱草、益母草、香薷、麻黄、紫苏、藿香、夜交藤、地龙、桑寄生、甘草梢和大、小蓟等。

三、中药饮片的干燥

中药材经切制加工成为饮片后,需要立即进行干燥,否则会造成发霉变质,从而影响药用效果以及饮片的色泽等。目前,中药饮片干燥的方法有两种:

1.自然干燥法

利用竹帘或洁净的晒场将饮片摊开,使其所含水分在阳光照射下自然蒸发,同时在干燥过程中不断翻动以加速水分的蒸发。自然干燥的饮片干燥充分、色泽均匀。该法适合于春、秋季节、无风晴朗的天气。自然干燥法的优点是可以较好地保证含挥发油、糖类以及淀粉等成分的饮片质量,不足之处为干燥效率低且受自然条件的约束,同时不可避免地会使饮片挟有其他杂质。

另外,亦有采用密封晒药平台进行自然干燥的方法。即利用楼房顶层建造水泥平台,然后将平台四周及顶部均用透光率较高的玻璃加以封闭,并留置适当的空气对流网孔;将中药饮片摊晒于平台上,利用透过玻璃的直射阳光进行干燥,药材中蒸发的水分则通过对流网孔排出室外。

2.加热干燥法

（1）直火加热干燥法:将火炉置于固定的木架或铁架之下,用竹笸盛装中药饮片,然后搁于支架上烘干。

（2）火炕加热干燥法:将中药饮片放入竹笸或铁丝网容器中,再置于火炕上烘干。

（3）排管式干燥室烘干法:蒸汽通过排管散热,烘干中药饮片的操作方法。将盛装有饮片的器具置于排管上,并在干燥过程中不断翻动饮片,使之干燥均匀。该法优点为干燥温度可加以调控,干燥室内顶棚安装有排气扇,可随时将水蒸气排出,缺点是工作室温较高,操作人员容易中暑。

（4）隧道式烘干室烘干法:蒸汽通过传输到散热器上,再以排风扇将热能吹入烘干室,然后将饮片放置于铁丝网容器中并堆叠数层,置于手推车上沿轨道推入烘干室进行烘干。此法无须人工辅助翻动,烘干室内水蒸气可从室后所设引风扇排出,室内干燥温度可随时进行调节。在此基础上如果安装热气回风管,还可循环往复利用热能。此外,尚有履带式半自动烘干机,其优点为生产效率高且便于操作,烘干室温度较低,故工作环境较好。目前,也有红外线和电磁波等饮片干燥技术,尚有待进一步研究和探讨。

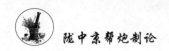

第六章 中药炮制常用辅料

辅料是在炮制过程中为特定目的而加入,有液体和固体之分。加入辅料的目的是使药物在辅料的影响和作用下,通过炮制改进或转化药物的性味,使之更加符合临床用药的需求,协同和增强药物的治疗作用,降低和消除药物的毒副作用。所以,选择适宜的辅料炮制中药饮片,具有重要的药物治疗学意义。明代陈嘉谟在《本草蒙荃》中对为什么要加入辅料炮制药物、加入辅料有何作用有着精辟的论述。清代张仲岩在《修事指南》一书中指出:"如吴萸汁制,抑苦寒而扶胃气;猪胆汁制,泻胆火而达木郁;牛胆汁制,去燥烈而清润;秋石制,抑阳而养阴;枸杞汤制,抑阴而养阳;糯米饭制,润燥而泽;牡蛎粉制,成珠而易研;黄精自然汁制,补土而益母;黑芝麻制,利窍而疏通……煅者去坚性,浸者去燥烈之性,蒸者取味足,煮者取易烂,煎汤取熟,阴者取存性,晒者取易干,烘者取易脆……"上述经典论述一直被后世沿用至今。目前,常用的辅料种类较多,可将之分为液体辅料与固体辅料两大类。

第一节 液体辅料

1.酒:中药炮制使用的酒有两种,其用途各不相同。一种称为"白酒"(烧酒),系经过蒸馏所得,乙醇含量为 40%~70%,其中杂质较少。除供配制药酒外,一般不做它用。而乙醇含量达到90%以上的酒精,则多用于中药成分的提取。另一种称为"黄酒",主要指华东地区所产的绍兴酒,经酿造而成,其乙醇含量为15%~20%。黄酒主要成分除乙醇外,尚含有酯类及有机酸等,其气味醇香特异,故对中药有矫味和矫臭的作用。

酒性大热,味甘、辛,具有通行血脉、引药势及散寒止痛之功。黄酒不仅是炮制中药常用的辅料,同时也是良好的有机溶剂,对天然药物中多种类型的有机成分均具有溶解作用。例如,生物碱及其盐、苷类、苦味质、有机酸、挥发油、树脂、糖类以及部分色素等,都易溶于适当浓度的乙醇溶剂。山东等地产的黄酒亦可代替绍兴黄酒,但是其气味相对较差。中药经酒制后增强了生物活性成分的溶出率,因此可最大限度地发挥其药用效果。常用于酒制的药料有黄芩、大黄、白芍、白花蛇等。

2.米醋:炮制中药所用的米醋主要成分为乙酸,此外尚含维生素及还原糖等。米醋具有特异的醋酸气味,性温,味酸、苦,有散瘀敛血、理气止痛、行水解毒、矫味和矫臭之功。另外,醋酸可与中药所含的亲脂性游离生物碱结合生成盐,使生物碱亲脂性减弱而极性增强,水溶性增大,所含成分易于溶出,从而提高了药用效果。需要醋制的药料有元胡、香附子、柴胡、三棱、莪术、大戟、芫花及甘遂等。

3.蜂蜜:炮制中药使用的蜂蜜系经过加热炼制的炼蜜。蜂蜜品种较多,主要成分为果糖和葡萄糖,另含有少量蔗糖、麦芽糖、蜡质、矿物质、含氮化合物以及酶类等,比重约为1.349,水分含量12%~18%,黏度大,气芳香,味极甜,是良好的营养品。蜂蜜性平,味甘,补中润燥,止痛解毒,矫味、矫臭,能协同药物发挥治疗作用,增强药物的疗效。蜜炙的中药有甘草、黄芪、麻黄、紫菀、百部、款冬花、马兜铃、百合、前胡、枇杷叶及罂粟壳等。

4.姜汁:姜汁系将生姜块茎捣碎、取汁或以干姜片与水按1:3的比例经煎煮滤取的黄白色液体。姜汁气芳香,主要成分为姜辣素、挥发油、少量淀粉及树脂类等。姜性温、味辛,具有发表散寒,止呕,祛痰和解毒之功。中药经过姜汁制后,能够抑制其寒性并增强疗效。常以姜汁制的中药有竹茹、厚朴、半夏及黄连等。

5.甘草水:甘草水为甘草经煎煮滤取的深黄色液体。甘草所含成分主要为甘草甜素、甘草苷、还原糖、淀粉及胶质等。其性平味甘,具有和中缓急、润肺解毒、补中益气、调和药性的作用。中药经过甘草水制后能够缓和药性,降低毒性,常用甘草水制中药有远志、法半夏、巴戟天和吴茱萸等。

6.黑豆汁：即在黑豆中添加适量清水,经煎煮去渣后所得的混悬液体。黑豆中主要成分为蛋白质、脂肪、维生素、色素及淀粉等。黑豆性平、味甘,具有滋补肝肾,养血祛风,活血利水及解毒之功。中药经黑豆汁制可增强药效,降低毒副作用。常用黑豆汁制的中药有何首乌、川乌和草乌等。

7.米泔水：米泔水是指淘洗大米过程中第二次滤出的液体,系淀粉与水的混悬液,其中尚含少量的维生素等成分。米泔水性寒、味甘,有清热凉血、通利小便之功,对油脂类成分具有吸附作用,因此常用于浸泡含油脂类较多的中药品种,以去除药物中部分油质,缓和或降低药物的辛燥之性,增强补脾和中的作用。例如,米泔水制苍术就是为了降低其燥性。由于米泔水在收集过程中有诸多不便,因此可取适量大米粉与清水混合搅匀以代之,米粉与清水的比例约为 1:100。

8.盐溶液：系在食盐中加入适量清水,搅拌溶化后过滤所得的澄明液体。食盐主要成分为氯化钠,性寒、味咸,能强筋骨,软坚散结,清热凉血,解毒防腐,并具有矫味、矫臭之功。中药经盐水制后可改变药物性能,起到引药归经的作用。常用盐水制的中药有杜仲、小茴香、橘核及车前子等。

9.胆汁：系取自牛、羊等动物的新鲜胆汁,外观呈绿黄褐色,微透明,为略显黏性的液体状物,具有特异的腥臭气味。其主要成分为胆酸钠、胆色素、黏蛋白、脂类和无机物等。胆汁性大寒、味苦,具清肝明目,利胆通肠,解毒消肿,润燥泻火之功。中药经胆汁制后可降低毒性与燥性,增强疗效。例如,"九转胆南星"就是最具代表性的胆汁制中药品种。

第二节　固体辅料

1.稻米：稻米的主要成分为淀粉、蛋白质、脂肪、矿物质以及少量维生素和多种有机酸与糖类等。稻米性平、味甘,具有补中益气,健脾和胃,润燥止渴及止泻之功。中药经稻米制后可增强药物疗效,降低刺激性和毒副作用。传统炮制习用品种为大米和糯米,有时则用黄小米。通常用米制的中药有红娘子、斑蝥及党参等。

2.麦麸:麦麸为小麦的种皮,呈黄褐色,主要含淀粉、蛋白质以及维生素等成分,并具谷香之气。麦麸皮性平,味甘、淡,具有和中益脾之功。中药经麦麸皮制后能够缓和药物的燥性,消除药物中的不愉快气味,增强药效。通常用麦麸皮制的中药有白术、枳壳、山药、僵蚕以及白芍等。

3.白矾:白矾又称明矾,系明矾矿石提炼而成的结晶体,主要成分为含结晶水的硫酸铝钾。白矾性寒、味酸,具有解毒、杀虫及祛痰之功。中药用白矾制后可防止药物腐烂,并且降低毒性。通常用白矾制的药物有半夏、天南星等。

4.豆腐:豆腐主要含蛋白质、维生素以及淀粉等,性凉、味甘,具有益气和中,生津润燥,清热解毒之功。中药经豆腐制后可解除药物毒性,并可去除污垢。常用豆腐制的药物有藤黄及珍珠等。

5.灶心土(伏龙肝):中药炮制除使用灶心土作为辅料外,有时尚使用纯净的黄土(即陈壁土)等。灶心土外观呈黄褐色、焦土状,主要含硅酸盐、钙盐及多种碱性氧化物等,并附有柴草烟香味,故可引药归脾经。灶心土性温、味辛,具有温中和胃,敛血止呕,涩肠止泻的作用。中药经灶心土制后可降低药物的刺激性,增强药物的疗效。常用灶心土制的中药有白术、白芍以及当归等。

6.蛤粉:蛤粉为蛤蜊科四角蛤蜊的贝壳经煅制、粉碎所得的灰白色粉末,主要成分为氧化钙等。蛤蜊粉性寒、味咸,具有清热利湿,化痰软坚之功。中药经蛤粉制后可消除药物的腥味,增强治疗效果。用蛤粉炮制的中药有阿胶以及其他胶类药材。

7.滑石粉:滑石粉系含水的硅酸盐矿石经粉碎、过筛、水飞等操作,精制而成的白色粉状物。滑石粉性寒、味甘,具有利尿和清热解暑之功。在炮制中药的过程中,滑石粉一般作为中间传热体,以使药物在炒制期间受热均匀,从而避免焦化而丧失药效。常用滑石粉炮制的中药有刺猬皮、鱼鳔胶以及水蛭等。

8.河沙:选取颗粒均匀的细河沙,用清水淘洗除去泥土及杂质,晒干,备用。河沙主要作为炮制药物的中间传热体,因为河沙经加热后温度高且热度均匀。质地较为坚硬的中药,经河沙烫制后酥而松脆,不仅使成分易于煎出,还可破坏和消除药物的毒性。常用河沙烫制的药物有马钱子、骨碎补、龟板以及鳖甲等。

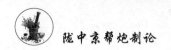

第七章　中药炮制分类及方法

公元 1565 年,明代陈嘉谟所著的《本草蒙荃》一书对炮制的目的、意义、方法、辅料及其作用等,进行了全面而系统的概括性总结。他将炮制方法总结归纳为 3 种类型,即火制法、水制法和水火共制法。这种分类方法虽然简单明了,但是尚不能涵盖中药炮制方法的全部内容,且对某些炮制方法在分类归纳过程中似有牵强附会之感。因此,本章将根据目前中药炮制的具体操作方法,按炒、炙、蒸、煅、煮、煨、烫、飞、霜、制曲以及其他制法等,从 11 个方面加以详述。

第一节　炒　制　法

系将经过净选或切制的中药饮片,分档置入锅中加热拌炒,使药物达到中药炒制炮制标准的操作方法。炒制分为清炒和加辅料炒两种方法,其中清炒包括炒黄、炒焦和炒炭;加辅料炒包括麦麸皮炒、米泔水炒、米炒、土炒以及炒沙(硫黄炒)等。前人有"逢子必炒"之说,从现代炮制学的观点来看, 籽实类药材多含有不饱和油脂及各种活性酶。种子类药物经炒制后,一方面有助于脂肪油等成分在煎煮过程中溶出;另一方面炒制可使酶类失去活性,从而丧失分解药物所含化学成分的作用。根茎类中药炒制后一般可增强健脾作用,炒炭后可增强收敛止血作用。

炒药使用的工具可视生产规模不同, 分别选择炒药机或炒药锅进行操作。传统使用的炒药锅,一般选取口径较大且壁较厚的铁锅。砌炉灶时应注意将铁锅口向着操作者方向倾斜,传统谓之"斜锅",因为斜锅利于炒制者操作。但在蒸制或煅制等操作中,则应将锅口砌正,传统谓之"平锅"。

炒制质地坚实的药物时,在搅拌过程中使用铁铲;如果炒制的药物质轻且脆,则使用扫帚进行拌炒,以免将药物撞碎。药物炒制至符合标准后,用扫帚将之清扫出锅。但是,对于质坚实且体重的药物,则使用剪去6~10cm扫帚末梢的竹刷,更便于将饮片清扫出锅。

由于各种炒制方法有所不同,药物质地、形态和体积等方面各有差异,故炒制过程中的火力(即火候)必须适宜于所炒制的药物,做到"炒药贵在适中"。传统炮制将火力大致分为文火(即微火)、中火(介于文、武火之间)与武火(即强火),炒制过程中采用的火力强弱,要与炒制耗费的时间长短互为参照。通常,微炒和炒黄多采用文火;炒焦、土炒、蛤蜊粉炒以及滑石粉炒等,多采用中火;沙炒及炒炭等则多采用武火。操作者只有在炒制实践中细心观察和体会,逐步积累经验,才能达到操作得心应手、炒品质量恰到好处的炮制效果。

一、清炒法

1.炒黄:将中药饮片置于锅中,等速搅拌使药物受热均匀,待饮片外表呈现微黄色,比原来的颜色有所加深或鼓起,或者产生裂隙并嗅到药物固有的气味时,迅速出锅,摊开晾凉,即得。炒黄操作过程宜用微火,炒制时应注意防止窝火。药物炒黄后可起到矫味及增强醒脾健胃的作用,入汤剂则可使所含成分易于煎出。传统需要炒黄的药物有牛蒡子、草决明、苍耳子及莱菔子等。

2.炒焦:根据中药饮片大小和厚薄的不同进行分档,再将药物置于锅中拌炒,先用文火,逐渐改用较强火力,炒至药物表面呈焦黄色或焦褐色,且可嗅到焦香气时即可。炒焦成品标准为:外表焦褐或焦黄色,内部淡黄色。传统炒焦的药物有白术、山楂等。炒焦后可增强药物消食导滞的作用。

3.炒炭:将中药饮片分档投入锅中,初始用微火,后逐渐改用强火加热,迅速翻动拌炒至药物呈外部枯黑、内部焦黄色为度。即炮制成品既要

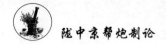
炭化、尚需存性,并能嗅到药物固有的气味。炭药出锅后应置于铁桶内密封,放置12h后取出,摊晾,即得。此外,诸如炮姜炭、地榆炭、莲房炭、熟地炭、大小蓟炭以及蒲黄炭等,出锅后要在其上喷洒适量清水,灭除火星以防止复燃。药物经炒炭后可增强其收敛止血的作用。

"存性"一词是中药传统炮制学中经常使用的术语,东汉末年张机著《金匮要略》一书中已有记载,其后又有"炒存性""烧存性""煅存性"等炮制理论。中药炒制为炭品且要存其性,即既要破坏药物中的部分有机成分,以适当改变药物原有的性味,使之更切合临床用药的需求;还须保持药物的组织部分炭化、部分未炭化,以保证炭品的药理活性。如果将药物完全炒炭化或灰化,药性则全失,"炒炭存性"一说也就无从谈起。

因此,在炒炭的过程中应根据中药的性质与用途,掌握适当的火候,防止炮制成品太过或不及。在炮制过程中应随时注意观察时间、温度、火力、气味、颜色和烟色等的变化,在实践中不断细心揣摩、体会、完善和总结炒制操作经验。

二、加辅料炒

1.麦麸皮炒:将铁锅烧热后投入麦麸皮,待麸皮受热散发焦香气味并冒出烟雾时,迅即投入药料连续进行拌炒,直至药物被熏黄为度。为使麸炒过程迅速、成品外观均匀一致,在操作过程中宜用竹扫帚搅拌,不宜使用铁铲等金属工具。炒制完成后将成品与麸皮倾倒入铁丝编制的筛内,筛除麸皮及灰屑,即得。该法适用于小量中药饮片的炒制。

如果以人工炒制每次超过4kg时,可先将铁锅烧热,投入麦麸皮并平整铺于锅底,待麸皮被烧黄至散发出焦香气时,再将饮片均匀撒布于麸皮上面,借助麸皮传递的热力与气味将药物烘至气香而色黄。为使炮制品炒制均匀,可使用扫帚将药物在麸皮表面加以搅拌(在操作过程中由于麸皮铺于锅底,用扫帚搅拌时一般不易将麸皮从锅底翻动上来),直至炒制到最底层麦麸皮炭化时(注意勿将药物烤炭化),立即出锅,筛去麦麸皮,晾凉,即得。每100kg中药饮片使用麦麸皮10~15kg。

2.米泔水炒:米泔水又称为洗米水或淘米水,炮制中药所用米泔水通常使用"二泔",即第二遍淘洗过大米的混悬溶液。用米泔水炒制的药物目前仅见于苍术一种。由于苍术中含有 5%~9% 的挥发油,油中主要成分为苍术素、茅术醇、β-桉醇、桉香油醇以及苍术酮等。此类成分气味辛香而燥烈,对人体消化系统具有较强的刺激作用。同时,这些成分亦为生物活性成分。所以,既要降低药物的刺激性,尚需保持药物的效价,这就需要选择较为恰当适宜的炮制方法。由于挥发油难溶于水而易溶于乙醇溶液,故前人选择了介于水和乙醇溶解度之间的米泔水炮制苍术。米泔水是含有淀粉粒的混悬水溶液,对于油脂类成分具有一定的吸附作用,用之浸制苍术不仅除去其所含的部分挥发油,又可保持其具有的药物效用,从而既可达到缓解药物辛燥之性的目的,又可增强其燥湿健脾的药用效果。金代医家李东垣曾指出:"泔浸火炒,故能出汗。"这里所说的"出汗"也叫"去汗",包含着除去药物部分油脂性成分的意思。明代医药学家李时珍,对于米泔水炮制药物论述得更为确切具体, 他指出:"苍术性燥, 故以糯米泔浸,去其油,切片焙干用……以制其燥也。"这里所谓之"燥",系指药物的刺激性及其他副作用。

　　米泔水炒制的具体操作方法为:取苍术饮片或咀块,加入适量米泔水浸泡约 12h,待药物泡软捞出,淋去米泔水,置于铁锅内用微火炒制并不断搅拌,直至大部分水分挥散、饮片质地接近干燥且外表稍带焦黄色时,即可出锅。操作过程中应注意勿使炮制品炭化。

　　3.米炒:米炒一般使用大米或糯米,有时亦使用小黄米。米炒的具体操作方法为: 将大米薄薄地平铺于锅底, 其上平铺一层药物的饮片或咀块,然后扣上锅盖加热焖制片刻,待米起烟时去掉锅盖,借助焦米的热量及烟雾对饮片进行熏制,待烟色由青转浓、饮片表面被熏制成焦黄色时,迅速出锅,筛去焦米,晾凉,即得。注意:炒制过程中无须搅拌,因为锅内的温度较高,最下层米被加热灰化,中层被炭化,而上层仅为焦化,因此炒制的药物一般不会发生焦化或炭化。

　　药物是否需要米炒,通常根据医生处方要求酌定。另外,亦有于米中加入少量水先行湿润,然后铺置于锅内,其上再覆盖药物以进行炒制的方法。米炒药物二者用量为:每 100kg 药物用大米 15~20kg。有关用米炒制中药的目的,清代医药学家张睿在《修事指南》一书中曾指出"米制润燥而泽",就是说药物经过米炒制后能降低其"燥"性。然而,该炮制方法古代不常用,现代亦很少用。适于米炒的中药品种有丹参、红娘子及斑蝥等。

4.土炒:土炒传统炮制法一般多选用陈壁土或东壁土,即朝阳面墙壁上的泥土作为辅料。近代则常用灶心土(又名伏龙肝),即以植物类柴草为燃料,经过长期煅烧后的炉灶内壁泥土。灶心土中细菌和有机杂质含量甚少,因此比陈壁土或东壁土洁净。灶心土中含有少量的氧化钙等碱性无机成分,故土质一般呈碱性,因此具有中和胃酸,益胃实脾之作用。

土炒的具体操作方法为:将灶心土研磨成 60 目以上的细粉,然后置于锅内拌炒,待土被炒热且祛除了所含的某些挥发性成分后,再将中药饮片投入热土中,用铁铲连续翻动拌炒,待饮片被炒至表面微带焦黄色并可嗅到药物固有的焦香气味时,将锅内的中药饮片和土倾入铁筛中筛去土,晾凉,即得。该炮制成品表面常常附着一些不易筛除的黄细土,这并不影响炮制成品质量。另外,在炒制过程中应防止窝火。

用土炒制的中药品种有山药、薏米仁、乌药及当归等,然应根据中药配方要求来决定炒或不炒。炒制时灶心土用量以能够埋没药物为宜,通常每 100kg 饮片用灶心土 25~30kg。这里需要强调的是,传统炮制很讲究成品的气、味、形、色等,因此炒药使用的辅料如灶心土、大米和麦麸皮等,只能作为一次性辅料,不可重复使用,以免影响饮片的炮制质量。如果有必要,可将留用的灶心土或上层的焦米,添加入适量的新土或新米,供重复炒制同一品种的中药饮片。

5.炒沙(硫黄炒):用硫黄炒制的中药为金属铅,传统医药又称铅为"黑锡",实际上指的是将铅与硫黄混合加热,最终化合而成的产物——硫化铅。

炒沙的具体操作方法为:将纯铅置入小铁锅中,加热至 330℃左右,待铅完全熔化再将铁锅从火上移开,徐徐分次加入与铅等量的细硫黄粉,连续用铁铲搅拌,使硫黄和铅充分化合,然后趁热倾倒在清洁而平滑的石板上,待冷却后则自动裂成碎块,将之研为细粉,即得。炮制成品外观为灰蓝色固体物。此外,在操作过程中加入硫黄时,由于其化学反应剧烈,硫黄燃烧后会释放出刺激性很强的二氧化硫气体,故操作场地应在空旷通风之处,操作人员须站立于上风之处,以免中毒或发生火灾事故。

除上述硫化铅炮制品外,还有一种与之相似的炒沙制品,即铅与水银熔合而成的铅汞合金,其理化性质由原来难于粉碎的单一金属转变成了易于粉碎的合金产物。具体炮制操作方法为:将铅块置于坩埚内,加热至微熔化时离火,再加入等量水银,不断搅拌,使二者均匀混合,最终成品为灰褐色块状物,此即为铅汞合金,将之研为细粉供配制诸如三黄宝蜡丸等外科成药。此外,亦可将铅块同水银共置于乳钵中,用力研磨制备为铅汞合金,但该操作耗时而且费工。

中国古代炼丹家诸如抱朴子、葛洪等从事的炼丹术,选用的丹料即为铅及水银等重金属。从传统炼丹的术语解析,将铅作为原料谓之"孕",把硫作为原料谓之"伏",这与现代的"化合"一词含义颇为相似。铅汞合金的制备技术起源很早,汉朝末年的魏伯阳在其编著的《周易参同契》一书中载:"龙呼于虎,虎吸龙精,两相饮食,俱相贪并。"这里所说的"龙"是指水银,"虎"则是指金属铅,两者合二为一即成合金。由此证明,华夏是最早炼制铅汞合金的国家。

第二节　炙　制　法

"炙"字按"六书"分类属于会意字,《诗经》中载有"燔之炙之",《左传》则曰"炕火曰炙",意指将食物穿在棍子上用火烤熟的方法谓之炙。在中药炮制中,"炙"除了包含在火上加热食品外,尚含另外添加辅助原料(蜂蜜或酥等)炙制食物的含义。因此,炙制法系在修治后的中药饮片中,加入一定量的液体辅料后加热炒制,使辅料逐渐渗入饮片组织内部,以达到炙制目的的炮制方法。

炙法与加辅料炒法在炮制意义和操作方法上均有相似之处。但是,炙法的操作温度相对较低,时间也相应较长,这样才可使液体辅料充分渗入饮片组织中;而加辅料炒要求温度较高,操作时间相对较短,多以固体辅料将饮片熏炒而成,辅料并非都能进入饮片组织中。因此,炙制与加辅料炒既有相似之处,亦有不同之点。

鉴于炙法使用的辅料品种有所不同,故可将之分为蜜炙、姜炙、乳炙、胆汁炙、豆腐炙、药炙、油炙、酒炙、醋炙以及盐炙等10法。

一、蜜炙法

1.操作方法

将经过炼制的蜂蜜置于洁净的铁锅内，加热融化后添入适量的沸水将蜜稀释(冬季时加水量约为用蜜量的60%，夏季约为用蜜量的50%)，充分搅拌混合，使稠密转为稀薄的蜜液；趁热倾入炙制的饮片中，连续搅拌使蜜液均匀黏附于药物表面，放置12h，使蜜液逐渐渗入饮片组织内部；然后将药物置于锅中加热拌炒，至药物呈松散状、基本不粘手时，出锅，摊开晾凉，即得。

每100kg中药饮片用炼蜜约25kg，具体可视饮片质地疏松或致密程度酌情增减炼蜜用量。质地疏松或纤维性大的药物用蜜量宜多，质地坚实、黏性强、油性大的药物用蜜量可少些。有些文献记载，稀释炼蜜时的加水量约为所用蜜量的1/3为宜。

2.炼蜜的制作方法

将生蜂蜜置于锅内，加热至沸腾，改用文火，保持微沸。除去泡沫及上层漂浮的蜡质，再用罗筛或纱布滤除杂质，然后倾入锅内继续炼制，直至蜜液沸腾并起鱼眼泡，用手捻黏性较生蜜略强时为度，出锅，即得。

3.操作要点

(1)炼蜜时火力不宜过强，以免蜂蜜溢出锅外或产生焦化；过滤时可加适量沸水稀释之。

(2)炙制饮片使用的炼蜜不宜过老，否则黏性太强难以与药物搅拌拌匀。

(3)蜜炙药物过程中宜用文火炒制，以免药物焦化。炙制时间可稍长些，要尽量将水分除去，以免贮藏期间发生霉变而影响药物质量。

(4)炮制后的蜜炙品须待晾凉后密闭贮藏，以免吸湿造成发黏或霉变。

蜂蜜营养丰富，具有补中益气、润肺止咳的作用，常用于治疗肠燥便秘以及药物的矫味剂等。所以，陈嘉谟曾指出"蜜炙甘缓益元"，在一般情况下，大多数止咳平喘的中药及某些补益药物多使用蜜炙制法。

二、姜炙法

在经净选或切制的饮片中，加入一定量的生姜片或生姜汁，进行煮制、腌制和拌炒的方法。

1.操作方法

（1）姜煮制：将药物置于铜锅或不锈钢锅内，放入一定量的生姜片，加入适量清水进行煮制，保持液面微沸；煎煮 2~3h，捞出药物，放置风干。煎液备用。待药物被自然风干，内部水分蒸发约 1/2 时，再将煎液倾倒入饮片中，搅拌均匀，使药液被吸尽为度，干燥，即可。

生姜用量为每 100kg 中药饮片用鲜生姜约 6kg。适于姜煮制的药物品种有厚朴等，药物经过姜制可增强其温胃止呕之功。

（2）姜腌制：将药物放置于适当容积的缸内，注入清水淹没药面，浸泡，每天换水 1 次，如果气温高时换 2 次水。待药物被浸泡 5d 左右时，取适量生姜片和明矾细末置于另一缸中，在其上铺放一层水浸过的药物，表面再撒敷一层姜、矾；如此交叉操作，直至铺撒完为止。然后注入清水没过药面，浸泡约 30d，气温偏低时浸泡 40d，最后换清水浸泡 5~6d，溶除矾质，即得。

含淀粉较多的中药如半夏等，经长期水浸泡容易发酵变质，甚至产热而腐烂酸败，故在气温较高的季节操作时应注意酸败腐烂现象的发生。药物在腌制过程中每隔 7d 需要倒一次缸。具体操作方法为：将原来铺放在缸上层的药物捞出，另取一缸将之置于缸底层，再将原缸底层的药物捞出铺置于上层，这样就可使药物产生的热量及时散失，从而避免酸败腐烂现象的发生。冬季气温较低，一般不需要倒缸。但是，药物浸泡时间需要适当延长，一般在正常浸泡时间的基础上延长 10d 左右。待药物被腌透以后，除去浸汁及姜渣，投入锅内再注入清水淹没药面，加热煎煮，保持微沸，煮至药物内部无白心时捞出，干燥，即得。

生姜与明矾用量为：每 100kg 饮片用生姜和明矾各 18kg。姜腌制的中药品种有天南星及白附子等。

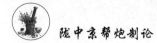

（3）姜汁拌炒：在药物中加入适量姜汁拌匀，再置于容器内稍闷润片刻，以使姜汁徐徐渗入饮片组织内部，然后入锅内用文火炒干，出锅，摊开晾凉，即得。这里需要指出的是，采用该法时有些饮片系与姜汁混合拌匀，待姜汁被吸尽后再加热炒干。另外，某些药物采用与生姜汁共煮，待煮透后捞出，趁热切片，摊开晾干，即可。

姜汁拌炒法每100kg饮片用鲜生姜7~10kg，如无鲜生姜则用干姜3~4kg代之。

2.姜汁的制备方法

（1）捣汁：将生姜洗净，切碎，置于容器内捣碎，然后加适量清水压榨取汁，余渣再加适量水煎煮取滤液。按上法操作两三次，合并汁液，备用。

（2）煎汁：取鲜生姜或干姜片适量，置于锅内加水煎煮30min，保持微沸，过滤；姜渣加适量水再煎煮20min，过滤。合并滤液，加热浓缩至适量，备用。

3.操作注意事项

（1）制备姜汁时加水量不宜过多，水用量与所制取姜汁量二者约2:1为宜。

（2）饮片与姜汁拌匀后应充分闷润，待姜汁被药物吸尽再用文火炒干，否则达不到炮制目的。

三、乳炙法

乳炙法是一种古老而传统的中药炮制方法，通常多见于炙蟾酥。雷敩在《炮炙论》中指出："每修事一个，用牛酥一分，炙尽为度。"从蟾酥的用途及牛乳的性质分析看，蟾酥多用于丸、散等剂型，供配制诸如六神丸、蟾酥丸等，而在配制上述剂型时须将蟾酥研为细粉，但蟾酥不易粉碎，所以必须加入牛乳才能使其崩解。因为牛乳和蟾酥中所含某些成分以及理化性质在一定程度上有些近似，根据现代化学"相似相溶"原理进行解析，使用牛乳浸润蟾酥可使其组织变得松软，干燥后较易于研细。

加工蟾酥的过程中要避免粉尘飞扬，因为蟾酥可对人体的黏膜造成刺激,从而导致患部肿痛等炎性反应。因此,李时珍曾指出"其汁不可入目,令人赤肿盲。"另外,李氏还指出"以紫草汁洗点即消"。如果因操作不当而出现黏膜刺激症状时,不妨试用该法治疗。关于乳制蟾酥的具体操作方法,将在各论中实例详述。

四、胆汁炙法

在对某些中药的加工炮制中,经常应用牛胆汁、熊胆汁和猪胆汁等作为辅料对药物进行炙制,胆汁被饮片吸收后再进行干燥,即得成品。例如,使用牛胆汁炙制胆南星,熊胆汁炙制炉甘石,猪胆汁炙制消娥散等。以上炙法各有差异,将在各论中根据实例具体加以论述。

为何要选择牛、熊和猪这三种动物的胆汁作为炮制辅料炙制药物呢?因为,动物的胆汁是中医经常使用的一类苦寒药。牛胆汁具有清心热、定惊痫之功效。诸如天南星经牛胆汁炙制后,可用于治疗风痰壅塞,惊痫抽搐等疾患,是儿科常用于镇惊、止痉和解热的要药。熊胆具有平肝、明目和退翳的作用。因此,经熊胆炙制的炉甘石为眼科要药,具有退翳祛障之效。猪胆汁具有清心宫,凉肝脾的作用。故采用猪胆汁炙制的消娥散,对于火势上炎所致的咽喉肿痛以及喉风闭塞等症具有良效。

对于动物胆汁的化学成分与药理作用,有人曾经做过深入的研究和探讨。胆汁主要含胆酸盐、胆色素、胆固醇与无机盐类等多种成分。其中,所含主要成分诸如胆酸盐等,具有止痉解热的作用,胆固醇则可以协同和加强胆酸盐的药效,这与传统医药学对胆汁的作用认识基本上是一致的。因此,可认为利用动物胆汁对某些具有息风、镇惊和解痉之功的中药进行炮制,是具有一定科学道理的。

五、豆腐炙法

传统炮制采用黑豆制作的豆腐对某些中药进行炙制,以缓解药物毒副作用,或者除去某些药物表面的污垢。豆腐炙是将药物和豆腐块同置锅中煮制或蒸制的操作方法。实践经验认为,黑豆汤具有解毒作用,但目前普遍用黄豆磨制的豆腐炙制药物,鲜有用黑豆制作的豆腐。

采用豆腐炙的中药品种主要有藤黄、硫黄、黑附子以及珍珠等,因为豆腐所含蛋白质系两性化合物,可以和生物碱、鞣酸及重金属等结合生成沉淀,从而减低或消除某些药物的毒副作用。另外,豆腐经过煎煮形成的多孔性凝固蛋白具有良好的吸附作用,可吸附毒性中药内的某些有毒成分,从而达到消除或降低药物毒副作用的目的。

六、药炙法

对于含有剧毒成分的某些中药,为降低其毒副作用,在炮制过程中可加入某些拮抗其毒性的中药作为辅料,或者在其中增加别的成分以改变药物原有的功能,此类炮制方法称为药炙。

常用的药炙辅料有甘草水煎液、明矾水溶液和黄连水煎液等。通过将这些中药辅料与被炮制药物的有毒成分相互结合,以达到减低或消除毒副作用的目的。例如,利用甘草解毒在临床上已经应用很广泛,陶弘景在《名医别录》一书中记载甘草"解百药毒",其后孙思邈在《备急千金要方》中亦载有甘草"解牛马内毒及乌头巴豆毒"。这是由于甘草具有两方面的解毒机制:

1.吸附作用:甘草所含甘草甜素,具有类似活性炭样的吸附作用,因此可起到吸附毒质以降低药物毒副作用的效果。据有关文献报道,30mg甘草甜素对士的宁的吸附率为35.89%,随着甘草甜素用量的增加,其吸附作用亦逐渐增强。

2.与有毒物质的结合作用:甘草甜素容易发生水解生成葡萄糖醛酸,而葡萄糖醛酸可与许多毒质结合,凡是分子中含有羟基或羧基以及在人体内可生成带羟基或羧基的毒性成分,均可与之结合生成一种不易被人体吸收的结合型葡萄糖醛酸,从而达到解毒的效果。药理研究也证明,甘草甜素对破伤风毒素、蛇毒、细菌毒素以及药物和食物中毒等,均具有一定的解毒作用。

又如,明矾的主要成分为 $KAl(SO_4)_2 \cdot 12H_2O$,在水中可解离出 Al^+, Al^+ 又可水解为凝胶状的 $Al(OH)_3$,而 $Al(OH)_3$ 本身带有电荷并且具有一定的吸附作用,可与生物碱和苷类等成分结合而起到解毒作用。如果采用明矾炮制乌头,可使乌头碱在水溶液中产生沉淀,从而加快对毒物的清除。又如,有人曾对半夏的各种炮制规格进行了比较,其结果为生半夏毒性最强,对机体黏膜具有强烈的刺激作用。半夏不同规格饮片之毒性按以下次序递减:漂半夏毒性>姜半夏、蒸半夏毒性>明矾制半夏毒性。

适于药炙的中药品种有川乌、草乌、白附子、厚朴以及黄连等,其具体炮制方法将在各论中加以详述。

七、油炙法

油炙也称为"油煎",传统炮制学称为"炸"。即用芝麻油或羊脂油作为辅料,对药物进行煎炸的操作方法。诸如虎骨及豹骨等动物骨骼类药材,均适于用芝麻油煎炸,通过油炸可使骨质变得酥脆而易于加工粉碎。但是,在炸制过程中油温较高则会使骨骼中所含的有机成分被分解和破坏。因此,除虎骨木瓜丸和追风虎骨膏中的虎骨采用油炙外,其他大多数方剂中将虎骨煎汁浓缩制备为虎骨胶。水煎煮法温度相对较油煎炸为低,故对药物中所含成分的破坏程度也远低于油炸制法。水煎煮制取骨胶的方法大约始于宋代,宋代许淑微撰《本事方》一书中曾经记载有虎骨胶。

采用羊脂油炙制的中药多为补肾助阳之品,传统炮制多采用羊尾巴根部的油脂炙制药物,认为所制成品质量最佳。这是因为该处系雌、雄两羊交合之部位,取其阴阳相交之意。根据现代医药学观点解释,羊尾巴根部是性腺激素最发达的部位,故具有增强补肾助阳药物功力的作用。羊脂油炙制的药物有诸如淫羊藿等。

八、酒炙法

系将净选切制后的中药饮片,加入适量黄酒进行拌炒的方法。炮制中

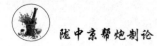

药使用的酒除"酒燎"用酒精或白酒外,其他酒炙方法皆选用绍兴黄酒或米酒。

1.操作方法

(1)先加酒再炒制:取一定量的黄酒加入中药饮片中,混合拌匀,然后放入瓷盆中加盖进行闷润;待酒被饮片完全吸收后,再置于锅中用文火炒干即可。质地坚硬的根及根茎类中药饮片均适用于该法。

(2)先炒制后加酒:将需要酒炙的中药饮片置于锅内,用文火加热炒制到一定程度,然后均匀喷入适量黄酒,继续炒制到能嗅出药物固有的气味及表面颜色微黄时,即可出锅。该法适用于质地较疏松的中药饮片。酒炙具体黄酒用量比例为:每100kg饮片用黄酒15~20kg。

2.酒炙操作注意事项

(1)在中药饮片中加入黄酒时应充分搅拌均匀。闷润过程中容器应加盖密闭,以避免乙醇挥散。

(2)黄酒用量小时,可酌加适量清水将酒稀释,再拌入药物中闷润。

(3)炒制过程中的关键点为:火力要微,时间应短,拌炒宜勤。炒至饮片微干、颜色稍变即可出锅。用酒炙的中药品种有威灵仙、乌梢蛇、黄柏以及黄连等。

传统炮制学认为,中药经过酒炙后可增强其升散之力。汉唐时代的中医药学著作,如《伤寒论》《千金方》《外台密要》等书中均无"酒炙"的记载。在唐末及宋代的《炮炙论》和《太平惠民和剂局方》等书籍中,"酒炙"的炮制方法则应用较为广泛。因为酒炙不仅可增强药物的治疗作用,且可起到矫味、矫臭的作用。黄酒系低浓度乙醇溶液,不仅具有较强的极性,还具有一定的非极性化学特性,故对中药所含的亲水性成分和某些亲脂性成分均有较好的溶解作用。药物经用酒炙后,可提高其所含成分的煎出率,有助于充分发挥临床药用效果。

九、醋炙法

系在净选切制的中药饮片中加入适量米醋,然后加热拌炒的操作方法。

1.操作方法

(1)先拌炒后加醋:将中药饮片或咀块置于锅中,用微火徐徐加热,连续拌炒使饮片均匀受热,待炒至药物表面熔融发亮并且逸出气味时,喷洒适量米醋,炒至微干,停止加热,继续搅拌片刻,出锅,摊开晾凉,即可。该方法适用于对树脂类和动物粪便类中药的炮制。

(2)先拌醋后炒制:取适量米醋加入中药饮片或咀块中,搅拌均匀,置于容器内闷润;待醋液被饮片吸尽后取出稍晾片刻,然后入锅中用文火炒至能嗅到药物固有气味时出锅,摊开晾凉,即可。诸如根茎类等质地较为坚实的中药饮片,均宜用此法。其操作优点为:能够使醋液充分浸润到药物的组织内部,从而达到较佳的炮制效果。醋炙法具体用醋量为:每100kg饮片用米醋5~20kg。

2.醋炙操作注意事项

(1)如果药物量大但用醋量少时,可添加适量清水将醋稀释后再拌入药物中闷润。

(2)凡树脂类和动物粪便类药材,在炒制过程中应边拌炒边喷入醋液,以免黏结成团。醋炙的中药品种有五灵脂、没药、乳香、芫花、商陆、狼毒、大戟、青皮和柴胡等。

传统炮制学所述的醯、酢及苦酒等,均是指醋。张仲景之《伤寒论》中载有"半夏苦酒汤"。唐代孟诜所著的《食疗本草》载有"醋磨青木香,止卒心痛,血气痛;(醋)浸黄柏含之,治口疮;(醋)调大黄涂肿毒,(醋)煎生大黄服,治疬癣甚良"。由此可见,当时用醋作为辅料炮制中药已经非常普遍了。

然而,由于醋具有酸苦气味,不宜大量内服,但将之作为炮制中药的辅料是较为科学的。在宋朝的《太平惠民和剂局方》一书中,有许多用醋炮制药物的记载,诸如醋炙、醋淬及醋蒸等法。与宋代以前医药方书中的炮制论述相比较,选用醋炮制中药是《太平惠民和剂局方》的一个鲜明特点。另外,《太平惠民和剂局方》在配制中成药的论述中,亦经常采用醋溶液代替水制作丸剂,如用醋制备糊丸等。

中药为什么要使用醋炮制呢？雷敩在《炮炙论》序言中有"心痛欲死，速觅元胡"之说。这是因为元胡一方面具有治疗心胃气痛的作用，另一方面，古人常用醋炮制元胡，来增强其止痛效果。现代中药化学研究表明，元胡中主要含亲脂性生物碱类成分，难溶于水，而与醋酸化合后可生成生物碱的醋酸盐。生物碱醋酸盐类成分极性较强，较易溶于水，从而提高了元胡生物活性成分的煎出率，于是能够充分发挥其治疗"心痛欲死"的用药效果。

另外，米醋中所含的有机酸可与某些中药的有毒成分相结合，从而降低或消除其毒副作用。例如，甘遂、大戟、芫花和商陆等，皆为峻下逐水药，其中主要成分为三萜类化合物，具有较强的毒性，使用米醋炙制后其毒性明显减弱。现代药理研究证明，三萜类化合物有类似巴豆油及斑蝥素样的刺激作用，凡是含有三萜类成分的毒性中药，与醋酸化合后生成的衍生物其刺激性会显著降低。这说明，传统醋炙法用于炮制诸如大戟和甘遂等类中药，是具有一定科学性的。

十、盐炙法

系在净选后切制的饮片中，加入适量食盐水溶液，然后进行加热拌炒的操作方法。

1.操作方法

（1）先拌入盐水后炒：取食盐适量，溶解于5倍量的清水中，过滤，然后均匀喷洒入饮片中，搅拌均匀，置于容器内闷润。待盐水被饮片吸尽后，取出稍晾片刻，继之置于锅内用文火炒至表面呈微黄色并可嗅到药物固有的气味时出锅，摊开晾凉，即可。

（2）先拌炒后喷淋盐水：将饮片投入锅内，用文火加热拌炒，同时均匀喷入适量盐水，继续拌炒，待能嗅到药物固有的气味时出锅，摊开晾凉，即可。含黏液质较多的药物，如车前子、葫芦巴、沙苑子、益智仁、小茴香、补骨脂以及杜仲等，多采用该法炮制。每100kg中药饮片用食盐量为2~3kg。

2.盐炙注意事项

(1)以清水溶解食盐时一定要掌握适宜的用水量,通常水量为食盐用量的4~5倍,具体可根据所制药物的吸水性进行适当调整。盐溶液过多或过少,都会影响中药饮片的炮制质量。

(2)含黏液质较多的中药如车前子、菟丝子以及知母等,遇水容易结块,并且在炒制过程中容易产生粘锅现象。因此,须先将药物炒至挂火色或鼓起时再喷入盐水,随喷随拌炒,至饮片略干燥时出锅即可。

(3)盐炙炒制过程中火力宜小,如果先炒制药物后喷淋盐水则更须注意控制火候。火力过大水易被迅速蒸发,食盐结晶则黏附于锅底;盐分不能渗入药物组织内部,就达不到盐炙的目的。

食盐的主要化学成分为 NaCl,是人类日常生活中的必需品,为中药加工炮制的一种常用辅料。盐除作为炙制中药的辅料外,还多用于对某些中药产品的腌浸,诸如盐腌泽泻、肉苁蓉、附子及乌头等。为使此类药材在产地采收之后避免腐烂,并且保持其一定的硬度以便保存和运输,所以通常采用盐腌浸的方法。此外,诸如泽泻等类药材,经过盐腌浸后尚可增强其利水通淋、归经入肾而补阴不足的作用。因此,明代陈嘉谟在《本草蒙荃》一书中有"入盐走肾而软坚"一说。用盐炒制的中药品种多为补肾固精、疗疝、利尿和泻相火的入肾经药物。食盐性寒、味咸,入肾经,具有清热凉血及软坚的作用。盐炙药物可引药趋向下焦,起到协同和增强药物疗效以及矫味与防腐的作用。

第三节　蒸　制　法

蒸制,系将净选或已加入酒、醋等辅料的药物置入蒸笼或罐内,加热蒸制为炮制成品的操作方法。在饮片中不添加任何辅料进行蒸制的方法称为清蒸,而添加辅料蒸制则称为加辅料蒸。清蒸操作工具大多使用蒸

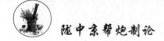

笼,加辅料蒸制多选用铜罐或不锈钢罐等热稳定性良好的金属容器。

一、清蒸（蒸笼法）

将药物置于蒸笼内,加热蒸制 2~4h 取出,切片、干燥即可。

二、加辅料蒸（罐蒸法）

有色金属黄铜导热快且具有良好的金属稳定性，因此蒸制药物多选用铜作为罐体材料。传统炮制所用铜罐高约 80cm,直径约 46cm,口径约 26cm,容积约为 80L。如果生产量小,可选取较小的蒸罐,其蒸制时间较大罐为短。单味药物的蒸制其装罐方法较为简单,但对味数多且性质各异的中成药处方配料,为使液体辅料将药物浸润均匀,蒸熟、蒸透,则需要掌握装罐的操作技巧

1.单味中药的罐蒸方法

取适量黄酒或米醋等液体辅料,加入药料中拌匀,放置约 12h 闷润,使辅料充分浸润入药物组织内部,然后移入铜罐内隔水加热蒸制。初始用微火、继以强火蒸制 4~12h,出罐,即得。这里需要强调的是,蒸制期间一般应连续加热,一次蒸制为成品。如果用黄酒蒸制药料时应适当掌握火候,温度不宜过高,以免酒精蒸汽逸出而引发火灾。

此外,对于一些个子较大、质地坚实的药料,在蒸制过程中需要加以翻动,以使液体辅料能够被药物均匀吸收,从而保证炮制成品的质量均衡一致。

2.多味药料的罐蒸方法

由多味药物组成的复方中药制剂，其中的某些药物需要用黄酒作为辅料进行蒸制。例如,全鹿丸中带骨的鹿肉等数十种药物需要酒蒸,参茸卫生丸中的人参、鹿茸、鹿尾,以及猪肾等数种药物亦需酒蒸。为了使品质不同的药料被黄酒浸润均匀并蒸透,就应掌握蒸罐内的药物堆放方法。药料堆放的基本操作方法为:将质地坚实、硬度较大的药物诸如鳖甲、牡

蛎、鹿角霜等铺放于罐底层,动物及其脏器类药物如鹿肾、鹿胎等置于罐中心,根及根茎类药料如熟地、天门冬、甘草等置于罐中心周围,质地松泡的药物如桑螵蛸及淫羊藿等置于其他药物上层,最后将胶质类药料诸如鹿角胶、阿胶、龟板胶等捣碎平铺于顶层。这种装罐方法可克服药物蒸制不均匀以及蒸制不透彻的弊端。

药料被装入蒸罐中之后,注入一定量的绍兴黄酒,将罐口加盖并且用纸把盖周围的缝隙糊严,盖上负以重物,然后将蒸罐放置于口径大于罐体、盛有清水的铁锅中进行加热,利用锅内产生的水蒸气蒸煮罐体。如果有条件亦可选用不锈钢夹层蒸汽锅蒸制药料,该设备温度易于控制,操作也很方便。

初始蒸制先用文火加热,这样可使罐内的黄酒逐渐渗入药物组织内部,且可避免酒液爆沸外溢。蒸制数小时后再缓慢提升加热温度,将水加热至沸腾。此时罐内酒液基本已被药料吸尽,所以改用武火加热。前5h隔水加热蒸罐过程中,由于温度较低,水的蒸发量小,故无须向锅内添加水液,只保持锅内水液恒定的温度即可。蒸制到5h之后,则视具体情况每隔一定时间补充适量水液,以弥补因蒸发而损失的水液。如果使用夹层蒸汽锅蒸制,虽然具体操作方法与罐蒸法有所区别,但是加热蒸制温度的控制与调节基本相同。

北京同仁堂使用黄酒蒸制的中药品种有全鹿丸、参茸卫生丸、乌鸡白凤丸、救苦金丹、胎产金丹和安坤赞育丸等。这些成方中的部分药料均须黄酒蒸制后方可用于制剂。例如,全鹿丸中带骨鹿肉等数十种药料须用酒蒸,然后与白术、当归等含芳香性挥发油的药料混合粉碎;参茸卫生丸中的人参、鹿茸、鹿尾及猪肾等须用酒蒸制,然后同熟地、半夏、肉豆蔻和砂仁等混合粉碎;乌鸡白凤丸中除生地黄、川芎、黄芪、银柴胡、芡实及山药外,其余药料均须酒蒸;救苦金丹中的阿胶、鹿茸、人参等须酒蒸,川芎、益母草、肉桂及白术等则不蒸制;胎产金丹中的紫河车、鳖甲与鹿茸等用酒蒸制,川芎、沉香等无须蒸制。

上述诸方中须蒸制的药料,每500g用黄酒500mL(即1:1)。蒸制时间大约56h(即2.5d),蒸制从始至终必须连续加热,中间不可停火,应当一

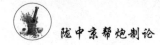

次性完成蒸制。蒸制温度要基本保持恒定,勿忽高或忽低。在蒸制过程中由于罐内气压的不断增高,往往会造成罐口缝隙处逸出少量酒精蒸汽,应当及时予以封堵,以免外逸乙醇蒸气浓度过高而引发火灾。如果漏气明显则必须及时采取密封措施或适当降低火力。

药料蒸制完成后,须待罐中药物充分冷却后再开启罐口,倾出药物后摊晾于通风干燥处,或者烘干、晒干。如果罐内尚有残余液体,可将之倾倒入不需要蒸制的药料中拌匀,干燥,粉碎,再与其他药粉混合制丸。

三、药料蒸制需要掌握的原则

物理和化学性质较稳定的动物和植物类中药可以进行蒸制;含有芳香挥发性成分的药物,成分容易发生水解或缩合以及理化性质不稳定的药料,均不宜于蒸制。

四、蒸制之目的

1.改变药物的功效

药料经过醋或酒蒸制后,能够使药物治疗作用趋向于疾病所在部位,或者改变药物性能,同时可增强其药用效果。例如,药物经酒蒸制后可以增强其温补作用。仅从文字含义分析温补作用似乎有些抽象,但是从炮制的结果来看,大部分药物经过酒蒸制后其外表色泽变为黑色或黄褐色,苦味亦相应有所降低,而且甘味则有所提高。例如,参茸卫生丸处方中的何首乌其味酸、涩,经过黄酒蒸制后即转变为甘芳。因此,可知加辅料蒸制药物的炮制过程,是极为复杂的中药有机成分及其结构发生化学变化的过程。

2.迅速发挥药效

中药蜜丸剂在进入人体的消化系统后,其崩解到吸收的过程速率较缓慢,故有"丸者缓也"一说。而应用酒蒸的方法,则可将含于药物组织细胞内部的有机成分充分溶解出来,并且可使这些成分均匀地分布于丸剂之中,药物能够较迅速地被人体吸收和利用,从而发挥较佳的药用效果。另外,用酒蒸制的中药饮片入煎剂时,其所含成分的溶出率亦会得到相应提高,于是加强了临床疗效。

3.便于干燥、粉碎及保存

动物组织器官类中药材其化学性质很不稳定,并且不易干燥、粉碎和贮存。例如,参茸卫生丸内有大量猪肾脏及鹿尾等成分,如果不进行蒸制就无法加工粉碎制丸。而经过酒蒸制后,不仅灭活了其中致腐的微生物和酶素等,并且可使组织器官细胞崩解松散,使之易于干燥、粉碎和贮藏。

4.矫味、矫臭

新鲜的动物脏器类药材均具有腥臭味,许多植物类药材亦具有苦味及异臭。而黄酒中含有较多的酯类成分,气味芳香,用之蒸制中药可以起到一定的矫味和矫臭作用。

第四节　煅　制　法

将药料直接置于无烟炉火或耐火容器中,进行加热煅烧的方法称为煅制。煅制温度一般为300℃~700℃,该法多用于矿物类、贝壳类以及质地较轻的植物类药材的煅制。根据操作方法和炮制规格之不同,煅制法可分为明煅、煅淬及焖煅3种操作方法。

一、明煅法

将药物直接放入火中或置于耐火容器内进行煅烧,使之质地变得疏松或失去其中所含之结晶水,从而便于加工或增强药物的收敛固涩之作用。明煅法又分为直接火煅、敞锅煅和坩埚煅(嘟噜煅)等,大生产可采用平炉或反射炉进行煅制。某些在煅烧过程中容易发生爆裂的矿物类药材,可置于煅烧容器内加盖煅制，或者采用反射炉煅制。以下主要介绍嘟噜煅、平炉煅和反射炉煅制的具体操作方法。

1.嘟噜煅

嘟噜系指用耐火土烧制而成的一种小型坩埚。煅药所用一般多呈罐形，故传统称为"嘟噜罐"或"阳城罐"。罐体容积为 1.5~2.5L，罐壁厚约 0.5cm，分为大、小两种罐形。质重的药料用小型嘟噜罐煅制，质轻的药料则使用大型嘟噜罐煅制。具体操作方法为：将碎为小块的药料装入嘟噜罐，药料约占罐容积的 4/5 即可，然后将嘟噜罐放置于无蓝色火苗的旺盛炉火中煅烧约 2h，待嘟噜罐中的药料被煅为红透时取出即可。该法适用于煅制矿物、贝壳及化石类中药材。

2.平炉煅

将药料置于炉膛内，直火加热，同时用鼓风机促使升温，煅制一段时间后将药料翻动一次，使之均匀受热，待药料质地疏松时取出，放凉即可。

3.反射炉煅

将炉内燃料烧旺后将燃料口与煤灰口封堵，继续用鼓风机鼓风助燃，待火势旺盛时从投料口投入药物，密封投料口。继续鼓风将药料煅烧至适当程度时翻动一次，使之均匀受热。待药料被煅烧红透后停止鼓风，继续煅烧片刻，取出，晾凉即可。

采用平炉或反射炉煅制的药料有代赭石、磁石、自然铜、紫石英、赤石脂、石膏、海浮石、花蕊石、寒水石、牡蛎、文蛤、龙骨、龙齿、炉甘石以及白石英等。

4.煅制法操作注意事项

（1）采用明煅法时，煅制的药料应一次性煅透，中间不能停火。有些药料在煅烧过程中不可停火翻动，否则不易煅透。

（2）煅烧前应将药料按大、小分开，然后进行煅烧，以确保煅成品质量均衡。

（3）有些药料煅烧温度不宜过高，时间不能太久，以避免炮制品灰化而失去药效。

二、煅淬法

将药料煅至红透,然后趁热投入米醋、黄酒或冷水中使之骤然冷却,从而达到使药料质地酥脆易碎的效果。该法多用于质地坚硬、经高温煅制仍然不易粉碎的矿物及贝壳类药材,诸如磁石、代赭石、自然铜、龟板、穿山甲、白石英和紫石英等。

煅淬操作注意事项:煅淬过程一般需要反复操作数次,方能使液体辅料渗入药材内部,质地达到酥脆程度。选择淬液与用量需要根据药料的性质及炮制要求而定。例如,炉甘石用于治疗眼目疾患,则用黄连水煎液淬之"甚妙"。

三、焖煅法

将药料在高温缺氧的环境中煅烧为炭的方法称为焖煅,亦称为密闭煅、暗煅或扣锅煅。该法适于煅制质地疏松、炒炭容易发生灰化的植物类中药材。除焖煅法外,灰火焖煅和炉火焖煅等传统方法亦可归于焖煅法项下。

1.操作方法

将破碎成小块或质轻而疏松的药物铺放于大铁锅中, 在锅上反扣一只口径较小的铁锅,使锅口略陷于下面的煅药锅内,两锅口结合处用盐泥封固,上压以重物,以免加热过程中气体膨胀将上扣铁锅顶起。待封口盐泥呈半干状态时,使用木材或刨屑作为燃料徐徐加热,根据药料质地疏松与坚实之异,煅烧 2~5h,至药物完全炭化为度。在煅烧过程中药物受热后挥散出的水蒸气会从盐泥缝隙中溢出,并且冒出黑烟。如果缝隙过大外界空气就会倒流入锅内,造成药物因空气中所含氧气的助燃作用而灰化。所以,应该随时用盐泥将裂缝漏气处封堵严实,要求只能出烟,但是不可让空气倒流入锅中。此外,煅制过程中应掌握恰当的炮制温度,使锅温逐渐升高,让其中的药料缓慢炭化。

传统检查药物炭化程度的方法为：在煅制药料的扣锅背上滴数滴清水，出现沸泡且很快蒸发，或者将白纸条贴于扣锅周围，白纸呈焦黄色，或者将大米粒置于扣锅顶部，米由白色变为焦黄色。此三法均可判断药料是否煅透。这里需要指出的是，由于煅药锅的大小、厚薄、药料质地与装量等方面的差异，采用上述传统判断方法尚欠全面。故可在两锅口结合的盐泥密封处留一小孔，用竹筷塞堵，在煅烧操作过程中不时观察从小孔处冒出的烟雾，当烟雾由白色→黄色→青色时，立即减小火力，继续煅至基本无烟冒出时离火，冷却后出锅，即可。

2.注意事项

（1）煅制药料时宜使用木材或刨屑等作为燃料，因为此类燃料的燃烧面积大，火力容易调解，一般不主张用煤作为燃料。

（2）当药料被煅烧至适当程度时应停止加热，以使炉中的余烬与锅内的余热将药料徐徐炭化。

（3）在煅制操作过程中，应随时用食盐泥或湿润的纸封堵锅缝漏气处，以免外界空气流入导致药物灰化。

（4）煅制操作完成后，须待冷却后方可启开煅锅，以避免药物接触空气燃烧而造成灰化。

（5）煅锅内放入的药料不宜过多或压得太紧密，以免煅烧不透而影响炮制成品质量。

（6）盐泥涂抹封堵后的锅缝接合部，要待泥呈半干后方可置于炉上加热。如果在泥湿润时加热，则药物中溢出的膏脂状物会凝结于湿盐泥上，往往会造成膏脂凝结处产生漏气现象。假如缝隙漏气，则会越漏越大，外界空气流入将造成药物灰化。

焖煅的中药品种有荷叶、灯芯草、血余、干漆、青果以及棕榈等。此类药物在煅炭过程中因与空气甚少接触，因此煅制的成品仍然保持着药材原有的形态。例如，棕榈炭质地较为坚实，煅烧棕榈炭的操作过程与煅烧木炭大致相同。煅炭与炒炭两者均要求存性，从这方面讲其炮制要求是相同的。那么，为什么要采取煅制而不用炒制呢？这是由于某些需要制炭的药料其质地不是过于坚实就是过于松软，故采用炒制法难以掌握制炭的程度,所以采用煅制法为宜。但是,某些药料如大黄等,则炒、煅两法皆适用,炒炭使用饮片,煅炭则使用丁块。由于炒大黄炭的成品色泽较之煅品为佳,因此除处方注明外一般皆付炒品。

第五节　煮　制　法

"煮"是指将水液与药物共置于同一容器内加热的方法。中药汤剂就是采用煮制法制备而成的一种液体剂型,但不属于中药炮制的范畴。本章讨论的煮制法,主要是指"煮"取某些中药的液汁,作为炮制饮片的辅料;或用清水、黄酒及米醋等液体溶剂作为辅料,用以煮制其他药物。例如,用醋液煮制元胡和莪术,用甘草水煮制远志与巴戟天,以及用清水煮制饭干等。通过实例可知,除单纯使用清水煮称为"煮"以外,选用其他液体辅料对药物进行煮制也称为"煮"。因此,"煮"与加液体辅料炙制药物之间有一定的相关性。煮制的操作方法因药物的性质、辅料来源以及炮制要求的不同而有所区别,将在以后相关章节加以论述。

第六节　煨　制　法

利用草本或木本植物的枝干燃烧后的残余灰烬,将药物埋置于其中加热的方法称为"煨",即所谓"灰中熟物也"。煨制的具体操作方法为:将药物包裹于湿润的纸或者面粉糊内,然后埋入灰火中或置于文火上进行烘烤,待纸或面糊的表面呈焦黑色时取出,冷却后剥除外裹材料即可。煨制法系利用湿纸或者面糊吸收某些药物中的部分油脂,从而达到缓和药性、降低毒副作用和增强疗效的目的。煨制的药物品种有肉豆蔻、葛根、生

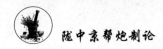

姜、诃子、草果及益智仁等。现代多采用滑石粉和麦麸皮代替面粉煨制,但是二者之间在辅料用量、加热程度以及炮制时间等方面均有所区别,可参考相关章节实例。

第七节 烫 制 法

系以沙土、蛤粉及滑石粉等作为中间传热体,将之投入锅中炒热,保持适当温度,然后投入药料进行烫制的方法,烫制温度一般要求不超过300℃。烫制的目:使中药质地由坚硬变为疏松以便加工或为除去某些药物表面的绒毛以减少刺激性,发挥矫味、矫臭的作用。药料经烫制后组织变得疏松,可提高所含成分的煎出率。烫制操作方法具体分为以下 3 种:

一、沙土烫

选取颗粒均匀的洁净沙土,过筛除去石子及杂质,根据所烫药料的数量多少,酌情取沙土适量置入铁锅中加热拌炒,以除去其中所含有机物、挥发物和水液等。将沙土继续加热拌炒,待沙温升至 250℃~300℃时,随即倾入需要烫制的药料,连续迅速翻动搅拌,待药物表面被烫起泡、组织结构由坚硬变为疏松时出锅,晾凉后筛除沙土即可。烫制过程中注意勿将药物内部烫焦化或烫炭化。

二、蛤粉烫

蛤粉较沙土的粒度更细,因此吸热和传热速度较沙土缓慢,用之作为中间传热体烫制药物不容易烫焦。因此,动物皮质熬制的胶类药物大多用蛤粉烫制,使得烫制品内外部受热均匀,体积膨胀,质地由坚实变酥脆。同沙土烫制比较,蛤粉烫类似于焖烫,因为被烫药料的整体受热面积增大,而沙土烫药物受热比表面积较小。药物经蛤粉烫制可降低其黏滞性,入丸、散等剂型易于粉碎和调配。每100kg药料用蛤粉约30kg。

三、滑石粉烫

用滑石粉烫制药物的意义和目的,与蛤粉烫基本相同。每100kg药料用滑石粉约30kg。

此外,某些适用沙土烫制的药料诸如穿山甲、鳖甲及龟板等,烫后应趁热将之浸入醋液中淬制,捞出晾干,即可。

第八节　水　飞　法

水飞法是制取微细粉末的一种操作方法。其原理是利用细粉较粗粉比重小、在水中可悬浮的特性,将粗、细粉末进行分离的操作过程。水飞法制粉适用于在水中溶解度很小的矿物类药料,诸如朱砂、雄黄等。宋代《太平惠民和剂局方》中载有多种水飞药物的方法。特别是中药丸剂常用的挂衣材料如雄黄、朱砂等,更需要达到一定的细度方可使丸剂表面所挂的雄黄衣或朱砂衣均匀、光滑且不易剥脱。如果采用水飞的方法,则可达到丸剂外衣需求的细度。

水飞法不但能够将较难粉碎的矿石类药料加工为极细粉,并且在水飞过程中能够将其中部分水溶性杂质以及某些比重较大的水不溶性杂质除去。故在制备细粉的同时,对药物亦起到了纯化和精制的作用。

水飞法所制备药粉量较大时,可先将药料粉碎成粗粉,再行注水研磨,采取水悬浮法制备细粉。如果制备药料数量较小或系贵重药料,则可采用乳钵研磨法。研制过程中可在乳钵内加入适量清水,研磨到一定程度后转移到较大的容器内,注入大量清水同时加以搅拌,微细粉末则由于水溶液的旋转而悬浮于上部, 比重较大的粗颗粒则悬浮在下部或沉淀于底部。然后随即将悬浮溶液倾倒入另一容器内,以接近透出容器底部的稠浊体时为止。在前容器内继续注入清水,搅拌后将悬浮液倾倒入备用的第三个空容器中。待后两个容器内的悬浮细粉完全沉淀后,将上层清液再倾倒入原容器内。继续上述操作并重复数次,直至水溶液中无悬浮细粉颗粒时为止。前容器内剩余的粗颗粒可再行研磨,继续按上述操作方法制粉,抛弃最终难以研细的剩余残渣。将水飞制的细粉集中合并,滤除水液,干燥,即得。采用水飞法制粉的中药品种有朱砂、雄黄、炉甘石及滑石等。

第九节　制　霜　法

自然界大气层中的水蒸气在气温降至冰点(0℃)以下时,凝结而成的白色粉状物称为"霜"。根据这一自然现象的产物,传统中药炮制学用取类比象的方法,将色白、质纯而体轻的细粉状药物亦称为"霜"。例如,由氧化物类矿物砷或硫化物类矿物朱砂、雄黄及雌黄等,经升华而成的类白色物质三氧化二砷(As_2O_3),在唐、宋时期就称为"砒霜"。宋代诗人苏东坡有"冰盘荐琥珀,何以糖霜美"的佳句,诗中所指"糖霜"乃冰糖也。随着中医药学对于"霜"剂含义认识的进一步拓展,将某些并非白色但质纯且体轻的粉末状药物也称为"霜"。例如,黑色的锅底草木烟灰升华物称为百草霜。制霜操作方法主要有以下3种:

一、去油成霜

该法适用于植物种仁类霜剂的制备。由于植物的种仁多含大量的油脂性成分,某些植物油脂中尚含有毒成分,为使其符合药用标准,故必须除去药物中部分或全部的油脂性成分。去油成霜的具体操作方法为：先剥除原料药物的外壳，适当进行粉碎，再用吸附性较强的麻纸等将之包裹，纸外面再包裹一层粗麻袋布，放置于温度较高的地方使油向外逐渐渗出，至适当程度时放入压榨机榨除油分；如此重复上述操作步骤数次，以使药物符合药典标准。通常采用去油制霜的药物有巴豆仁、柏子仁以及栝蒌仁等。

二、重结晶成霜

系将多种或一种药料置入具毛细管样虹吸作用的陶质容器中，密闭存放或悬挂于阴凉通风之处；待罐中药物所含结晶液化，即从容器壁毛细管渗出；然后随时将渗出于罐外壁上的重结晶物收集起来，干燥，即得。诸如西瓜霜等就是采用重结晶方法制备而成的。

三、药物副产品成霜

系将鹿角破碎后入锅加适量清水长时间煎煮，然后滤取水溶性成分供制备鹿角胶用，再将剩余的不溶性成分研为细粉，即为鹿角霜。

第十节　制　曲　法

制曲法又称发酵法，是指在一定温度和湿度条件下，利用微生物的繁殖进行加工制曲的方法。微生物菌群的发酵活力与温度和湿度密切相关，温度和湿度过低，酵母菌则会失去活性。发酵制曲的温度须控制在30℃~37℃之间，相对湿度应在70%~80%为宜。发酵所需时间夏季为3~4d，冬季为6~7d，如果气温较低还应适当加温。所得曲块以芳香、无霉气味，曲

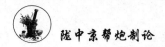

块表面满布黄白色霉衣、内部生长有霉菌斑点为标准。如果曲块出现黄衣且颜色逐渐变黑，则质量较次。发酵制曲的目的是改变药物性能，增强疗效和消除毒副作用等。发酵法适用于六神曲以及淡豆豉的制备等。

一、发酵制曲通法

将药料切碎（其中的个别药料需要煎煮），加入适量清水浸泡约 24h，再加入适量面粉与之混合并揉搓成颗粒状（以手捏成团，松手即散为度）。然后置于容器内填压充实或用布包裹严实后再压实，也可直接填装于模具中压成块状。取出，移入竹席编织的篓或其他容器，在上覆盖以湿润的麻袋等物，于 37℃室温中放置约 40h，以进行充分发酵（如果气温低时可适当延长发酵时间）。待曲块表面生长出黄白或黄绿色菌丝、内部呈现色斑时取出，趁湿切制成小方块，低温干燥或晒干，即可。

二、发酵制曲文化

制曲方法的历史已非常悠久，最早曲品主要用于酒的酿造。《尚书》中记载了公元前 13 世纪的商帝武丁对其宰相傅说的表述："若作酒醴，尔为曲糵。"这句话的含义为："我（武丁）和你（傅说）的关系，好比做酒要使用曲，做饴糖汁要使用麦芽一样。"中药传统炮制经常采用麦粉制曲，其起源亦很悠久。《左传》一书中载："叔展曰：有麦曲乎？曰无，河鱼腹疾奈何？"由此推断，在公元 597 年以前，就开始使用麦曲治疗胃肠道疾病了。当时曲制品已多达数种，而使用麦粉制曲者仅为其中之一。传统中药制曲一般多在夏季气温高时进行，因为此时有助于曲菌的发酵活力，所制曲品方具消食导滞的最佳疗效。

相传，古人制曲大都选择在每年阴历五月五、六月六或夏季三伏天，他们认为这些日子是诸神聚会之时，因此将制成的曲品称为"神曲"。公元 6 世纪贾思勰在《齐民要术》中载有河东制曲法，即"中麦一石者，六斗炒，三斗蒸，一斗生，细磨之，桑叶五分，苍耳一分，艾一分，茱萸一分，若无茱萸,野蓼亦得,用合煮取汁,令如酒色,滤去滓,待冷以和曲,勿令太泽捣千杵,饼如丸,曲方范作之"。由此证明,当时的制曲技术已经相当发达。以上所述的神曲制法,与明代李时珍在《本草纲目》中记载的叶氏《水云录》中的制法基本相似, 乃系将贾氏的河东神曲法加以简化而成, 曲料为白面、青蒿、赤小豆、杏仁、苍耳和野蓼等6味。前人按照取类比象的方法,将六种曲料分别影射为左青龙(青蒿),右白虎(麦粉),前朱雀(赤小豆),后玄武(杏仁),中勾陈(苍耳)以及蛰蛇(野蓼)等六物,故名"六神曲"。当时,福建的酿造业较为发达,所制的六神曲被称为"建神曲",这在福建《泉州府志》中有着明确的记载。传统中药曲制品与西方医学的压榨酿母相类似。酿母于1792年由Mason发明,由于是采取精制方法所得,故助消化作用较之神曲更强。然而,根据西方圣保罗的著作中的记载,西方人使用曲制品的历史远远晚于中华。

传统中药豆豉、百药煎与曲制品虽有所区别,但它们均系采用微生物发酵方法制备而成。豆豉与豆酱相似,公元前7世纪孔子就有"不得其豆酱不食"之说。公元前约2世纪,司马迁所著《史记·货殖列传》中有樊少翁卖豆豉成为巨贾的记载, 这说明在汉朝以前豆豉就已成为人们普遍的调味食料了。豆豉作为药用最早见于晋代葛洪的《肘后备急方》卷三,其中记载用之治疗脚气病。按现代医药学观点解释,豆豉中含有丰富的维生素B1以及烟酸等成分,故具有治疗脚气的作用。豆豉广泛作为药用的记载,是在东汉时期张仲景所著的《伤寒杂病论》一书中。例如,栀子豉汤、栀子甘草豉汤以及栀子枳实豉汤等,其功效是配合方中诸药起发汗、解毒和清热。医药家唐甄权在其《药性本草》中有"研涂豆豉治阴茎生疮"的记载。此外,尚有许多清热解毒剂型诸如银翘解毒丸、羚翘解毒丸等,其中均使用豆豉。可见从古至今,人们将豆豉皆作为抗菌消炎药物加以看待和运用的。

到宋、金、元时代,医方中常有百药煎出现,但未见具体的制备方法和相关文字记载。直至16世纪后期,始有三部重要的中医药学著作中详细记载了百药煎的制作方法,即1565年陈嘉谟所著的《本草蒙筌》、1575年李梴的《医学入门》和1578年李时珍的《本草纲目》。以上三部书籍对百药

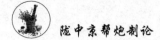

煎的制备过程的论述虽然各有出入，但共同之处是均系发酵制备法。其中，记载比较具体的是《医学入门》，即"用五倍子十斤，乌梅、白矾各一斤，酒曲四两，百将水红蓼三斤，煎水去滓，入乌梅煎，不可多水，要得其所，却入五倍粗末，并矾、曲和匀，如做酒曲样，入瓷器内，遮不见风，候生白取出，晒干听用，染须者，加绿矾一斤"。《本草纲目》中对于制作百药煎的发酵过程描述得很直观，"待发起如发面状即成矣……看药上长霜，则药成矣"。近代制作百药煎的辅料，则是传承沿用了《本草蒙荃》中所载的配方。

第十一节　其他制法

一、烘焙法

烘与焙是采用文火加热干燥药料的方法。"烘"系将药物置于近火或利用烘箱等干燥设备，使药料中水分徐徐蒸发的干燥方法。"焙"是将药料置于金属板上或铁锅内，用文火加热并且适时翻动，使药料表面呈微黄色、质地变为酥脆的干燥方法。

二、发芽法

在适当的温度和湿度条件下，促使成熟的植物种子萌发幼芽的方法称为发芽法，传统炮制亦称为"糵法"。其具体操作方法为：选取成熟且饱满的麦、稻、谷和豆类等，加入适量清水浸泡湿润，捞出后置于有网孔的竹筐内，在上覆以湿布盖严，每日喷淋清水两三次，保持湿润。置于18℃~25室温中3d左右即可生芽，待芽生长至1cm左右时取出，干燥，即得。

三、提净法

提净法亦称精提法,系将某些矿物类药材经过溶解、过滤和重结晶三种方法处理,以达到除去其中所含杂质的操作方法。提净主要有两种操作方法:

1.操作方法一

先向辅料中加入适量清水,煎煮滤取汤液,继之将需精提的原料药物徐徐加入汤液内, 连续搅拌至全部溶化, 过滤, 滤液在阴凉处静置12~24h,待容器壁周围析出类白色结晶时,将之刮取收集在一起,放置于阴凉避风之处,自然挥散其所含水分,即得。析出结晶后剩余的溶液尚可反复进行精提操作,直至溶液不能析出结晶时为止。精提法适用于诸如芒硝等的纯化与精制。

2.操作方法二

(1)甲法:将药料适当破碎,然后加入适量米醋和清水,加热使溶化,再将溶液倾倒入铺有双层滤纸的布氏漏斗中抽滤,除去杂质。将滤液加热蒸发浓缩,待水分将尽时停止加热,放置于常温下自然挥去所剩水液,即得干燥的类白色或淡黄色结晶。

(2)乙法:将药料适当破碎,添加适量沸水使溶化,静置沉淀,过滤,然后在滤液中加入适量的米醋,搅匀,置火上隔水加热蒸发浓缩,直至液面上析出类白色或淡黄色结晶物,随时析出、随时捞取,置于白色吸水纸上,干燥,即得。该法适用于诸如硇砂等药料的精制。

四、干馏法

使用明火直接烤灼盛装入容器内的药料, 使之渗出油液的操作方法称为干馏法,干馏温度一般控制在120℃~450℃。例如,鸡蛋黄油干馏温度为280℃左右, 竹沥油干馏温度为350℃~400℃, 豆类油液干馏温度为400℃~450℃。操作通常是在干馏器上部收集馏出物,也可采取在容器周围加热的方法,在容器下口收集馏出液。干馏法多用于特殊配方所需的产品。

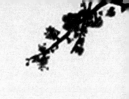

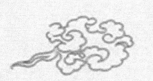

各　论

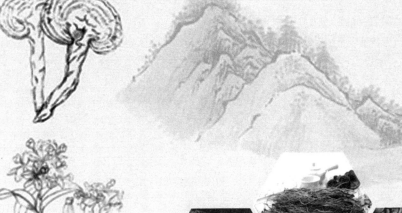

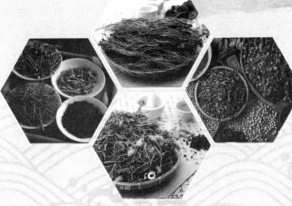

第一章 根及根茎类药材

大 黄

Radix et Rhizoma Rhei

【来源】本品为泻下药。系蓼科植物掌叶大黄 *Rheum palmatum* L.、唐古特大黄 *R.tanguticum* Maxim. ex Balf.或药用大黄 *R.officinale* Baill.的干燥根及根茎。

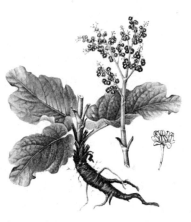

【炮制方法】

1.大黄:将整块大黄除净杂质,加清水淹没药面 10~15㎝,在其上压以重物防止药材浮于液面,进行浸泡。春、秋二季浸泡 3h 左右,夏季浸泡约 2h,冬季浸泡约 5h。捞出,置容器内密闭闷润,春、秋季闷润约 48h,夏季闷润约 24h,冬季闷润 64h。采用中心穿刺法检查药材,至内部无干心、润透为度。取出,放置于通风处,晾晒至半干后再装入容器内闷润约 8h,待药材内、外水分滋润均衡一致时,切制为厚片或小块,干燥,即得。

2.酒炒大黄:取净选的大黄片,按大黄与黄酒 10:1 的比例,加入定量黄酒进行闷润。具体闷润方法为:先在容器中铺一层大黄饮片,继之于饮片表面均匀喷洒适量黄酒;如此反复操作,最后在药物之上压以重物,闷润约 4h,使大黄片滋润一致,备用。将铁锅用文火预热,投入闷润后的大黄饮片连续拌炒,待饮片被炒至微干,比原色有所加深,部分饮片边缘挂有黑梢,且药物散发出稀薄青烟时,即可出锅,摊开晾凉,即得。

3.酒蒸大黄(熟大黄):取净选的大黄块,加入相当于药物 1/3 量的黄酒,拌匀,装入铜罐或不锈钢罐中,密封,用文火隔水加热炖煮约 12h,继以武火炖煮至酒液被药物吸尽、大黄块内外部皆呈黑色时取出,干燥,即得。

4.大黄炭:①炒大黄炭:将大黄饮片按大、小分档,预热炒药锅,投入大黄饮片,先用文火、后用强火加热拌炒,待炒至散发浓烟且嗅到药物固有的刺激性,饮片表面呈焦黑色、内部呈焦褐色时,喷淋少许清水灭除火星,出锅,晾干,即得。②煅大黄炭:将大黄破碎成适当小块投入锅中(饮片量约占铁锅容积的 2/3),然后在上覆盖以较小的铁锅,锅缝间用黄泥涂封,待泥晾至半干后加热煅制,并随时封堵漏烟缝隙。连续加热煅制 4~5h,停止加热,放置自然冷却后出锅,即得。炮制成品呈黑褐色且附有天蓝色绒纹,质地较轻。

【操作要领】

1.大黄中所含生物活性成分易溶于水,故在浸泡过程中用水量不宜过多,可采取"少泡多闷"的方法以避免成分大量流失。

2.酒炒大黄操作过程中应注意掌握火候,宜用微火加热,连续搅拌,炒制时防止药物发生焦化现象。炮制成品规格以饮片挂火色,无焦黑点为标准。每 100kg 大黄饮片用黄酒 10kg。

3.蒸制大黄装罐时,装至罐体容积的 4/5 为宜,以免药物体积膨胀而不易将药物蒸匀、蒸透。每 100kg 大黄块用黄酒 30~50kg。

4.在炒制大黄炭前,先将饮片按大、小分档再行炒制,以免饮片受热不均匀。炒制过程中饮片不能出现火星,炒至存性即可,防止灰化。炮制成品规格以饮片呈焦黑色、断面呈焦褐色,存性为标准。

5.在煅制大黄炭的过程中,上、下两锅结合处缝隙如果大量漏烟应随时用盐泥进行封堵,以免导致煅制品呈体轻且灰白色,或饮片附有类白色片点的不存性药物。

【炮制研究】

大黄为泻下通导药,其生物活性成分为蒽醌类衍生物,《本草备要》有

第一章　根及根茎类药材

"生用峻"的记载。传统医学习用的炮制品种有生大黄片、酒大黄、熟大黄以及大黄炭等。有人按照"京帮"的传统炮制方法，对上述4种炮制品进行了蒽醌与鞣质类成分的含量测定，同时对大黄炮制前、后泻下作用加以研究比较，结果如下：

1.生大黄片减少了1/10的蒽醌类成分，且主要为游离蒽醌。其中鞣质含量无明显变化，对大黄的泻下作用无影响。

2.酒炒大黄总蒽醌含量减少了1/10，其中结合型蒽醌含量减少了1/5。酒炒大黄泻下作用弱于生大黄片。

3.酒蒸大黄总蒽醌含量减少了1/4左右，结合型大黄酸减少了1/2，鞣质含量减少不明显。酒蒸大黄泻下作用更弱。

4.大黄炭中结合型蒽醌减少了4/5，结合型大黄酸减少了2/3，鞣质减少了1/3。其泻下作用极弱，而收敛和吸附作用有所增强。

此外，相关实验研究亦证明，大黄经炮制以后其致泻成分含量下降，采用的炮制方法不同，炮制品所含的蒽醌量亦不相同。同时，还证实大黄在水煎煮和浓缩过程中，加热温度越高、煎煮时间越长，其所含生物活性成分的损失量也就越高。大黄经过炮制以后其泻下作用有不同程度的减弱，这是根据处方用药的不同需求，使药物能够针对不同的症候而分类炮制的。

按：生大黄气味厚浊，走而不守，直达下焦。故生用速通肠胃，泻热凉血甚妙。然其泻下作用峻烈，易伤元气；酒润炒干后其药力稍缓，且借助酒的升提之力可引药上行，有清除上焦与四肢末梢炽热之功；用酒拌蒸至黑熟，泻下之力缓和，其导致腹痛等副作用会减弱或消除，而活血祛瘀的功效会有所增强，适用于老年或体弱患者；炒炭、煅炭后其泻下作用极微弱，多用于止血、行血，下痢血多、里急后重等症。

【化学成分】

大黄中具有致泻作用的主要成分为蒽醌苷及双蒽酮苷，其泻下作用较其相应苷元为强。蒽醌苷有大黄酚-1-葡萄糖苷（Chrysophanol-1-monoglucoside）、大黄酚苷（Chrysophaein）、大黄素-6-葡萄糖苷（Emodin-6-monoglucoside）、芦荟大黄素-8-葡萄糖苷（Aloe-emodin-8-monoglucoside）、大黄素甲醚葡萄糖苷（Physcion monoglucoside）、大黄酸-8-葡萄糖苷（Rhein-8-monoglucoside）等。

掌叶大黄中尚含有大黄素双葡萄糖苷(Emodin diglucosi- de)、芦荟大黄素双葡萄糖苷（Aloe-emodin diglucosi-de）、大黄酚双葡萄糖苷（Chrysophanol diglucoside）、番泻苷 A、B、C、D、E、F（Sennoside A、B、C、D、E、F）等。大黄的致泻作用与其中的结合性大黄酸含量成正比,游离的蒽醌类成分无致泻作用。番泻苷的泻下作用较蒽醌苷为强,但含量较之后者为少。游离型蒽醌类主要有大黄酚（Chrysophanol）、大黄素(E-modin)、大黄素甲醚(Physcion)、芦荟大黄素（Aloe-emodin）、大黄酸(Rhein)等。

此外,大黄还含有大黄鞣酸(Rheum tannic acids)及其相关物质。例如,没食子酸(Gallic acid)、儿茶精(Cate-chin)、大黄四聚素(Tetrarin)等,此类物质具有止泻作用。此外,大黄尚含有挥发油、脂肪酸、植物甾醇和有机酸(苹果酸、琥珀酸、草酸、乳酸、桂皮酸、异丁烯二酸、柠檬酸、延胡索酸)等。

【药理作用】

1.对消化系统的影响

（1）泻下作用:大黄所含番泻苷在肠道细菌酶的作用下分解产生大黄酸蒽酮,大黄酸蒽酮可刺激大肠黏膜,使肠蠕动增强而产生泻下作用。另外,还可抑制肠细胞膜上 Na^+ 和 K^+—ATP 酶,阻碍 Na^+ 转运,使肠内渗透压升高,保留大量水分,促进肠蠕动而致泻下。

（2）利胆、保肝。

（3）促进胰液分泌,抑制胰酶活性。

（4）拮抗胃及十二指肠溃疡。

2.对血液系统的影响

（1）止血作用:大黄所含 α-儿茶素、没食子酸等,具有促进血小板黏附和聚集的功能,可增加血小板数和纤维蛋白原含量,降低抗凝血酶Ⅲ活性,使受伤局部的血管收缩。

（2）降血脂作用:大黄具有降低血液总胆固醇、甘油三酯、低密度脂蛋白、极低密度脂蛋白以及过氧化脂质的作用。

3.抗感染作用

（1）抗病原微生物作用:大黄所含大黄酸、大黄素及芦荟大黄素等成分,具有抗葡萄球菌、溶血性链球菌、淋病球菌、白喉杆菌、伤寒杆菌、痢疾杆菌、流感病毒、孤儿病毒、乙肝病毒、脊髓灰质炎病毒、阿米巴原虫、阴道滴虫、血吸虫及钩端螺旋体等作用。其抗菌作用机理为影响叶酸的酶系统，抑制细菌核酸和蛋白质合成，抑制细菌生物氧化酶系统和诱生干扰素。

（2）抗炎、解热作用。

（3）免疫调节作用：蒽醌衍生物可抑制非特异性免疫功能。

（4）抗衰老和抗氧化作用：研究证明，大黄所含鞣质有较好的抗氧化作用。

此外，大黄口服后在消化道内被细菌代谢为具有生物活性的产物而发挥泻下作用。亦有研究证明，大黄泻下作用的另一途径是番泻苷由小肠吸收后经肝脏转化为苷元，再刺激胃壁神经丛而引起大肠蠕动致泻。同时，一部分番泻苷以原型或苷元随血转运到大肠，刺激黏膜下神经丛和更深部肌肉神经丛等，使肠运动亢进而引起泻下。大黄的泻下成分可进入乳汁中，乳妇服用后可影响乳婴，引起婴儿腹泻。大黄具有兴奋和抑制胃肠的双重作用，前者的物质基础是番泻苷，后者的物质基础是鞣质类。实验表明，大黄汤对小鼠的胃肠道初期呈运动性亢进，后期呈运动性抑制，低浓度促进、高浓度则抑制。大黄所含鞣质对胃肠运动具有抑制作用，故在产生泻下作用后可引起便秘。大剂量使用大黄时（5g以上）则产生泻下作用，小剂量使用大黄时（0.5g左右）则呈现便秘。其机制与大黄中所含鞣质的收敛作用拮抗了含量较少的泻下成分相关。

【性味归经】　性寒，味苦。归脾、胃、大肠、肝以及心包络经。

【功能主治】通积导滞，泻火解毒，逐瘀行经。用于肠胃积滞，腹满硬痛，热结便秘或溏而不畅，神昏谵语，热盛吐血、衄血，湿热黄疸，腹中胀满，瘀血经闭等。外用治疗水、火烫伤。

【用法用量】3～30g。用于通下不宜久煎；外用适量，研末调敷患处。孕妇慎用。

【处方用名】大黄、川军、锦纹、生军，皆付未经炮制的大黄。注明"炒""煨""酒"，付酒炒大黄。注明"蒸""熟""制"，付酒蒸大黄。注明"焦""炭"，付大黄炭。

【备注】清宁片制备方法：除去大黄的杂质，洗净，置于锅中注入适量清水，没过药面，加热煎煮2h，煮至药物软烂后按每100kg药料加30kg

黄酒的比例,搅拌混匀,使呈泥状,干燥,研细,通过六号筛,备用。

按每100kg药粉分别加入黄酒45kg、蜂蜜40kg之比例,先将蜂蜜加热炼制为老蜜,再兑入黄酒,继之加入药粉混合搅拌为稀泥状,入笼内蒸制2h,取出,趁热搓条,晾至半干,闷润数日,待药条内、外滋润一致,切片,干燥,即得。炮制规格以纯黑色为标准。制备清宁片时由于加入了黄酒和蜂蜜,且经较长时间的蒸制,药物效力更趋缓和,故适用于年老体衰兼肠燥便秘者服用。

天 南 星

Rhizoma Arisaematis

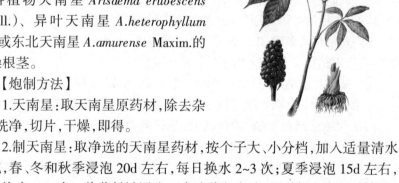

【来源】本品为温化寒痰药。系天南星科植物天南星 *Arisaema erubescens* (Wall.)、异叶天南星 *A.heterophyllum* Bl. 或东北天南星 *A.amurense* Maxim.的干燥根茎。

【炮制方法】

1.天南星:取天南星原药材,除去杂质,洗净,切片,干燥,即得。

2.制天南星:取净选的天南星药材,按个子大、小分档,加入适量清水浸泡,春、冬和秋季浸泡20d左右,每日换水2~3次;夏季浸泡15d左右,每日换水3~4次。待药料被浸泡至水液将起白沫、用手触之有滑腻感时,加入适量明矾溶于浸泡液中,以防止药物腐烂,并起到收敛和固定之作用。继续浸泡24h,换水漂洗至口尝微有麻辣感时捞出。取明矾和生姜片适量,与药物层层交替铺放于容器内,然后加入清水适量浸泡3~4周,捞出,置锅内加水煎煮至药物中间无白心,继之添加冷水适量,捞出,晾至半干,切片,干燥,即得。

此外,尚有姜腌制天南星,其操作方法与制天南星基本相同。但在使用生姜、明矾溶液腌制天南星 30~40d 后,需换清水浸泡 5~6d,捞出,继之用清水溶除矾质,切片,干燥,即得。该操作在炮制过程中省略了煎煮工序。

3.制天南星:取生天南星加入适量清水浸泡 7d,每天换水 1 次;继用饱和石灰水浸泡 7d,捞出,再加入清水浸泡 7d,每天换水 1 次。捞出,晾至半干,置容器中闷润 2~4d,待药物内外滋润一致时,切片,干燥,即得。

4.胆南星

(1)九转胆南星:取净制的生天南星,粉碎并通过五号筛,按每 500g 药粉加入精滤的新鲜牛胆汁 750g 之比例,将药粉与牛胆汁混合均匀,然后移入缸内,放置数日进行发酵。发酵过程中会产生大量泡沫,以后泡沫则逐渐消失,原来呈稠糊状的混合物则变为疏松的颗粒状。在进行该项操作时,为使缸内保持适当的温度以利于发酵,可将缸体的 2/3 埋入地下,以防止散热。发酵完成之后将缸口密封,放置 1a。这一步操作过程称为"阴转胆南星"。

然后待到第二年春季启缸,取出呈半干疏松状的阴转胆南星,研为细粉,按照每 500g 药粉加入 90g 精滤新鲜牛胆汁之比例,将二者混合搅拌均匀,分别盛装于空的牛胆囊皮内,扎紧囊口,于阳光不能照射到的屋檐下悬挂 1a,自然风干。这一步操作过程称为"阳转胆南星",亦称为"一转胆南星"。

待到第三年春季,将盛有药物的胆囊取下,用清水洗净外部的灰尘,轻轻剥开胆囊皮取出盛装的药物,将之研为粗粉。按每 500g 药粉再加入新鲜精滤牛胆汁 560g 之比例,依上法混合均匀,重新装入牛胆囊皮并悬挂于屋檐下。此步操作过程称为"二转胆南星"。按照以上操作程序于每年春季连续重复制备。循环添加新的牛胆汁时每次递减 60g,直到"七转胆南星"时仅需新鲜牛胆汁 250g。完成"七转胆南星"的全部制备过程前后共需要 8a 时间。

将经过七转的胆南星取下,轻轻剥去外层囊皮,粉碎,通过五号筛,按照每 500g 药粉加入 250g 绍兴黄酒之比例,将二者混合均匀,然后制成块状或片状,置于蒸笼内加热蒸制 1h,取出,切制成小方块或小片。此步操作称为"酒转胆南星"或"九转胆南星"。

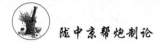

按照上述操作步骤,制作一次胆南星成品需要耗时 8a。这种传统的炮制方法工效虽低,但前人以为制作胆南星以"陈久者良"。明代李时珍在《本草纲目》中亦曾记载:"以生南星研末,腊月取黄牯牛胆汁,和剂纳入胆中,系悬通风处干之,年久者称佳。"

为解决胆南星的供需矛盾,缩短制备过程,可在每年秋季增加一次用牛胆汁的处理过程,即多转一次,这样就可使整个制备过程缩短为 4.5a,北京同仁堂药店即采用该方法制备胆南星。然而,国内多数药店仅用 1~2a 时间就生产出了成品。总而言之,炮制时间可根据不同的操作方法酌情缩短,但牛胆汁用量不能随意减少,这里并不强调非要达到传统规定之"九转胆南星"的操作年限。

九转胆南星配料表

药料名称	阴转	阳转	二转	三转	四转	五转	六转	七转	酒转
天南星粉	500g	500g	500g	500g	500g	500g	500g	500g	500g
牛胆汁	750g	90g	560g	500g	440g	375g	310g	250g	250g
绍兴黄酒									375g

(2)胆南星改良制法一:将净选的天南星置于冷水中浸漂 7d,每日换水 2 次,至口尝微有麻辣感时捞出。置于容器内加入鲜生姜片、明矾粉适量,然后注入清水进行腌浸,至无麻辣味时捞出。拣除生姜片,用清水漂除明矾(脱矾),晒干,研粉,通过五号筛。按每 1000g 天南星粉加牛胆汁 2500g 的比例,先将牛胆汁适当加热浓缩,再倾入药粉中混合搅拌,然后置于蒸笼中蒸制 30min(从水沸腾时开始计算时间),取出,切制成小方块,干燥,即得。胆南星改良制法二:①取净选的天南星药材,粉碎,通过五号筛。按每 100kg 药粉加 200kg 牛胆汁的比例,将二者混合搅拌均匀,然后在软材上覆盖纱罩,置于日光下或温暖的处所进行自然发酵,并勤加搅拌。待 15d 左右发酵并且冒泡暄起,取出。再加入 100kg 牛胆汁,混合均匀,置于瓷罐内加热隔水炖制 72h,以炖透为度。②取炖透的药料,继续进行自然发酵,待发酵之后再兑入 100kg 牛胆汁,然后入瓷罐内隔水加热炖透。③炖透的药料中再兑入牛胆汁 250kg,混合搅拌均匀,继续进行发酵,发酵后取出,烘干。④将烘干后的药料粉碎,通过五号筛,兑入牛胆汁 50kg,混合揉搓成团块状,然后置于瓷罐内隔水加热炖制,以软化为度。取

出,揉成团块,干燥,即为黑色的原胆南星。⑤将原胆南星粉碎,通过五号筛。按每 100kg 药粉加入黄酒 50kg 之比例,浸润约 3d,待软化后搅拌均匀,再置于蒸笼内蒸透,取出,稍晾,搓条,切段,干燥,即得。

【操作要领】

1.在制天南星和生姜腌制天南星的操作过程中,由于药料中含有大量淀粉,长时间在温度较高的环境中浸泡及腌制容易发酵变酸,甚至会产热腐败。因此,在加入姜、矾腌制的过程中,每隔 7d 应倒一次缸。即把缸内上层的药料捞出来放置于另一缸的底层,将原缸底层的药料翻上来置于另一缸的上层,该操作传统炮制称为"倒缸"。经过倒缸操作,药料内部产生的热量会随之散失,药物也就不容易发生酸败。然在冬季气候寒冷时则无须倒缸,浸泡药料的时间也应适当延长 10d 左右。炮制成品规格以无麻辣刺舌感为标准,每 100kg 天南星用生姜、明矾各 12.5kg。

2.制天南星适合于春、秋两季操作,因为这样既有利于防止药物在炮制过程中产生酸败,又便于加工炮制。

3.九转胆南星剥除胆囊皮的方法通常是将胆囊敲碎后剥除之,而囊皮无法再重复使用,且耗工费时、不容易剥除干净。简洁的剥除方法为:先用清水洗净囊皮表面的尘土,解开扎口,将囊置于水中浸软,然后就可以完整无损地将囊皮剥下,以备下次重复使用。另外,在阴转胆南星添加牛胆汁入缸后,缸盖必须封严,以避免生虫。炮制成品规格以黑色油润,腥气味小,口尝无麻辣感为标准。

4.胆南星改良制法一每 100kg 天南星用鲜生姜、明矾各 12.5kg,鲜牛胆汁 250kg。炮制成品规格以色黑、口尝无麻辣感为标准。胆南星改良制法二每 100kg 天南星用鲜牛胆汁 700kg,每 100kg 原胆南星用黄酒 50kg。炮制成品规格以色黑润泽,口尝无麻辣感为标准。

【炮制研究】天南星含有三萜皂苷、安息香酸、淀粉以及氨基酸等成分,有毒。制天南星所用辅料明矾为 $KAl(SO_4)_2 \cdot 12(H_2O)$,在水中可离解出 Al^+,Al^+ 又可水解成为凝胶状的 $Al(OH)_3$,其本身带有电荷并且具有一定的吸附作用,可对天南星所含毒性成分三萜皂苷产生吸附作用,从而起到降低或消除药物毒副作用的目的。又因为采取了清水煮制(湿热制毒)

的方法,三萜皂苷成分与水共热后可发生水解作用,使大部分结合型皂苷水解成了皂苷元和糖类,从而使三萜皂苷失去了原有的生物活性,其毒副作用亦随之降低或消除。另外,三萜皂苷成分在水中的溶解度较大,经过长时间的水液浸泡亦溶除了部分毒质。

牛胆汁主要含有牛胆酸、胆红素和无机盐类等成分。传统医学认为,牛胆汁味苦而性寒,因此具有清心热、凉肝脾和通便解毒之功。故取其苦寒以制天南星之辛燥,药物所具毒性在加工炮制过程中便被逐步消除。由于在炮制过程中不断增加牛胆汁的用量,于是进一步抑制了天南星峻烈伤阴之弊,并且增强了祛痰、解痉、清心、凉肝之功。

目前,加工胆南星的操作工艺国内尚不尽一致。相关实验研究采用无水乙醇提取炮制品中所含牛胆汁,以测定成品内天南星和胆汁两种成分的含量。按照《中国药典》(一部)附录项下的有关方法测定牛胆酸的含量,结果为:炮制成品中含牛胆汁 42.38%,胆酸含量 25%,天南星含量 42.74%。因此,确定胆南星成品中的牛胆酸含量应在 25%以上。

【化学成分】天南星属植物,大多含皂苷,并含有刺激性辛辣物质(此物质和明矾作用可失去刺激辛辣性)。从天南星和异叶天南星中检出苏氨酸、丝氨酸、牛磺酸、谷氨酸等数十种氨基酸及肽类化合物。另含钙、磷、铝、锌等 21 种微量元素,3 种天南星块茎含 β–谷甾醇–D–葡萄糖苷及其水解产物 3,4–二羟基苯甲醛(原儿茶醛)和葡萄糖等。

【药理作用】

1.对中枢神经系统的作用

用天南星煎剂给大鼠和家兔腹腔注射,能使其活动减少、安静、翻正反射迟钝。给小鼠腹腔注射能显著延长小鼠的睡眠时间,亦有明显的止痛作用(热板法)。

实验表明,天南星具有抗惊厥作用。鬼蒟蒻煎剂给家兔腹腔注射,能提高电惊厥阈值,但不能防止小鼠和大鼠最大电休克的发作。鬼蒟蒻水浸剂给小鼠腹腔注射,可明显降低士的宁引发的惊厥率和死亡率,亦可明显降低戊四氮和咖啡因对小鼠引起的惊厥率。根据实验结果推测,本品对癫痫小发作有效,而对癫痫大发作无效。另有报告指出,对因小鼠注射破伤风毒素引起的实验性破伤风,天南星流浸膏皮下注射有推迟动物死亡的作用。将中成药五虎追风散(由天南星、明天麻、蝉蜕、朱砂、僵蚕、全蝎等组成)煎剂给实验性破伤风的家兔每日灌服,亦可使动物存活时间延长,但不能免于死亡,腹腔注射有对抗破伤风惊厥的作用。给小鼠腹腔注射能对抗士的宁、可卡因、戊四氮及烟碱引起的惊厥死亡,亦能部分消除烟碱引起的肌肉震颤。

2.对心血管系统的作用

天南星中的两种生物碱 S201 和 S202,对离体犬的心房和乳头肌收缩力及窦房结频率均有抑制作用,并能拮抗异丙肾上腺素对心脏的作用,但对冠脉血流量和冠脉阻力无明显作用。虎掌南星中的二酮哌嗪类生物碱能够对抗乌头碱引起的实验性心律失常,其氯仿部分的作用更为显著,且能延长心肌细胞动作电位的有效不应期。掌叶半夏碱乙(腺嘌呤合成品)对犬、猫及大鼠均有降压作用,但对心率无明显影响,冠脉流量无变化,心肌耗氧量有降低趋势,左心室做功明显减少。

3.抗肿瘤作用

新鲜天南星水提取液经醇沉淀后的浓缩制剂,试管试验(浓度 1:32~1:8)对 Hela 细胞有抑制作用,使细胞浓缩成团块,破坏正常细胞结构,部分细胞脱落。对小鼠实验性肿瘤,如肉瘤 S180.HCA(肝癌)实体型、U14(为鳞状上皮型子宫颈癌移植于小鼠者)等,均具有明显的抑制作用。有报告指出,D-甘露醇有同样的抑瘤作用,可能为抗癌的生物活性成分之一。

4.祛痰作用

鬼蒟蒻煎剂给麻醉兔 ig 1g/kg,能显著增加呼吸道黏液分泌,提示其有明显的祛痰作用,该作用可能与其所含皂苷有关。由于皂苷刺激胃黏膜,在口服时能反射性地引起支气管分泌增加,使痰液变稀而发挥祛痰作用。

【性味归经】天南星:苦、辛,温,归肺、肝及脾经;胆南星:苦、微辛,凉,归肺、肝及脾经。

【功能主治】天南星:燥湿化痰,祛风止痉,用于顽痰咳嗽,风痰眩晕,中风痰壅,口眼歪斜,半身不遂,癫痫,惊风及破伤风;胆南星:清热化痰,熄风定惊。用于痰热咳嗽,咯痰黄稠,中风痰迷,癫狂惊痫。

【用法用量】 须经炮制后方可入药。制天南星、制天南星:3~9g。胆南星:3~6g。生天南星:外用适量,研为细粉,用米醋或酒调敷患处。孕妇慎用!

【处方用名】 天南星、制南星、炙南星,皆付制或制天南星,注明"生"付生天南星。胆南星、九转胆南星,皆付胆南星。

【备注】 天南星生用峻烈,经炮制则几近无毒,故有疗疾之功而无毒害之过。用牛胆汁制使之燥性减低,味苦、性凉。用明矾和生姜制可增强其化痰和解毒之功。

半　夏
Rhizoma Pinelliae

【来源】 本品为温化寒痰药。系天南星科植物半夏 *Pinellia ternate*(Thunb.)Breit.的干燥块茎。半夏有水生和陆生两种,即所谓的水半夏和旱半夏, 旱半夏的药用价值高于水半夏。湖北省潜江市是国内旱半夏的主要产区,《辞海》在"潜江"这一词条中记述"盛产半夏等中药材",所以潜江产半夏有"潜半夏"之誉。甘肃省陇南市西和县亦素称"千年药乡",曾被中国农业部命名为"中国半夏之乡"。

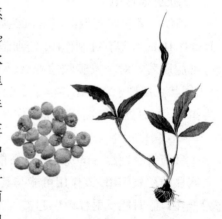

【炮制方法】

1.清半夏:将净半夏按大、小分档,用清水浸泡 10~15d,每天换水 2~3次。待浸泡液起白沫时,按每 100kg 半夏加明矾 2kg 之比例,先取其中 1

kg明矾用温水溶化倾入药料中,浸泡24h,再换数次清水,至口尝药物微有麻辣感为度。捞出,用清水冲洗干净,置于铜锅或不锈钢锅内,加入适量清水及剩余的明矾,先以武火、后改用文火加热煎煮,勤加搅动。连续煎煮2~3h,至药物内部无白心时捞出,晾至半干,闷润1~2d,待内、外滋润一致时切片,晾干,即得。

2.炙制半夏(制白半夏):取净半夏按大、小分档,加入清水浸泡7d,每天换水1次;再用饱和石灰水浸泡7d,滤去石灰水;继用清水浸泡7d,每天换1次水。取适量明矾和芒硝用温水溶化,然后倾入药料中浸泡7d,滤除硝、矾溶液,继以清水浸泡7d(前后浸泡过程共需35d左右)。捞出,晾干,即得。

3.法制半夏制法一:取净半夏按大、小分档,加入适量清水浸泡,春、秋季浸泡15~20d,夏季浸泡7~10d,待浸泡至药物内无白心时捞出,稍晾晒,备用。取甘草饮片适量,加水煎煮2次,过滤。在甘草煎液内加入适量石灰块,搅拌使溶解,放置沉淀,过滤。再将半夏倾入浸泡,每天搅拌1~3次,并且保持浸泡液pH值在12以上。待浸泡至口尝微有麻辣感、断面呈均匀一致黄色时为度,捞出,洗净,阴干,即得。

法制半夏制法二:①处方主料:炙制半夏250kg。辅料:枳壳11.25kg,广陈皮16kg,五味子、川芎、薄荷各0.95kg,甘草12.5kg,青皮1.56kg。以上七味加水煎煮4次,过滤,去渣,备用。官桂、广木香、檀香、丁香各0.95kg,砂仁1.56kg,紫蔻仁0.45kg。以上六味混合粉碎,通过四号筛,备用。姜黄5kg,单研为粉,通过四号筛,备用。②制备方法:添加适量清水煎煮方中前7味药,滤取煎液约1000kg。将滤液混合均匀,再平均分为6份,分别盛装于6只缸中,趁热各加入姜黄粉0.85kg、炙制半夏41.5kg。待滤液微温时,再将方中其余6味药粉平均分为6份,装入纱布袋内将口扎紧,分别放入缸中与其他诸药共同浸泡35d。每天倒1次缸(即将缸内下层的药物翻于上层,上层的药物翻置于下层),以及时排散浸泡过程中所产生的热量。如果气候凉爽,可隔日倒1次缸。待半夏被浸泡至内、外均呈黄色,无白心为度,捞出,阴干,即得。

4.姜制半夏:取净半夏按大、小分档,加入适量清水浸泡,每天换1次水,如果气候炎热可换 2~3 次水,浸泡至药物内部无干心时捞出。再注入适量清水、同时加入明矾(用热水溶化)、鲜生姜片各 4kg,继续浸泡 7d 左右,每天搅拌 1 次,捞出,用清水冲洗干净。然后置于铜锅内加入适量清水以及明矾、鲜生姜片各 2kg,先以武火、后用文火煮制 2~3h,待半夏被煮透后捞出,晾至半干,切片,即得。

5.明代医药学家李时珍在《本草纲目》中载:"半夏研末,以姜汁、白矾汤和作饼,楮叶包置篮中,待生黄衣,晒干用,谓之半夏曲。"

半夏曲制法一:取生半夏、法半夏各半,研成粉末。按每 500g 用生姜400g 之比例,取生姜洗净、捣碎并绞汁,再与 400g 面粉混合后加入温开水调成稀糊状,然后倾入半夏粉末中揉搓成团,放置发酵,用木制模具压制为小块,晾干,即得。

半夏曲制法二:用清水漂洗半夏,晾干,研粉,备用。按每 500g 半夏粉用面粉 200g、生姜 100g 之比例,将生姜洗净打汁后拌入面粉中,加适量温开水调成糊状,再加入半夏粉混合搅拌为软材,置于模具内压制成约3cm 厚的块,继之切为小块,晾晒至半干,置入锅中烘至黄色即可。

【操作要领】

1.在制备清半夏的操作过程中,如果出现起白沫或药物发生腐烂时,可添加适量明矾末。药料煮制后晾晒过程中,须避免强风或烈日暴晒,应将药物放置于阴凉处干燥。浸泡药物过程中,应该重视倒缸和退矾操作程序。每 100kg 半夏用明矾 12.5kg,炮制成品规格以触舌微有麻辣感为标准。

2.炙制半夏操作在春季为宜。所用辅料生石灰应取新近烧制的氧化钙,不宜使用放置陈旧的熟石灰(碳酸钙)。每 100kg 半夏用生石灰100kg、芒硝 50kg、明矾 25kg。炮制成品规格以触舌微有麻辣感为标准。

3.法制半夏制法一,在浸泡药物过程中须每日换水 2~3 次,并且置于阴凉处。用甘草、石灰溶液浸泡过程中应随时搅拌。每 100kg 半夏用甘草15kg、生石灰 30kg。炮制成品规格以触舌稍有麻辣感,色淡黄、质地较疏松为标准。法制半夏制法二,应选用颗粒均匀的药材,以避免浸泡不透或使药物解体为粉末状。其炮制最佳季节为立秋后的前半个月内,因为此时浸泡药物溶液不会发生冻结，同时避免了因气候湿热以及长时间浸泡造成的药物霉烂。在浸泡过程中须每天或隔日倒一次缸，以防止因产热而使药物霉变。用药汁浸泡半夏期间会产生并浮起许多泡沫，应于倒缸之前捞出，以免浮沫黏附于药物表面，造成炮制品带有褐色的霉斑。炮制成品捞出后，须在天气晴朗之时置于通风处阴干，不能在日光下暴晒，以免炮制品褪色或碎裂。

4.生姜制半夏 每100kg药料用鲜生姜25kg、明矾12.5kg。炮制成品规格以触舌微有麻辣感、黄褐色、质地较坚实为标准。

【炮制研究】"半夏"一词，在战国时期的《礼记·月令》一书中就有"五月半夏生"的记载。因其生长于夏季之半，故名"半夏"。另外，《吕氏春秋》一书中亦有此记载。《黄帝内经》中所载"秫米半夏汤"，使用的就是经过炮制的"制半夏"。张仲景的《伤寒杂病论》中，处方所用半夏的炮制方法是"洗"，而宋代是泡洗到"去涎"为止。明代黄廷贤所著《万病回春》一书中，记载的炮制方法已和现代基本相同，即"用大半夏一斤，石灰一斤，滚水七八碗，入盆内搅匀，晾冷澄清，将半夏入盆内手搅之，日晒夜露，一七日足捞出，并以水洗净三四次，泡三日，每日换水三次，捞起控干，用白矾八两，皮硝一斤，滚水七八碗，将矾硝共入盆内搅晾温，将半夏入内浸七日，日晒夜露，日足，取出，清水洗三四次，泡三日，每日换水三次，日足取出，控干入药"。由于当时对生半夏的毒性成分尚不清楚，因此对半夏的炮制机理无法阐明。但是，传统炮制品的麻辣味已基本或完全消除，从而可以说明半夏的毒性成分经炮制后已被降解了。

此外，相关药理实验对半夏不同炮制品进行了毒性、失音、催吐、镇静和镇咳等方面的研究，其结果为：

1.经对小白鼠毒性实验研究证明，生半夏毒性最强，漂、蒸和姜汁制半夏仍然有毒，明矾制半夏则几近无毒。

2.生半夏煎液对咽喉黏膜具有强烈的刺激作用，灌胃则无刺激性，说明半夏的毒性是直接作用于咽喉，而不是由胃肠道吸收所致。生半夏以及漂、蒸与姜浸制半夏，均可造成不同程度的失音现象。但是，明矾制半夏却未造成失音现象。

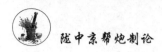

3.生半夏及漂、蒸以及姜浸半夏均可导致鸽子呕吐,仅明矾制半夏无致呕作用。

4.造成实验动物失音、呕吐甚至死亡的,可能系同一种有毒成分,而这种毒性成分即使在 100℃水液中煎煮 3h 也不会被完全破坏,亦不能被姜汁破坏。只有明矾可解其毒性。

5.各种半夏炮制品煎剂均有镇吐和镇咳作用,其中以生姜制半夏作用最强,其生物活性成分可溶于热水,但难溶于冷水。

综合以上实验结果证明:半夏毒性成分不溶或难溶于水,亦不能被生姜汁破坏,经加热煎煮 3h 也不能完全破坏。然其止咳和镇吐成分可溶于热水。明矾能够解除半夏的毒性,是由于明矾溶液带有电荷,而且具有一定的吸附作用,可通过吸附半夏所含的毒质,从而达到解除半夏毒性的效果。生姜似有协同半夏止吐的作用,此方面与祖国传统医药学的认识基本一致。

相关研究结果认为,生半夏毒性最强(以对黏膜的刺激为指标),继之毒性依次为漂半夏>姜半夏及蒸半夏>明矾制半夏。通过上述实验说明,无论清半夏、炙制半夏、法制半夏以及姜制半夏,只要在炮制过程中用明矾作辅料,其炮制品毒性就会有不同程度的下降,而且毒性的下降程度与明矾的用量有一定的相关性。但是,半夏毒质的含量与明矾对于毒质吸附量达到平衡时,即为明矾的优选用量,而不是无限度地加大用量。

【化学成分】半夏块茎含挥发油,主要成分为 3-乙酰氨基-5-甲基异噁唑(3-acetoamino-5-methylisooxazole)、丁基乙烯基醚(butyl-ethylene ether)、3-甲基二十烷(3-methyleicosane)、十六碳烯二酸(hexadecylendioic acid)等。另外,含有 2-氯丙烯酸甲酯(methyl-2-chloropropenoate)、茴香脑(anethole)、苯甲醛(benzaldehyde)、1,5-戊二醇(1,5-pentadiol)、2-甲基吡嗪(2-methylpyrazine)、柠檬醛(ciTCMLIBal)、1-辛烯(1-octene)、β 榄香烯(β-elemene)、2-十一烷酮(2-undecanone)、9-十七烷醇(9-heptadecanol)、棕榈酸乙酯(ethylpalmitate)、戊醛肟(pentaldehyde oxime)等 60 多种化学成分。

尚含左旋麻黄碱(ephedrine)、胆碱(choline)、β-谷甾醇(β-ssitosterol)、胡萝卜苷(daucosterol)、尿黑酸(homogentisic acid)、原儿茶醛(pro-tocatechualdehyde)、姜辣烯酮(shogaol)、黄芩苷(baicaline)、黄芩苷元(baicalein)、姜辣醇（gingerol)、1,2,3,4,6-五-O-没食子酰葡萄糖(1,2,3,4,6-penta-Ogalloylglucose)、12,13-环氧-9-羟基十九碳-7,10-二烯酸（12,13-epoxy-9-hydroxynonadeca-7,10-dienoic acid）及其衍生物。α-及β-氨基丁酸(aminobutyric acid)、天冬氨酸(aspartic acid)为主要成分的氨基酸,以钙、铁、铝、镁、锰、铊、磷等为主的无机元素,多糖、直链淀粉等。

【药理作用】

1.镇咳作用

生半夏、姜半夏、姜浸半夏和明矾制半夏的煎剂,0.6~1g/kg 静脉注射,对猫碘液注入胸腔或电刺激喉上神经所致的咳嗽具有明显的镇咳作用,且可维持 5h 以上。0.6g/kg 的镇咳作用接近于可待因 lmg/kg 的作用。

2.抑制腺体分泌作用

半夏制剂 ip,对毛果芸香碱引起的唾液分泌具有显著的抑制作用,亦有报道煎剂 po 时,唾液分泌先增加后减少。

3.镇吐、催吐作用

半夏加热炮制或加明矾、姜汁炮制的各种制剂,对去水吗啡、洋地黄、硫酸铜引起的呕吐均有一定的镇吐作用。上述 3 种催吐剂的作用机制不同,而半夏皆可显示镇吐作用,推测其镇吐机制是对呕吐中枢的抑制作用所致。

4.抗生育作用

半夏蛋白 1.25mg/mL(在 0.9%NaCl 溶液中)sc0.2mL,对早孕小鼠的抑孕率为 50%。结晶半夏蛋白经 6M 盐酸胍变性后,用分步透析法(即用缓冲液等体积递减稀释变性剂）,最终恢复半夏蛋白在生理盐水中的平衡,去除变性剂后可以重新天然化,并恢复其原有活力。不同逆转条件的恢复半夏蛋白,对小鼠抗早孕的抑孕率在 69%~88%之间,仅一种逆转条件为 5℃~8℃者,抑孕率仅 36%。

利用辣根过氧化物酶标记定位术,显示子宫内膜、腺管上皮细胞以及胚胎外胚盘锥体上位某些部位的细胞团和半夏蛋白有专一性的结合。这些部位很可能就是外源蛋白质——半夏蛋白——的抗孕作用部位。如直接将半夏蛋白注入小鼠子宫腔内,也有抗早孕作用。如果上述结合部位确实为半夏蛋白影响小鼠已着床的子宫内膜和胚胎产生抗早孕作用,则上述部位也可能起着床识别的作用。因为,半夏蛋白不仅能终止小鼠早期妊娠,还有制止兔胚泡着床的效应。半夏蛋白尚有很强的抗兔胚泡着床作用,子宫内注射 $500\mu g$,抗着床率达 100%。经半夏蛋白作用后的子宫内膜,能使被移植的正常胚泡不着床。在子宫内经半夏蛋白孵育的胚泡移植到同步的假孕子宫,着床率随孵育时间延长而降低。

5.对胰蛋白酶的抑制作用

半夏胰蛋白酶抑制剂,仅抑制胰蛋白酶对酰胺、酯、血红蛋白和酪蛋白的水解,不能抑制胰凝乳蛋白酶、舒缓激肽释枚酶、枯草蛋白酶和木瓜蛋白酶对各自底物的水解。抑制剂对猪胰蛋白酶水解酰胺、酯、血红蛋白和酪蛋白的重量抑制比值分别为 $1:0.71$、$1:0.88$、$1:0.71$ 和 $1:0.71$。从化学分子大小的范围看,半夏胰蛋白酶抑制剂应属大分子抑制剂。

6.清半夏的药理作用

清半夏(按《中国药典》制法)水煎液,200%浓度、26.5mL/kg 预防给药时,对氯化钡诱发的大鼠室性心律失常有明显的对抗作用($P<0.05$)。小鼠 ip60g/kg 对自发活动有明显的影响($P<0.05$)。ip15g/kg 或 30g/kg 可显著增加戊巴比妥钠阈下催眠剂量的睡眠率($P<0.05$),并有延长戊巴比妥钠睡眠时间的趋势, 但无统计学意义。大剂量对电惊厥有轻微的对抗趋势。ig30mL/kg 的剂量,可明显抑制($P<0.05$)硝酸毛果芸香碱 5mg/kg 对唾液的分泌作用。

7.抗癌作用

药理实验表明, 掌叶半夏的烯醇或水浸出液, 对动物实验性肿瘤和 Hela 细胞都具有明显的抑制作用。从水溶部分得到的葫芦巴碱,对小鼠肝癌(HCA)亦有明显抑制作用,其所含的 β 谷甾醇及类似物也有抑瘤作用,并能明显促使癌细胞逐渐脱落而使癌体缩小或消失。临床药理观察表明,对宫颈癌有效,且局部清洁作用明显。

8.其他作用

(1)降压作用:半夏浸膏对离体蛙心和兔心呈抑制作用。iv 对犬、猫和兔有短暂降压作用,具有快速耐受性。煎剂静注时对小鼠肾上腺皮质功能有轻度刺激作用。若持续给药,能引起功能抑制。

(2)凝血作用:半夏蛋白系一种植物凝集素和胰蛋白酶抑制剂,它与兔红血球有专一的血凝活力,浓度低至每 12μg/mL 仍有凝集作用。除兔红细胞外,对羊、狗、猫、豚鼠、大鼠、小鼠和鸽的红细胞亦有凝集作用,但不凝集人、猴、猪和鸡、鸭、鹅、龟、蟾蜍及鳝的红细胞。半夏蛋白是目前已知的唯一只与甘露糖而不与葡萄糖结合的一种具有凝集素作用的蛋白质。除红细胞外,半夏蛋白亦凝集其他细胞,小鼠脾细胞、人肝癌细胞(QGY7703-3 和 7402)、艾氏腹水癌和腹水型肝癌细胞,均可被半夏蛋白凝集。但它不凝集大鼠附睾和猪大网膜脂肪细胞,虽然它能和这两种细胞结合。提示半夏蛋白的细胞凝集作用不仅具有动物种属专一性,还存在细胞类别专一性。

(3)促细胞分裂作用:半夏蛋白的促细胞分裂作用亦有动物种属专一性,可促使兔外周血淋巴细胞转化,但不促使人外周血淋巴细胞分裂。

【性味归经】半夏:辛、温,有毒。归脾、胃、肺经。半夏曲:苦、辛,平。入肺、脾及大肠经。

【功能主治】燥湿化痰,降逆止呕,消痞散结。用于痰多咳嗽,痰饮眩悸,胸脘痞闷,风痰眩晕,痰厥头痛,呕吐反胃。生用外治痈肿及痰核。半夏曲长于消食化痰,具有化痰止咳,消食宽中作用。用于泄泻,咳嗽等。

【用法用量】3~9g。外用适量,磨汁涂,或者研粉用酒调敷患处。孕妇慎用!

【处方用名】清半夏、炙半夏、法半夏、姜半夏。注明"清"付明矾制半夏,注明"姜"付明矾、生姜制半夏,注明"炙"付石灰、芒硝、明矾制半夏,注明"法"付法半夏或用复方辅料炮制的法半夏。未特别注明者,通常付甘草和石灰制半夏,注明"半夏曲"付"半夏曲"。

【备注】半夏有毒,故一般很少生用,通常炮制后入药。《证类本草》

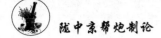

曰:"生令人吐,熟令人下,用之汤洗令滑尽。"生半夏经用明矾制为清半夏后,不仅可降低其毒性、防止浸泡过程中发生腐烂和变质,而且增强了半夏的豁痰利胸膈作用。生姜制半夏则增强了半夏的止呕作用。明矾及石灰制半夏或用甘草与石灰法制半夏,均可使半夏毒性显著降低,从而缓和了半夏辛燥气烈之性。

川　　乌
Radix aconiti et Radix Aconiti Lateralis Preparata

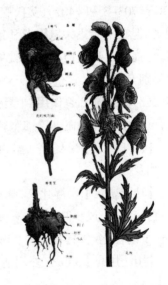

【来源】本品为祛寒药。系毛茛科植物卡氏乌头 *Aconitum carmichaeli* Debx.的干燥主根(母根)或较小的侧根(子根)。

【炮制方法】

炮制法一:将净选的川乌按大、小分档,加入适量清水浸泡,每天换两次水,泡至内无干心,捞出。置于锅内加水煎煮4~6h 或放入蒸笼内蒸制 6~8h,待内无白心时取出,晾至半干,切片,干燥,即得。

炮制法二:将净选川乌按大、小分档,置于容器内加适量清水浸泡 7d 左右,每日换水两次,以切开触舌微有麻辣感时捞出,晾干,备用。另取适量金银花和甘草饮片,置于锅内加入适量清水煎煮2h,过滤,弃去药渣。将药液倾入川乌中煎煮 2~3h,至药物内无白心时捞出,晾至半干,切片,干燥,即得。

【操作要领】

1.法一用清水煮制川乌之前,春、秋两季浸泡时每天换 2 次水,夏季换 3 次水。炮制成品规格以触舌微有麻辣感为标准。

2.用药汁煮制乌头的过程中宜用武火,如果汤液由于蒸发而减少时可添加适量温水。每 100kg 川乌用金银花 2kg、甘草 5kg,煎汤取汁。炮制成品规格以触舌微有麻辣感为标准。

【炮制研究】乌头和附子均来源于同一种植物,主根为乌头、侧根为附子。二者主要含有乌头碱和中乌头碱等成分,其中乌头碱有剧毒。《续汉书·五行志》有"西国生独白草(指乌头,因其叶背面多生长有白色绒毛而得名),煎为药,敷箭射人即死"的记载。唐代末期的《大明诸家本草》载有"去皮捣滤汁,澄清旋添,晒干取膏,名为射罔,猎人特作毒箭使用"。东汉末年名医张仲景在《伤寒杂病论》处方用药中,附子都要经过"炮"或"炮去皮破八片"。宋代名医陶弘景也指出:"凡汤丸散用天雄、附子、乌头、乌喙、侧子,皆烫火灰炮,削去皮。"从上述记载可以看出,古代的人们对乌头的毒性很早就已了解,并且采用"炮"法以制其毒。

现代实验研究表明:

1.乌头中所含乌头碱属于多元酯类成分,其化学性质不稳定,经过加热煎煮容易被水解。用清水浸泡以及煎煮过程中,乌头碱则发生水解反应,失去一分子醋酸,生成毒性较弱的乌头次碱,继续加热煎煮则进一步水解,失去一分子苯甲酸,生成毒性极弱的乌头原碱。但是,乌头中所含强心苷类成分——消旋去甲乌药碱——仍然大量存在。

2.采取清水浸泡再用药汁煮制乌头的过程中,除可发生上述水解反应外,所用炮制辅料之一甘草亦具有解除乌头毒性的作用。甘草的主要解毒机理为:①吸附作用:甘草中含有甘草甜素,有类似活性炭的吸附作用。因此,可吸附部分乌头碱,从而起到降低毒性、缓和药性的作用。②与毒质的结合作用:甘草甜素易水解生成葡萄糖醛酸,可与含有多个羟基官能团的乌头碱结合,生成一种不易被人体吸收的结合型葡萄糖醛酸,从而起到降低或解除药物毒性的作用。

3.有人通过实验认为,川乌经用清水浸泡后,再用金银花和甘草煎液煮制,能够使乌头碱含量及其毒性显著降低。通过采用不同炮制方法实验认为,有人认为用甘草和黑豆共同煮制川乌的方法,其炮制成品毒性较低、质量较佳。

4.有人对川乌经过水浸泡再用豆腐煮制,其炮制前、后以及炮制过程中乌头碱的含量变化做了研究,结果发现川乌炮制后生物碱含量平均减少了78%~82%。样品在第一次用水浸泡时生物碱即开始减少,经过换水后第二次浸泡含量减少最多,达到了50%左右,在以后的3~5次换水浸泡过程中含量减少不十分显著。最后与豆腐共煮,生物碱含量又有所减少。经对生物碱定性检测,浸泡过川乌的水溶液和与之同煮的豆腐及豆腐水煎液中,生物碱反应均呈阳性。

为什么豆腐能够降低川乌的毒性呢?这是因为豆腐中所含的蛋白质为两性化合物,可与乌头碱结合生成沉淀,从而降低川乌的毒性。另外,豆腐经过煮制后形成多孔性凝固蛋白,具有良好的吸附作用,可起到吸附毒质、降低药物毒性的作用。

【化学成分】川乌中总生物碱含量约为2.3%、酯1.0%、乌头碱0.3%。主要含乌头碱(aconitine)、中乌头碱(mesaconitine)、塔技乌头胺(talatisamine)、杰斯乌头胺(jasaconitine)、苯甲酰乌头胺(benzoylaconine)、苯甲酰中乌头胺(benzoylmesaconine)和苯甲酰下乌头胺(benzoylhypaconine)等。此类成分的分子结构中,因8位羟基的乙酰化和14位的羟基芳酰化而呈现出强烈的毒性,是乌头中的主要毒性物质。

【药理作用】

1.抗炎作用

给大鼠分别灌服川乌总碱0.22g/kg、0.44g/kg,可显著抑制角叉菜胶、蛋清、组胺和5HT所致大鼠胼肿胀,0.11g/kg即可抑制二甲苯所致小鼠耳肿胀,0.44g/kg能明显抑制组胺、5-HT所致大鼠皮肤毛细血管通透性亢进,抑制巴豆油所致肉芽囊的渗出和增生,还能显著抑制角叉菜胶所致大鼠胸腔渗液及白细胞向炎症灶内的聚集,明显减少渗出液中的白细胞总数。对于免疫性炎症,0.44g/kg可显著抑制大鼠可逆性被动Arthus反应及结核菌素所致大鼠皮肤迟发型超敏反应,对于大鼠佐剂性关节炎0.22g/kg也有一定抑制作用。川乌总碱能显著减少角叉菜胶性渗出物中前列腺素E(PGE)的含量,表明抑制PCE可能是其抗炎机制之一。

2.镇痛作用

以川乌总碱 0.22g/kg、0.44g/kg 分别灌服小鼠,在小鼠热板法、醋酸扭体法实验中,均有明显的镇痛作用。小鼠皮下注射乌头碱的最小镇痛剂量为 25μg/kg,镇痛指数为 11.8,东莨菪碱可加强其作用。

3.降血糖作用

ip 乌头多糖 A 100mg/kg,对小鼠具有显著降低正常血糖作用,30mg/kg 即能降低葡萄糖负荷小鼠的血糖水平,但乌头多糖 A 不能改变正常葡萄糖负荷小鼠或尿嘌呤所致高血糖小鼠血浆胰岛素水平,也不影响胰岛素与游离脂细胞的结合,但能显著增强磷酸果糖激酶活性,且对糖原合成酶活性有增强趋势。表明乌头多糖 A 的降糖机制不是通过对胰岛素水平的影响,而在于增强机体对葡萄糖的利用。

4.对心血管系统的作用

川乌头生品及炮制品水煎剂,对离体蛙心具有强心作用,但剂量加大则引起心律失常,终致心脏抑制。煎剂可引起麻醉犬血压呈迅速而短暂下降,此时心脏无明显变化,降压作用可被阿托品或苯海拉明拮抗。乌头碱 20μg 注入戊巴比妥钠麻醉犬侧脑室,5min 后可引起心律不齐和血压升高,并可持续 90min。脊髓切断术和神经节阻断术,均可预防和消除乌头碱引起的心律不齐和血压升高。双侧迷走神经切断术及双侧星状神经节切除术不影响血压,仅提高产生心律不齐的阈值(从 20~40μg),因此提示乌头碱对心血管的作用是中枢性的。预先用利血平耗竭儿茶酚胺,行双侧肾上腺切除术、胸部内脏神经切除术以及 α/β 受体阻断剂,均能阻断和预防乌头碱引起的心律不齐。可以认为,其心律不齐作用可能是由于释放肾上腺的儿茶酚胺所致。阿吗灵 30mg/kg 静注、普禁洛尔 20μg/(kg·min)静脉滴注,均能对抗乌头碱所致心律不齐。家兔静注小量乌头碱,可增强肾上腺素产生异位心律的作用,对抗氰化钙引起的 T 波倒置、垂体后叶制剂引起的初期 S-T 波上升和继之发生的 S-T 波下降。

5.对神经系统的作用

乌头碱小剂量可引起小鼠扭体反应,阿司匹林、吗啡等可拮抗这一作用。乌头碱具有明显局部麻醉作用,对小鼠坐骨神经干的阻滞作用相当于可卡因的 31 倍,豚鼠皮下注射浸润麻醉作用相当于可卡因的 400 倍。

6.抗癌作用

乌头注射液 200μg/mL 浓度对胃癌细胞具有抑制作用,此作用随着浓度增加而增强,并可抑制人胃癌细胞的有丝分裂。对小鼠肝癌实体瘤的抑制率为 47.8%~57.4%, 对小鼠前胃癌 FC 和 S180 的抑制率为 26%~46%。以川乌为主制备的 409 注射液,对胃癌细胞有明显的抑制和杀伤作用。

7.毒副作用

生川乌头煎剂小鼠灌服的 LD_{50} 为 18.0±0.034g/kg。家兔每日灌服生川乌煎剂 17.27g/kg,连续 15d,未见明显毒性反应。乌头碱人口服致死量为 2~5mg,小鼠皮下注射 LD_{50} 为 0.32mg/kg,中乌头碱小鼠皮下注射的致死量为 0.3~0.5mg/kg。乌头碱、中乌头碱和次乌头碱用沸水或稀酸加热水解,转化为苯甲酰乌头原碱后其毒性减小,最终水解为乌头原碱、中乌头原碱和次乌头原碱,其毒性仅为原来的 1/150~1/1000。

【性味归经】辛、苦,热,有毒。归心、肝、肾、脾经。

【功能主治】祛风除湿,温经止痛。用于风寒湿痹,关节疼痛,心腹冷痛,寒疝作痛,麻醉止痛等。

【用法用量】1.5~3g,宜先煎、久煎。一般炮制后入药,生品内服宜慎!孕妇慎用! 不宜同贝母、半夏、白及、白蔹、天花粉、栝蒌、犀角同用!

【处方用名】川乌头、川乌、炙川乌、制川乌,均付清水浸泡煮制的川乌或清水浸泡后用金银花和甘草煎液煮制的川乌。

【备注】甘肃传统炮制川乌方法:取净选川乌 100kg,加入适量清水浸泡至内无干心,捞出,置于锅内,加入 10kg 黑豆并注入适量清水,加热煎煮。至药物内无白心、口尝微有麻舌感时捞出,除去黑豆,切片,晾干,即得。

附　子
Radix Aconiti et Radix Aconiti Lateralis Preparata

【来源】祛寒药。本品系毛茛科植物卡氏乌头 *Aconitum carmichaeli* Debx.的侧根(子根)加工品。商品规格有盐附子、黑顺片和白附片三种。

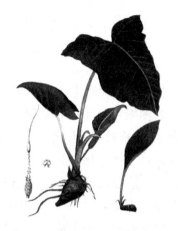

【炮制方法】

1.附片:指在产地经过加工,毒性成分含量较低的黑顺片和白附片,可以直接供药用,无须再进行加工炮制。

2.淡附片:取源于产地经盐腌制的附子,加入适量清水进行浸漂,每日换水 2~3 次,待盐分被漂净后加入甘草、黑豆及适量清水煎煮至透心,至剖开后口尝微有麻舌感时捞出,除去甘草和黑豆,切为薄片,晾干,即得。

3.炮附子:取净沙土置锅内用武火加热,投入附片连续拌炒,待饮片被烫至鼓起、颜色微变时出锅,筛除沙土,晾凉,即得。

4.炙附子:取产地盐腌制的黑附子,置于缸内加入适量清水浸泡 1~3d,每天换水 2~3 次,以口尝不到咸味、触舌微有麻辣感时捞出,用刀切为四瓣。然后将药物置于铜锅或不锈钢锅内,加入豆腐、适量清水共煮,保持微沸约 1h,待豆腐呈蜂窝状时捞去豆腐,将药物取出,切片,晾干,即得。

【操作要领】

1. 炮制淡附子主、辅料用量为：每 100kg 盐附子用甘草 5kg、黑豆 10kg。炮制成品规格以触舌微有麻辣感为度。

2.炮附片时作为中间传热体的沙土,用量以能够埋没饮片即可。烫制

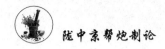

操作过程中应勤加翻动,勿使药物焦化。

3.炙附子的主、辅料用量为:每100kg盐附子用豆腐5kg。炮制成品规格以触舌微有麻辣感为度。

【炮制研究】附子的主产地为四川省的彰明和江油以及陕西省的城固和户县等地。其中,大部分附子已在原产地经过了加工,药物中所含淀粉已被糊化。用盐腌制主要是为了使药物便于保存和运输。西北地区气候较为干燥,出产的附子在就地加工的时候多用清水煮制而不用盐腌制。附子在产地的加工操作工序为:泡胆(系指胆巴,其主要成分为 $CuCl_2$ 和 $MgCl_2$)、煮附、切片、漂片、蒸片以及烘片等。

经用上述方法加工的黑顺片、白附片和用盐腌制的盐附子,其中生物碱含量与生附片对比研究表明,总生物碱含量生附子为1.10%,白附片为0.17%,黑顺片为0.27%,盐附子为0.34%。研究还认为,附子在产地加工过程中,生物碱损失量主要在泡胆(损失约31.6%)和漂片(损失约33.6%)两个操作环节上。另外,还有一道冰附子工序,生物碱损失约16.1%。这三项操作工序中生物碱损失总量达81.30%。附子的毒性强弱与其所含生物碱(主要是乌头碱)的量成正比。在炮制过程中乌头碱水解为次乌头碱和乌头原碱,从而降低了药物的毒性,这是炮制附子的主要目的。同时,附子的强心作用不会因为乌头碱的含量下降而减弱。因为,经过炮制的附子中,其强心苷成分——消旋去甲乌药碱——仍然大量存在。

另外,有人对张仲景《伤寒杂病论》中的四逆汤进行了药理实验研究,将生附子水浸液给家兔静脉注射,并对小白鼠灌胃,均使实验动物发生了剧烈的毒性反应,最终导致死亡。但同时配伍甘草和生姜则有缓解毒性的作用,实验动物毒性反应较轻,存活时间延长或免于一死。此进一步证明了用甘草等辅料煮制附子的方法是具有一定科学性的。

【化学成分】附子含乌头碱(aconitine)、中乌头碱(mesaconitine)、次乌头碱(hypaconitine)、塔拉乌头胺(talatisamine)、棍掌碱氯化物(coryneine chloride)、异飞燕草碱(isodelphinine)、苯甲酰中乌头碱(benzoyl mesaconitine)、新乌宁碱(neoline)、附子宁碱(fuziline)、多根乌头碱(karakoline)、去氧乌头碱(deoxyaconitine)、准噶尔乌头碱(songorine)、江

油乌头碱(jiangyouaconitine)、新江油乌头碱(neojiangyouaconitine)、去甲猪毛菜碱(salsolinol)等。

其中,附子主含毒性较小的单酯类生物碱,如苯甲酰乌头胺(benzoylaconine)、苯甲酰中乌头胺(benzoylmesaconine)、苯甲酰次乌头胺(benzoyl hypacomne),还可被水解为毒性更小的胺醇类碱如乌头胺(acomne)、中乌头胺(mesacomne)、次乌头胺(hypacomne)。从水提物中分离可得新江油乌头碱(neojiangyouacontine)、尿嘧啶、华北乌头碱、黄草乌头碱、尼奥灵和附子亭等。从日本乌头所加工的附子中,已分离出具有强心作用的微量成分 dl-去甲基衡州乌药碱(dl-demethylcoclaurine, higenamine),此碱作用强烈,稀释后具有显著强心和活血作用。另外,从附子中分离出一种棍掌碱(coryneine),其具有升压和强心的作用。

【药理作用】

1.强心作用

附子对心动过缓性心律不齐有效,其强心成分为去甲乌药碱。去甲乌药碱能够显著增加猪心室肌细胞动作电位振幅（APA）、动作电位时程（APD）、50%平台长度的振幅(PLA)及平台长度(PL),改善高钾诱发的传导阻滞,表明去甲乌药碱是慢通道激动剂。去甲乌药碱能加强低浓度与异丙肾上腺素对火鸡红细胞膜腺苷酸环化酶的激活作用,该成分对热稳定,作用强且不引起心脏障碍。熟附片煎剂对蛙、豚鼠及兔离体心脏具有强心作用,对在体心脏呈轻度强心作用,其强心作用与钙离子含量有密切关系。

2.降压作用

熟附片煎剂可使麻醉狗和猫血压迅速而短暂下降, 对冠状血管有扩张作用。

3.镇痛与局麻作用

其活性成分为乌头碱类,诸如乌头碱、中乌头碱和次乌头碱等。

4.致毒作用

附子如因炮制、煎法不当或用量过大,容易引起中毒。急性中毒时症状表现为呼吸兴奋、流涎、运动麻痹、末梢痉挛、呕吐样开口运动(通常称为乌头碱症状)、口腔灼热、发麻(从指头开始渐达全身)、疲倦、呼吸困难、瞳孔散大、脉搏不规则(弱而缓)、皮肤冷而黏以及面色发白等,严重者可导致突然死亡。中毒解救方法为:使用1%~2%的鞣酸洗胃,酌情给予催吐剂;灌服活性炭(混于水中服下)以及静脉注射葡萄糖盐水等。对症治疗方法为及时使用尼可刹米等兴奋剂,注意保温,必要时给氧或进行人工呼吸。心跳缓慢而弱者,可皮下注射阿托品。

【性味归经】辛、甘、大热,有毒。归心、肾、脾经。

【功能主治】回阳救逆,补火助阳,祛寒蠲痹。用于亡阳虚脱,肢冷脉微,阳痿,宫冷,心腹冷痛,虚寒吐泻,阴寒水肿,阳虚外感,寒湿痹痛等。

【用法用量】3~15g,先煎,晾凉服。孕妇忌用。

【处方用名】附子、附片、黑附片、炙附片、淡附片,皆付"黑顺片"。写白附片付"白附片",注明"炮"付炮附片。

【备注】附子、乌头、天雄系同一植物的子根与母根,性味及功用相似。其中,附子长于回阳救逆,乌头长于祛风寒、蠲痹止痛,天雄长于助阳。本品不宜与半夏、栝蒌、贝母及白及同用!

何首乌(首乌)
Radix Polygoni Multiflori

【来源】本品为补血药。系蓼科植物何首乌 *Polygonum multiflorum* Thunb.的干燥块茎。

【炮制方法】

1.制何首乌:将生首乌切为小方块,备用。取黑豆适量,加入清水煎煮两次,以豆被煮熟烂为度,滤取汁液,弃去残渣。再将滤取的豆汁和适量黄酒同时加入何首乌中,搅拌均匀,闷润2~4h,移入铜罐或不锈钢罐内,将罐口封严,隔水加热炖

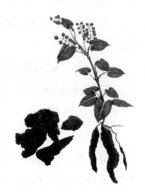

制24h左右,待罐内汁液被药物吸尽,何首乌颜色呈棕褐或类黑色时出罐,晾干,即得。

2.酒制何首乌:取生首乌丁块,喷入适量绍兴黄酒,搅拌均匀,放置约12h。待黄酒全部渗入药物组织内部时,置于蒸笼内蒸制4~8h,至药物外部呈紫褐色或黄褐色时取出,自然干燥。然后将干燥品再重复上述炮制操作2~3次,直至药物内、外部完全呈黑褐色时为度,干燥,即得。

【操作要领】

1.炙制何首乌每100kg药物用黑豆10kg。煎煮滤取豆汁25kg,用绍兴黄酒25kg。炮制成品规格以外表呈类黑色为标准。

2.酒制何首乌每100kg药物凡重复蒸制一次,用绍兴黄酒25kg。炮制成品规格以外表呈黑褐色为标准。

【炮制研究】传统医学认为,生首乌味苦、涩,具有解毒散结,润肠通便,疗痈毒疮疡、瘰疬结核以及皮肤疾病之功效。制何首乌味甘,具有补肝肾,益精血,壮筋骨,乌须发之效。用于治疗失眠健忘,遗精,崩带,须发早白等症。用黑豆汁制何首乌可增强其益精补肾之功。

现代药物化学研究认为,何首乌经蒸制或炖制后,其中具有的泻下成分结合型蒽醌可被水解为无泻下作用的游离型蒽醌类衍生物,故消除了生品的致泻作用。另外,用黄酒制可增强何首乌中所含卵磷脂成分的溶出率,而卵磷脂是构成细胞膜和神经组织的成分,亦是脑脊髓的主要成分,同时还具有强心作用。因此,酒制何首乌不仅具有治疗神经衰弱的作用,同时可促进血液的新生。有关实验研究对何首乌炮制前后蒽醌衍生物、还原与非还原糖含量进行了对比测定,测定方法与结果如下:

1.炮制方法:取生何首乌药粉适量,用布包裹后隔水蒸制,每隔5~10h启开笼盖上下翻动一次,并且随机取出一份作为样品,置于烘箱内50℃恒温烘干,供测定其中的蒽醌衍生物含量。

2.蒽醌衍生物含量测定:采用分光光度法进行测定,其结果见下表。

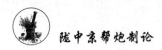

不同蒸制时间对蒽醌衍生物含量的影响

样品编号	蒸制时间 (h)	取样量	药物外表颜色	游离蒽醌衍生物含量	总蒽醌衍生物含量	结合蒽醌衍生物含量
1(生品)	0	0.5g	土黄	0.01mg	0.26mg	0.25g
2	5	0.5g	棕黄	0.01mg	0.26mg	0.25g
3	10	0.5g	棕红	0.01mg	0.26mg	0.25g
4	20	0.5g	棕红	0.01mg	0.26mg	0.25g
5	30	0.5g	棕红	0.01mg	0.26mg	0.26g
6	40	0.5g	棕红	0.01mg	0.26mg	0.25g
7	50	0.5g	棕褐	0.02mg	0.25mg	0.23g
8	60	0.5g	棕褐	0.03mg	0.25mg	0.22g
9	70	0.5g	棕褐	0.03mg	0.25mg	0.22g
10	80	0.5g	棕褐	0.04mg	0.25mg	0.21g
11	90	0.5g	棕褐	0.06mg	0.25mg	0.19g
12	100	0.5g	棕褐	0.09mg	0.25mg	0.16g

3.生首乌与熟首乌含糖量的比较,结果见下表。

生首乌与熟首乌含糖量比较

样品名称	还原糖含量	非还原糖含量	总含糖量
生何首乌	1.96%	3.48%	5.84%
制何首乌(蒸60h)	4.02%	0.82%	4.84%

　　根据以上研究结果认为:生首乌经过炮制后,其外表颜色随着蒸制时间的延长而加深;当蒸制50h后,游离蒽醌衍生物含量随着蒸制时间延长而递增,但结合型蒽醌衍生物含量逐渐减少,同时还原糖含量随之增加。这说明蒸制何首乌之目的是使部分具有致泻作用的结合型蒽醌衍生物水解成为无致泻作用的游离型蒽醌衍生物,何首乌的滋补强壮作用于是也充分体现和发挥出来了。从这一点说明,中医认为生首乌润肠通便、制(熟)首乌滋补强壮,是具有一定科学道理的。

　　【化学成分】何首乌块根含蒽醌类化合物,主要为大黄素(emodin)、大黄酚(chrysophanol)以及大黄素甲醚(physcion)、大黄酸(rhein)、大黄酚蒽酮(chrysophanol anthrone)等。此外,还含白藜芦醇(resveratrol)、云杉新苷（piceid）、2,3,5,4′-四羟基芪-2-O-D-葡萄糖苷（2,3,5,4'-tetrahydroxystilbene-2-O-β-D-glu-copyranoside）、2,3,5,4′-四羟基芪-2-O-葡萄糖苷-2″-O-没食子酸酯(2,3,5,4'-tetrahydroxystilbene-2-O-β-D-glu-coPyranoside-2″-O- mon-ogalloyl ester)、2,3,5,4′-四羟基芪-2-O-葡萄糖苷-3″-O-没食子酸酯（2,3,5,4'-tetrahydroxystilbene-2-O-β-D-g lu-copyrano-side3″-mon-ogalloyl ester)以及没食子酸(gallic acid)、右旋儿茶精(catechin)、右旋表儿茶精(epicatechin)、3-O-没食子酰(-)-儿茶精【3-O-galloyl(-)-catechin】、3-O-没食子酰(-)-表儿茶精【3-O-galloyl(-)-epicatechin】、3-O-没食子酰原矢车菊素（3-O-gall oyl-procyanidin)、B-2,3,3′-二-O-没食子酰原矢车菊素(3,3′- di-O-galloyl-Procyanidin)、B-2、β-谷甾醇(β-sitosterol)和卵磷脂等。

【药理作用】

1.抗衰老作用

许多学者认为,衰老动物体内积累大量脂质过氧化产物,并伴随超氧化物歧化酶活性的降低。实验研究表明,何首乌可明显降低老年小鼠脑和肝组织丙二醛含量,增加脑内单胺类递质含量,增强 SOD 活性,还能明显抑制老年小鼠脑和肝组织内单胺氧化酶-B 的活性,从而消除自由基对机体的损伤,延缓衰老和疾病的发生。自由基学说认为,脂质过氧化物的生成和沉积可以引起一系列的衰老症状, 因此脂质过氧化物的含量是评价衰老的主要指标之一。何首乌提取物对小鼠皮肤脂质过氧化物的生成具有非常明显的抑制作用,说明何首乌具有延缓皮肤衰老的作用,可以作为良好的皮肤抗衰老化妆品添加剂。此外,何首乌还能明显提高老年大鼠的外周淋巴细胞 DNA 的损伤修复能力,通过抑制脑内单胺氧化酶-B 活性,影响生物体中枢神经递质的含量,从而调节中枢神经活动,延缓大脑的衰老。

2.对免疫系统的影响

经炮制的何首乌能拮抗免疫抑制剂氢化可的松或强的松龙引起的小鼠胸腺萎缩与退化作用,增加其胸腺、肾上腺、脾脏和腹腔淋巴结的重量,提高白细胞总数,促进腹腔巨噬细胞的吞噬功能,降低小鼠循环免疫复合物的含量。免疫学说认为,免疫功能的衰退与机体的老化密切相关,胸腺是免疫系统的中枢器官,能够有效地维持机体的免疫功能。何首乌能延迟随衰老出现的胸腺退化,可能是其延缓衰老、提高机体免疫力的重要机制。另外,何首乌还能增加胸腺核酸和蛋白质含量,延缓老年大鼠胸腺年龄性退化作用,并能促进老龄小鼠胸腺超微结构明显逆转变化,使小鼠腹腔巨噬细胞的吞噬指数明显上升,从而提高机体的非特异性免疫功能。

3.降血脂及抗动脉粥样硬化作用

动脉粥样硬化病变发生在多个环节,平滑肌细胞增殖是其中重要的一环。实验证明,含何首乌的复方中药能够明显抑制牛的主动脉平滑肌增殖作用,其单味药的作用不如复方的效果明显。研究发现,制首乌中一个新的四羟基二苯乙烯苷成分,可抑制血小板源生长因子诱导的小牛血管平滑肌细胞增殖,在 10~4mol/L 时,抑制率可达 50.6%,这为何首乌的抗动脉粥样硬化作用提供了实验依据。相关研究表明,制首乌醇提取物 0.84~8.4g/(kg·d) 灌胃给药,6 周内可显著降低老年鹌鹑的血浆甘油三酯和游离胆固醇水平,抑制血浆总胆固醇和胆固醇酯的升高。制何首乌的水提物可明显提高小鼠血清高密度脂蛋白胆固醇含量,降低 TC 水平,结合 HDL-C/TC 比值显著升高,提示何首乌可提高机体运转和清除胆固醇的能力,降低血脂水平,延缓动脉粥样硬化的发展。

何首乌降脂作用的机理尚未明确,可能由以下几个途径之一或协同完成:①蒽醌类成分的泻下作用,加速了机体内的毒物代谢,使肝脏的脂肪代谢途径得以恢复。②其有效地影响肝脏 3-羟基 3-甲基戊二酰辅酶 A 还原酶和 Ta-羟化酶的活性,抑制内源性胆固醇合成,促进胆固醇转变成胆汁酸,并抑制胆汁酸从肠道重吸收,加强胆汁酸从肠道排出。③诱导肝脏微粒体羧基酯酶,促进体内水解过程的进行,此与加速体内毒物的排泄有关。

4.心肌保护作用

有关研究发现,何首乌提取液对犬心肌缺血再灌注损伤具有预防作用,其作用环节可能是何首乌中的二苯乙烯苷、白藜芦醇苷等具有增加超氧化物歧化酶(SOD)和过氧化氢酶活性的功能。加之何首乌中某些成分

(如蒽醌类、磷脂)等有直接的抗氧化作用,从而减少了体内氧自由基。

5.保肝作用

何首乌所含的二苯乙烯苷成分,对过氧化玉米油所致的大鼠脂肪肝和肝功能损害、肝脏过氧化脂质含量上升、血清谷丙转氨酶及谷草转氨酶升高等,均有显著对抗作用,并且还能使血清游离脂肪酸及肝脏过氧化脂质显著下降。在体外实验中,亦能抑制由二磷酸腺苷及还原型辅酶所致的大鼠肝微粒体脂质的过氧化,从而减轻了肝细胞损害而具良好的保肝作用。此外,何首乌含有丰富的卵磷脂,使多种因卵磷脂减少而致的肝病得到补充或促进合成,防治脂肪肝和胆固醇的沉积。何首乌增加肝糖原的作用也有利于对肝脏的保护。

6.保护神经作用

何首乌中的主要生物活性成分为二苯乙烯苷,对β-淀粉样蛋白和过氧化氢致神经细胞存活率下降及乳酸脱氢酶漏出增多具有明显拮抗作用,并随剂量增加,其神经保护作用增强。二苯乙烯苷对老年性痴呆等神经系统退行性疾病的防治均具一定的作用。制首乌提取物可浓度依赖性地抑制白细胞介素及一氧化氮的产生,从而发挥神经元保护作用。

7.抗菌作用

何首乌不同炮制品的水煎液,对金黄色葡萄球菌、白色葡萄球菌、福氏痢疾杆菌、宋内氏痢疾杆菌、伤寒杆菌901、副伤寒杆菌B、白喉杆菌、乙型溶血链球菌以及奈氏卡他菌等,均有不同程度抑制作用。其中,生首乌水煎液抗金黄色葡萄球菌作用较之其他炮制品为强。酒蒸制首乌水煎液和地黄汁蒸制首乌水煎液,对白喉杆菌的抑制能力均优于生品及其他炮制品。

8.其他作用

何首乌具有肾上腺皮质激素样作用,制首乌能使去肾上腺饥饿小鼠的肝糖原含量明显增加,使小鼠的肾上腺显著增重,并可对抗柴胡、氢化可的松所致的胸腺及肾上腺萎缩。另外,何首乌中所含的蒽醌衍生物能促进肠蠕动,故具有轻度泻下作用 。

【性味归经】苦、甘、涩、温。归肝、心、肾经。

【功能主治】生首乌解毒消痈,润肠通便。用于瘰疬疮痈,风疹瘙痒,肠燥便秘,高脂血症等。制首乌补肝肾,益精血,乌须发,强筋骨。用于血虚萎黄,眩晕耳鸣,须发早白,腰膝酸软,肢体麻木,崩漏带下,久病体虚,高脂血症等。生首乌经蒸制后增强了甘甜之味,且黑豆可助何首乌滋补精血之功,合绍兴黄酒则药力更强,并取酒之辛味以润肾燥。

【用法用量】3~12g。入汤剂或丸、散。

【处方用名】何首乌、首乌、夜交藤根,皆付炙制何首乌。注明"酒制"付酒制何首乌,注明"生"付未经炮制的何首乌。

草　乌

Radix Aconiti et Radix Aconiti Lateralis Preparata

【来源】本品为祛寒药。系野生乌头属植物北乌头 *Aconitum Kusnezoffii* Reichb.、华乌头 *A.chinense* Paxt.及卡氏乌头 *A.carmichaeli* Debx.的干燥块根。

【炮制方法】

1.煮草乌:将净选草乌按大、小分档,加入适量清水浸泡,每天换两次水,待浸泡至药物内部无干心时捞出,加入清水煮制 4~6h 或蒸制 6~8h。挑取其

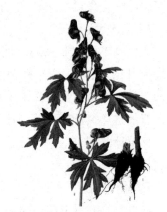

中个子较大、实心者切开,以内无白心,口尝微有麻辣感时捞出,晾至半干,切片,干燥,即得。

2.炙草乌:取生草乌除净杂质,加入清水浸泡 7d 左右,每天换两次水,以切开触舌微有麻辣感时捞出,晾干,备用。另取适量金银花和甘草饮

片,置于锅内加入清水适量煎煮2h,过滤,弃去残渣。将草乌投入药物滤液中煮制,并不断翻动(在煎煮过程中汤液蒸发,可随时添加温水补充),待煮至汤液被药物完全吸尽、内无白心时取出,晾至半干,闷润1~2d,使水分在药物组织中滋润一致,切片,干燥,即得。

【操作要领】

1.清水煮草乌成品规格以口尝微有麻辣感为标准。

2.炙草乌用水浸泡时春、秋季每天换2次水,夏季每天换3次水,且须置于阴凉处进行浸泡操作。每100kg草乌用金银花2kg、甘草5kg。炮制成品规格以口尝微有麻辣感为标准。

【炮制研究】草乌含有乌头碱、中乌头碱、次乌头碱、异乌头碱和乌头原碱等多种生物碱。其中乌头碱有剧毒,1:1000的水溶液滴于舌上有麻辣疼痛感,po0.2mg生品可造成中毒反应。草乌炮制之目的是使乌头碱含量降至安全标准剂量范围,故采用水解的方式将乌头碱转化为乌头原碱。有人曾对草乌进行了如下实验研究:

1.采取水漂和不同温度加热等方法,研究乌头毒性成分的影响

(1)将草乌总生物碱除净后的水溶液中,仍然有较强的毒性,说明草乌中除含有剧毒成分乌头碱外,尚含有其他水溶性的毒性成分。因此,浸泡和漂洗对于消除草乌的毒性成分是必不可少的操作环节。

(2)草乌的麻辣味和乌头碱含量随着水漂时间的延长而逐渐降低。将未漂洗及漂洗4d、11d、15d的草乌煎液分别给小白鼠灌胃,证明漂泡天数与毒性降低程度成反比关系。

(3)水浸液pH值在4.0~6.0之间,乌头碱容易产生水解。

(4)药物浸泡时间越长,乙酰基含量降低越多,毒性下降程度与乙酰基含量减少成正比变数关系。

乌头碱为二元酯化学结构式,经水解后转化为低毒或无毒的次乌头碱、乌头原碱、醋酸以及苯甲酸等成分。由于乌头碱的化学结构和性质发生了改变,因此其毒性亦随之产生了变化。

乌头碱的水解化学反应式为:

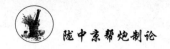

$$C_{34}H_{47}O_{11}N \quad H_2O \quad C_{32}H_{35}O_{10}N + CHCOOH$$

乌头碱　　　次乌头碱　　　　乙酸

$$\downarrow H_2O$$

$$C_{25}H_{41}O_9N + C_6H_5COOH$$

乌头原碱　苯甲酸

干热实验:乌头碱在 80℃、100℃、120℃、140℃时,随着温度增高和时间的延长,乙酰基逐渐减少。有研究认为,加热煮制使乌头碱变成了苯甲酰乌头原碱,部分则转变为氨基醇类成分。

2.几种炮制方法对草乌毒性和镇痛作用的比较研究

分别将草乌常压蒸制 3h,加压(110℃)蒸制 1h,加辅料煎煮 5h,单纯用清水煮制,清水中加入甘草、金银花共煮,清水中加入豆腐共煮等 6 种方法,所得炮制样品用于动物实验。经对小白鼠半数致死量测定以及热板法小白鼠痛阈影响等实验,结果表明采用蒸制法草乌毒性降低最明显,其 LD_{50} 较原药材降低 1/60 ,加压蒸汽法为 1/28,甘草和黑豆共煮法为 1/26,清水煮制法为 1/20。甘草和金银花共煮法,对小白鼠所致的抽搐毒性反应现象具有消除作用;豆腐煮制法和未加辅料煮制的草乌有致小白鼠死亡的现象发生。止痛效果以甘草和黑豆制草乌最佳,蒸制法炮制成品与生草乌止痛效果相近,煮制法与加压蒸汽法炮制成品止痛效果相对较弱。

3.草乌导致中毒因素及甘草和蜂蜜解毒的机理

有人认为,服用草乌中毒者多为饮用药酒所致,原因是乌头碱在乙醇溶液中溶解度较大,生物碱溶出率较高,因此饮用后会造成中毒现象。对小白鼠的动物实验研究认为:甘草和蜂蜜对草乌及所含乌头碱成分均具有良好的解毒作用。其中,甘草比蜂蜜的解毒作用更强,而甘草和蜂蜜对乌头碱的解毒作用,强于对乌头的解毒作用。

4.炮制草乌的改进方法

相关炮制实验研究在水漂法、水煮法、常压蒸汽蒸制法的基础上,改进为热压炮制法。即在生草乌中加入适量清水,浸泡至透,再放入高压消毒器中,以 496g/cm²(110.5℃)热压约 6h,放气后在消毒器中干燥 30min 左右,取出,置于 60℃恒温烘干。认为该法可以降低草乌毒性,以正常用量的 2 倍(7g)一次煎服或取 0.3g 制成散剂口服,均未产生任何不良反应。同时,还认为该炮制方法既可保存生物活性成分,又可缩短炮制时间,且操作简便,易于干燥等。

【化学成分】草乌与川乌作用基本相同,前者生物碱含量约为 0.425%,后者约为 0.5991%。其主要化学成分为乌头碱,乌头碱水解后生成乌头原碱、醋酸及苯甲酸。叶中尚含有肌醇及鞣质。多根乌头含有乌头碱、准噶尔乌头碱、准噶尔乌头胺、多根乌头碱、多根乌头定碱、乌头芬碱等。准噶尔乌头根含总生物碱量约为 1.5%,主要为乌头碱、准噶尔乌头碱,地上部分总生物碱含量约为 0.7%,主要为准噶尔乌头碱。亚东乌头含有伪乌头碱。紫草乌地上部分(叶和梗)含生物碱 0.58%,其中分离出的结晶性生物碱称为紫草乌碱,含量为 0.43%。据报道,日本产乌头除含乌头碱和新乌头碱外,尚含有次乌头碱和惰碱等。

【药理作用】草乌头(品种未鉴定)用小白鼠热板法实验,具有较强的镇痛作用。例如,与秦艽配伍,其镇痛效力可相互增强。草乌经甘草、黑豆汁炙制后,其毒性降低而不影响其镇痛效力。另外,甘草和蜂蜜对草乌有解毒作用。将多根乌头中提出的总碱 10~20mg/kg 注射于麻醉犬及兔,心电图上显示心跳兴奋性及传导发生紊乱。

自准噶尔乌头根中提出的生物碱超过 30 种,准噶尔乌头碱属于 Atisine 一类,将其 400mg/kg 皮下注射,可使小白鼠自发性活动降低,有时后肢强直性收缩。对兔有弱的镇静作用,并能延长小鼠用催眠药引起的麻醉时间。用于兔具有降温作用,静脉注射可降压,大剂量能阻断神经节。酊剂外用可作为止痛剂,以治疗神经痛和偏头痛等,止痛作用主要来自乌头碱,其毒性极大。

从紫草乌的叶和茎中分离的紫草乌碱,其 1%的溶液具有局部麻醉作用,效力相当于可卡因的 2 倍。将紫草乌碱注射于大白鼠大腿后侧坐骨神经周围,能产生传导阻滞,对人舌头具有麻木和针刺感。将紫草乌碱溶液加热或放置于室温下 2~3 个月,其不失效。异乌头碱 0.02%的浓度对家兔角膜有较弱的局部麻醉作用，将其注射于小白鼠大腿后侧坐骨神经周围，能使之产生传导阻滞。但局部刺激明显，且易吸收中毒。用小白鼠热板法做实验，紫草乌碱小剂量不能提高痛阈，大量始有效，其镇痛指数很低。

林地乌头对离体蛙心有兴奋作用，使心肌收缩加强，频率加快。灌流于离体蛙肝能使血管扩张，小剂量升压、大剂量抑制心血管。对饥饿动物能使其体重很快恢复，正常犬、兔口服后体重增加更快。

【性味归经】辛、苦、热；有毒。归心、肝、肾、脾经。

【功能主治】祛风除湿，温经止痛。用于风寒湿痹，关节疼痛，心腹冷痛，寒疝作痛，麻醉止痛。

【用法用量】1.5~3g，宜先煎和久煎。孕妇慎用！不宜与贝母、半夏、白及、白蔹、天花粉、栝蒌、犀角同用！生品一般不入药。

【处方用名】草乌、制草乌，付水煮制或蒸制草乌。炙草乌付用金银花和甘草煎液煮制之草乌。

香　　附
Rhizoma Cyperi

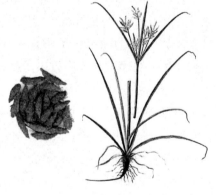

【来源】本品为理气药。系莎草科植物莎草 *Cyperus rotundus* L.的干燥根茎。

【炮制方法】

1.醋制香附：取净香附，加入适量米醋拌匀，闷润 2~3h 使醋液被药料吸尽，然后置于锅内用文火拌炒至显"火色"并可嗅到香附和醋酸混合气味时出锅，晾凉，干燥，即得。

2.香附炭：将净香附按大、小分档，置于热锅内先文火、后武火加热拌炒，至香附颜色变黑、断面呈焦褐色时，喷淋少许清水，拌炒片刻出锅，晾凉,干燥,即得。

3.制香附:将生香附中杂质拣去,碾为碎粒,簸去细毛及细末,置于容器内加入适量黄酒和米醋,搅拌均匀,备用。另取白砂糖适量,加入清水少许拌炒至烊化,然后将香附粒倒入锅中与白砂糖液充分混合,以文火拌炒至干燥,出锅,晾凉,即得。

4.四制香附:取净香附,加入米醋、童便、黄酒和炼蜜四种辅料的混合烊化溶液,搅拌均匀,适当闷润,入锅内用文火进行拌炒,至药物干透后出锅,晾凉,即得。

5.七制香附:取净香附,碾压成为碎粒,筛除细毛和细末,备用。另取适量黄酒、盐水、米醋、童便、米泔水、生姜水和牛乳汁,混合均匀。然后将之加入香附粒中充分搅拌均匀,闷润片刻,入锅内用文火拌炒至干燥,出锅,晾凉,即得。

【操作要领】

1.醋制香附时拌炒过程中应以文火加热,连续搅拌,使药物受热均匀,避免炒焦。每100kg香附用米醋15~20kg。炮制成品规格以挂"火色",无焦黑斑点为标准。

2.香附炭的成品规格以外表呈黑色、内部焦褐色,存性为标准。

3.制香附时拌炒过程中应以文火加热,待可嗅到药物固有的特殊气味、挂火色时即可出锅。每100kg香附用黄酒和米醋各20kg、白砂糖6kg。炮制成品规格以挂"火色",无焦斑为标准。

4.四制、七制香附时,所用液体辅料应与药料充分拌匀,并使辅料完全渗入药物组织中,以保证炮制品质量内、外一致。炒制过程中火力不宜太强,以免炒焦。待药物被炒至干透,并可嗅到其本身固有的气味时即可出锅。辅料中童便一味,宜选用12周岁以下男童晨起第一次小解时的中段尿液。四制香附每100kg药料用米醋、黄酒、童便各12.5kg,炼蜜6kg(必要时可加适量沸水稀释);七制香附每100kg药物用黄酒6kg,米醋、童便、生姜水各2kg,米泔水、牛乳汁各3kg,食盐溶液1kg。上述两种炮制成品规格均以挂"火色",外表无焦斑,可嗅到香附同混合辅料杂合的特殊气味为标准。

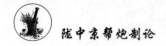

【炮制研究】明代医药学家李时珍认为,香附子味辛,故能疏散。生用则散而上行胸膈,外达皮肤;炒熟则下行肝肾,外达腰足;醋炙后入肝活血,理气止痛;炒炭色黑则入肾,肾属水、心属火,以肾水克心火而治心血离经,故炭品具有止血之功。

制香附、四制香附以及七制香附所用诸炮制辅料功用为:酒制升提而辛散,姜制温通而宣散,入盐走肾而软坚,用醋注肝而住痛,童便除劣性而降下,米泔制去燥性而和平,乳制润枯以生血,蜂蜜、砂糖制甘缓益元。各辅料合用炮制之香附,不仅提高了其理气解郁、止痛调经之功,并且增强了通络散瘀、除痞行滞、涤痰化饮之效。从而使香附子燥性得抑,耗散得敛,劣性得降。主药与辅料相互补充、制约,相辅相成,相得益彰。

现代中药学理论认为,米醋所含醋酸,不仅可与生物碱结合成盐,可提高生物碱的溶解度,且可对药物起到矫味、矫臭的作用。另外,醋酸中所含有机酸可与毒性成分结合,起到降低或消除药物毒性的作用。香附中含有 1% 的烯萜类挥发性成分,具有一定的生物活性,但对人体胃肠以及食道黏膜具有一定的刺激作用,这或许是传统医学指之香附的"燥性"吧。然而,香附经过醋制后,其中部分挥发油与醋酸作用所生成的衍生物无刺激性。所以,香附经用醋制其"燥性"也就有所减弱了。另外,米泔水对于油脂具有吸附作用。因此,香附经米泔水浸制后可除去其中部分挥发性成分,达到降低燥性的目的。酒制则有助于香附中挥发性成分的溶出。蜜制、盐制不仅可以改变药物性能,而且还可起到矫味、矫臭的作用。童便中所含尿素成分,未被尿素酶分解前呈弱酸性,可与香附中的挥发油结合生成一种衍生物,故可降低其"燥性"。总之,采用多种液体辅料炮制香附的方法,尚有待于从药理、药化和药效学的角度加以深入研究探讨,从而进一步明确其炮制机理及炮制品的药用价值。

【化学成分】香附根茎含挥发油约 1%, 不同产地的香附其挥发油的组成不完全相同。根部含有抑制某些真菌发育的物质。国产香附挥发油含香附烯(Cyperene)、β-芹子烯(β-Scliene)、α-香附酮(α-Cyperone)、β-香附酮(β-Cyperene)、广藿香酮(Patch-oulenone)(也称异香附酮)、少量单萜类化合物、柠檬烯(Limonene)、1,8-桉油素(1,8-Cineol)、β-蒎烯(β-

Pinene)、对-聚伞花素(P-Cymene)、樟烯(Camphene)等。日本产香附挥发油含香附烯、α-香附酮、香附酮(Cyperotundone)、香附醇酮(Cyperol-one)、香附醇(Cyperol)、异香附醇(Isocyp-erol)、苏根醇乙酯(Sugenolacetate)、α-莎草醇(α-Rotunol)及β-莎草醇(β-Rotunol)。印度产香附挥发油中含二烯(Copadiene)、环氧愈创烯(Epoxyguaiene0.莎草薁酮(Rotundone)及香附醇酮(Cype-rolone)等。

【药理作用】

1.对中枢神经系统的作用

(1)对阈下剂量戊巴比妥钠的协同作用:据报道,给小鼠分别腹腔注射不同剂量香附挥发油0.03、0.06及0.10mL/kg(分别为1/10、1/5、1/3半数致死量),给药30min后,各组小鼠均腹腔注射阈下剂量的戊巴比妥钠20mg/kg,以翻正反射消失为睡眠指标,观察各组的睡眠鼠数。结果表明,不同剂量的香附挥发油均能明显协同戊巴比妥钠对小鼠的催眠作用。

(2)对正常家兔的麻醉作用:给家兔分别缓慢静脉注射不同剂量的香附挥发油0.050、0.075及0.100mL/kg,平均麻醉时间依次为9.0、15.0、28.5min。各组动物给药后翻正反射迅速消失,在0.050mg/kg剂量组,家兔痛反应及角膜反射迟钝,听反应存在。其余两个剂量组家兔痛反应及角膜反射完全消失,听反应存在。各组家兔在给药后均有四肢强直现象,约3min后消失。

(3)协同东莨菪碱麻醉作用:以翻正反射消失为麻醉指标,观察各组家兔的平均麻醉时间。第一组静脉注射香附挥发油0.075mL/kg,均出现翻正反射消失。第二组脑室注射东莨菪碱、第三组静脉注射香附挥发油0.035mL/kg(未出现翻正反射消失)。随后,脑室注射东莨菪碱2mg/kg,结果显示,0.035mL/kg的剂量无麻醉作用,能明显延长东莨菪碱的麻醉时间,但并不影响麻醉深度。

(4)对戊四氮引发惊厥的影响:给小鼠ip香附挥发油0.1mL/kg(1/3半数致死量),给药后30min,皮下注射戊四氮85mg/kg,观察小鼠阵挛性惊厥数。结果表明,香附挥发油对戊四氮引起的小鼠惊厥无保护作用。

(5)解热镇痛作用:给小鼠皮下注射20%香附醇提取物,能够明显提高小鼠的痛阈。采用热板法测定痛阈,给小鼠 ip 香附挥发油 0.1mL/kg,以 ip 盐酸吗啡 10mg/kg 做对照,分别于给药后 15、30、60、90min 测定各鼠的痛阈。结果表明,香附挥发油无明显镇痛作用。据报道,香附醇提取物中所含的三萜类化合物(Ⅳ–B)5mg/kg,灌服的镇痛效果与 30mg/kg 乙酰水杨酸相当。香附醇提取物对注射醇母菌引起的大鼠发热具有解热作用,其效价约为水杨酸钠的 6 倍,其解热生物活性成分为三萜类化合物。

(6)降温作用:给大鼠 ip 香附挥发油 0.1mL/kg,以 ip 氯丙嗪 5mg/kg 做阳性对照,给药前、后分别测定大鼠直肠体温。结果表明,给予香附挥发油 30min 后可明显降低大鼠正常体温($P<0.05$),较氯丙嗪的降温作用强,但作用不及氯丙嗪持久,随后大鼠体温逐渐恢复正常。

2.对心血管系统的作用

苏联学者 Akperbekova. BA 等报道,给蛙皮下注射香附水或水—醇提取物,可使蛙心停止于收缩期。较低浓度对离体蛙心、在体蛙心、兔心和猫心,均有强心作用或减慢心率作用。香附总生物碱、苷类、黄酮类和酚类化合物的水溶液,亦有强心和减慢心率作用,并且具有明显的降压作用。有学者研究了香附挥发油对猫血压的影响,用氯醛糖 80mg/kg 进行麻醉,记录猫颈动脉血压。给麻醉猫静脉注射香附挥发油 0.1mL/kg 后 15s,猫血压开始下降,150s 后比正常血压降低 10.7~13.3kPa,5min 后血压开始回升,8min 后血压基本恢复正常水平。因此认为,短暂的血压下降与其局部作用有关。用香附乙醇提取物 20mg/kg 静脉注射于麻醉犬,血压缓缓下降,持续 0.5~1h。乙醇提取物不影响肾上腺素和乙酰胆碱对血压的作用,但能部分阻断组织胺的作用。

3.雌激素样作用

去卵巢大鼠实验研究表明,香附挥发油具有轻度雌激素样活性。挥发油 0.2mL,间隔 6h 皮下注射 2 次,48h 后阴道上皮完全角质化。0.3mL 给药 3 次时,在大量角质化细胞中反而出现许多白细胞,白细胞的出现可能是挥发油的刺激作用所致。从挥发油分离出的成分中,以香附烯 Ⅰ(Cyperene)的作用最强,但不及挥发油本身。阴道内给药时,挥发油、香附烯 Ⅰ 和香附酮可致上皮角质化,而香附醇和香附烯 Ⅱ 则无作用。其生物活性成分全身给药的有效量不超过局部用药量 1 倍,故认为这些成分可能属于雌激素原(ProesTCMLIBagen)一类,在体内转化后活性增强。香附的这一作用是其治疗月经不调的主要依据之一。

4.对子宫的作用

用 5%的香附流浸膏,对豚鼠、兔、猫和犬等动物的离体子宫实验表明,对于已孕或未孕动物子宫均有抑制作用,可使其收缩力减弱、肌张力降低。其作用性质与当归素颇相似,但效果较弱。

5.抗炎作用

用 ip 香附醇提取物 100mg/kg ，对角叉菜胶和甲醛引起的大鼠脚肿有明显的抑制作用。此作用强于 5~10mg/kg 氢化可的松。研究证明,其抗炎成分为三萜类化合物。其中,成分Ⅳ-B 对角叉菜胶所致脚肿的抗炎作用要比氢化可的松强 8 倍,安全范围大 3 倍。对甲醛性脚肿也有抑制作用。灌胃和腹腔注射的效力之比为 1:3,说明可能在消化道内仅部分吸收。

6.对肠管的作用

按常规方法制备家兔离体肠管,用记纹鼓描记香附挥发油对离体肠管的影响。结果表明,当香附挥发油浓度为 5μg/mL 时,可抑制肠管的收缩。当浓度增加至 20 μg/mL 时,具有明显的抑制作用,使肠管收缩幅度降低、张力下降。香附醇提取物 20μg/mL 浓度时,对离体兔回肠平滑肌有直接抑制作用。

7.抗菌作用

体外实验表明,香附挥发油对金黄色葡萄球菌具有抑制作用,对其他细菌无效。香附烯Ⅰ和Ⅱ的抑菌作用比挥发油强,且对宋内氏痢疾杆菌亦有效,香附酮则完全无效。另外,香附提取物对某些真菌也有抑制作用。

8.其他作用

香附醇提取物对组织胺喷雾所致豚鼠支气管痉挛具有保护作用。此外，香附所含的前列腺素生物合成抑制物质主要为 a-香附酮（a-Cyper-one）。

9.香附炮制品的药理作用

(1)对大鼠离体子宫的解痉作用:将 Wistar 纯系雌性大鼠的离体子宫置于麦氏溶槽内,用台氏液保养,加脑垂体后叶素致使子宫段呈强直性痉挛,再加入各炮制品及生品的水煎液,比较各香附炮制品对大鼠离体子宫张力的抑制作用。结果表明,上海法(按 1973 年版《上海市炮制规范》)及改良上海法(按 1973 年版《上海市炮制规范》,辅料改为米醋,不用酒)制品的作用明显优于生香附($P<0.05$),而《中国药典》两法则与生品无差异。

(2)镇痛作用:给雌性小鼠腹腔注射香附的水提醇沉液 30g/kg,用热板法测小鼠痛阈,比较各类制香附的镇痛作用。结果表明,生香附与制香附均有提高小鼠痛阈的作用,其中以改良上海法为最佳。

(3)考察香附炮制改进的用醋量及蒸、焖的时间。以大鼠离体子宫张力、小白鼠痛阈变化为观察指标,用正交法设计并试验各个因素与水平对香附功效的影响。结果表明,用醋量是影响香附质量的主要因素,蒸的时间次之,焖的时间更次之。即用醋量以 10kg 醋/50kg 香附为最佳,蒸制时间以 8h 为妥,焖制时间对实验结果影响不大。

【性味归经】辛、微苦、微甘,平。归肝、脾、三焦经。

【功能主治】行气解郁,调经止痛。用于肝郁气滞,胸胁及脘腹胀痛,消化不良,胸脘痞闷,寒疝腹痛,乳房胀痛,月经不调,经闭痛经等。

【用法用量】6~9g。

【处方用名】香附、香附米、莎草根,皆付醋制香附。注明"炭"付香附炭,注明"制"付制香附,注明"四制"付四制香附,注明"七制"付七制香附,注明"生"付生香附。

黄　连
Rhizoma Coptidis

【来源】本品为清热燥湿药。系毛茛科植物黄连 *Coptis chinensis* Franch.、三角叶黄连 *Coptis deltoidea* C.Y.cheng et Hsiao 或云连 *Coptis teeta* Wall. 的干燥根茎。上述三个品种传统习惯分别称为"味连""雅连""云连"。

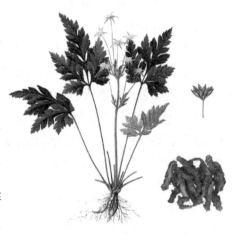

【炮制方法】

1.黄连:将团块形状的药材掰开,除净杂质及泥沙,入药时捣碎,即可。

2.酒制黄连:将净黄连置于容器中,加入适量黄酒拌匀,闷润 1~2h,使酒液被药料吸尽,内外滋润一致。将铁锅预热后投入黄连,用文火加热拌炒,至药料黄褐色进一步加深,显现"火色"且质微干,并可嗅到药物与黄酒的混合气味时出锅,晾凉,即得。

3.姜汁制黄连:取适量鲜生姜,洗净后切成薄片,置于锅内加适量清水煎煮 30min 左右,滤取煎液;再加水煎煮一次,过滤,合并两次滤液。然后加热浓缩至 15~20kg。将净制的黄连投入姜汁浓缩液中,混合均匀,闷润 12h。待姜汁被药料完全吸收后,投入预热的铁锅内用文火加热拌炒,待药物被炒至微干,外表颜色呈深黄时出锅,干燥,即得。

4.萸黄连:(吴茱萸制黄连)取适量净选的吴茱萸入锅内,加清水 25kg 煎煮 1h 左右,过滤,弃去残渣。将净制黄连投入吴茱萸滤液中,均匀混合,放置 12h 左右,至药液被黄连完全吸净,入锅内用文火加热拌炒至微干,出锅,干燥,即得。

5.胆汁制黄连:取净制黄连适量,置于容器内加入适量猪胆汁,搅拌混合均匀,闷润。然后倾入锅内用文火加热焙干,出锅,晾凉,即得。

6.黄连炭:将净制黄连倾入预热的铁锅中,先用文火、后改为武火加热拌炒,至药物外表炒至焦褐色时,喷淋少量清水以灭除火星,再继续拌炒片刻,出锅,晾凉,干燥,即得。

【操作要领】

1.酒制黄连时炒制火力不宜太强,以免药物颜色变黑。应先拌入酒闷润,然后再行炒制。每 100kg 黄连用黄酒 12.5kg。炮制成品规格以辅料均匀,部分药物表面挂有火色为标准。

2.姜汁制黄连时炒制宜用微火,至药物微干即可,炒制时间不宜过长,以免成品颜色变暗。传统炮制经验认为,用砂锅炒制的黄连比用铁锅炒制的外观色泽鲜艳。每 100kg 黄连用鲜生姜 6kg,姜汁煎液量控制在 15~20kg。炮制成品规格以姜汁浸润均匀,火色一致为标准。

3.炒制萸黄连时火力不可太强,以防产生焦煳现象。炒制工具须用砂锅、铜锅或不锈钢锅,不宜使用铁锅。否则,炮制成品外观呈黑色,从而影响炮制品质量。每 100kg 黄连用吴茱萸 10kg,吴茱萸煎液量为 17kg 左右。炮制成品规格以吴茱萸汁液被药物均匀吸收,火色适中,成品外观呈褐黄色为标准。

4.胆汁制黄连时炒制宜微火焙干,以免产生焦煳。采取先拌闷、后炒制为宜。每 100kg 黄连用猪胆汁 6kg。炮制成品规格以猪胆汁浸润均匀一致,火色适中,炮制品外观色泽褐黄色为标准。

5.炒制黄连炭过程中火力应先弱、后强,呈焦褐色时喷淋适量清水,灭除火星,以免药物炭化。炮制成品规格以外表焦褐色、内部棕褐色或黄棕色,药物存性为标准。

【炮制研究】黄连主要成分为生物碱,其中含小檗碱、黄连碱、甲基黄连碱以及棕榈碱等多种生物碱。有关研究对黄连生品及其炮制品——炒黄连、焦黄连、黄连炭三品进行了小檗碱含量与抗菌效力对比实验:

第一章　根及根茎类药材

1.初步研究表明,黄连经过炮制后其主要成分小檗碱含量因炮制过程中受热程度不同而受到不同程度的破坏。生黄连中小檗碱含量最高,为7.1%,炒黄连为6.9%,焦黄连为3.3%,黄连炭为2.9%。

2.在试管内对上述四种样品的抗菌效力实验证明,随着炮制品中小檗碱含量的依次递减而减弱。

实验结果说明,用生姜汁、吴茱萸汁、猪胆汁以及黄酒炮制黄连的过程中,操作温度不宜过高,炒制时间不应太长,这样才可减少小檗碱的损失。至于炭品的实际临床应用价值如何,将有待于进一步研究和探讨。

【化学成分】根茎含多种生物碱,主要成分为小檗碱,又称黄连素(Berberine),含量为5%~8%,叶含小檗碱1.4%~2.8%。其次为黄连碱(Coptisine)、甲基黄连碱(Worenine)、掌叶防己碱(巴马亭,Palmatine)、药根碱(Jatrorrhizine)、非洲防己碱(Columbamine)、黄柏酮(Obakunone)、黄柏内酯(Obakulactone)、木兰花碱(Magnoflorine)以及阿魏酸(Ferulic acid)等。此外,黄连中尚含有多种微量元素。

【药理作用】

1.抗菌、抗病毒作用

小檗碱对于金黄色葡萄球菌、溶血性链球菌、肺炎球菌、脑膜炎双球菌、痢疾杆菌、炭疽杆菌等,以及流感病毒、乙肝病毒等均有抑制作用。近年临床上常用黄连须代替黄连应用,黄连须中的黄连素含量为1.2%左右。体外抑菌实验表明,50%黄连须煎剂与10%黄连煎剂的抗菌效力相同。

2.抗原虫作用

黄连生物活性成分体外实验表明,其具有抑制阿米巴原虫及阴道滴虫的作用。

3.对心血管系统的影响

(1)抗心律失常:小檗碱具有抗心律失常作用。其作用机理为:① 延长动作电位时程和有效不应期。② 抑制钠通道,减慢传导,消除折返。③ 抑制钙离子内流。④ 抗自由基损伤,保护细胞膜。

(2)降压作用:小檗碱具有降压作用,其作用特点为:① 舒张压下降明显,脉压差加大。② 无快速耐受现象。③ 降压时肢体和内脏容积增加。其作用机理为竞争性阻断 α–受体,降低外周阻力,减慢心率。

(3)正性肌力作用:小檗碱具有增强心脏功能的作用,可兴奋心脏、增强心肌收缩力。且强心作用不受利血平、心得安、酚妥拉明等药物的影响。其作用机理为,① 阻止 K^+ 外流。② 增加细胞内 Ca^{2+} 浓度。③ 抑制自由基的产生,减少脂质过氧化物对心肌细胞的损伤。④ 降低心肌耗氧量。

4.解毒作用

黄连中的生物活性成分具有对抗细菌毒素的作用,可减低金黄色葡萄球菌凝固酶溶血素效价,降低大肠杆菌的毒力。

5.抗炎、解热作用

(1)可抑制多种实验性炎症,其中主要生物活性成分为小檗碱。抗炎机理与刺激促皮质激素释放有关。

(2)黄连所含生物活性成分具有解热作用,其作用机制可能与抑制中枢 PO/AH 区神经元 cAMP 的生成有关。

6.抑制血小板聚集作用

小檗碱具有抑制血小板聚集作用,其作用机理为:①抑制了血小板内 TXA2 的生成。②抑制血小板膜释放花生四烯酸,并影响其代谢。③抑制外钙内流。

7.吸收、分布、排泄机制

小檗碱口服不易吸收,肠外给药吸收入血液后迅速进入组织,血药浓度不易维持。人类 po0.4g 盐酸小檗碱后,30min 血浓度为 $100\mu g\%$(体外杀菌浓度大约为 20mg%),随后逐渐减少,即使每 4h 重复给药 0.4g,血药浓度亦不见增高。小檗碱几乎可分布于体内所有组织,而以心、肾、肺、肝等为最多。其在各组织中潴留的时间甚为短暂,24h 后仅存微量,主要在体内进行代谢,也有少部分(6.4%)经肾排出。兔口服后亦能吸收,并可在血液中停留 72h,尿中亦有排泄,组织中以心脏浓度最高,胰、肝次之。大鼠口服吸收甚微,注射给药则主要进入心、胰、肝、大网膜脂肪,24h 后仅有胰和脂肪中仍可查见相当量的小檗碱,仅少量(1%)自尿排出。

【性味归经】苦,寒。归心、脾、胃、肝、胆、大肠经。

【功能主治】清热燥湿,泻火解毒。用于湿热痞满,呕吐泻痢,高热神昏,心火亢盛,心烦不寐,血热吐衄,目赤吞酸,黄疸,消渴,牙疼,痈肿疔疮等。外用治疗湿疹、湿疮、耳道流脓等。

【用法用量】2~5g,外用适量。

【处方用名】黄连、川黄连、雅黄连、云黄连、味黄连,皆付未经炮制的黄连。注明"炭"付黄连炭,注明"酒"付酒制黄连,注明"姜"付姜汁制黄连,注明"萸"付吴茱萸制黄连。

【备注】生黄连具有清热燥湿,泻火解毒之功;酒制则引药上行,善清上焦之热,用于治疗目赤、口疮等;姜制则可缓和黄连苦寒之性,引药直达中焦,具有清胃和胃及止呕作用,用于治疗寒热互结,湿热中阻,痞满呕吐等;萸黄连借吴茱萸大热之性,以矫正黄连苦寒之过,并引药入气分,故偏于治疗肝胆气分之湿热,用于呕吐吞酸,肝胃不和之证;黄连炭则取其能涩、能敛之功,用于出血证及泻痢。

远　志
Polygalaceae

【来源】本品为养心安神药。系远志科植物远志 *Polygala tenuifolia* Willd.或卵叶远志 *P. sibirica* L.的干燥根。

【炮制方法】

1.甘草水制远志:取甘草适量,拣净杂质,切碎,加入适量清水煎煮两次,过滤,弃去残渣,合并两次滤液,加热浓缩至约为药料量的 10 倍,备用。将净制后的远志投入甘草煎液中,用文火加热煎煮,不断

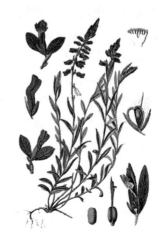

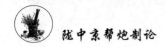

搅拌,至汤液被药料完全吸尽后出锅,稍晾,趁湿润时除去未去净之木心,干燥,即得制远志筒。

2.蜜炙远志:取制远志筒,加入炼蜜适量,混合均匀,润透,倾入锅内用文火加热拌炒,待药料外表呈微黄色、触之不粘手时出锅,晾凉,即得。

3.朱砂制远志:取制远志筒,喷淋适量清水,用草席或麻袋覆盖其上闷润1~2h,备用。另取水飞朱砂粉适量,均匀撒布于远志筒表面,搅拌均匀,摊开晾干,即得。

【操作要领】

1.甘草水制远志去除木心的方法:将远志置于铜锅内,加入适量甘草煎液共煮,保持煎液微沸,煮制约10min后捞出置于容器内,在上覆盖以湿布闷润,待药料被闷透变软后,用小刀剖开皮部,抽除其中的木心。如果加工数量大,则可将闷润后的远志置于电动石碾上串破,再用中孔筛趁湿筛除木心。另外,煮制远志时宜微火加热,煎煮所得甘草滤液量控制在甘草用量的10倍左右,滤液过多或过少均会影响药物炮制质量。甘草水制远志每100kg药料用甘草6kg,炮制成品规格以洁净、无木质心为标准。

2.蜜炙远志时宜用微火加热,拌炒至药物不粘手即可。蜂蜜炙远志每100kg药料用炼蜜25kg。炮制成品规格以无木心,外表微黄色,不粘手为标准。

3.朱砂制远志时,所用朱砂须采用水飞法制成极细粉,这样朱砂和远志才会拌得均匀,两者间附着力也较强。朱砂拌远志每100kg药料用水飞朱砂3kg。炮制成品规格以无杂质,朱砂粉末附着均匀且不脱落,药物外表呈淡红色为标准。

【炮制研究】关于远志"去心"的炮制机理,雷敩在《炮炙论》中云:"凡使远志,须去心,否则令人烦闷,乃用甘草汤浸一宿,曝干或焙干用。"《本草述》一书中载:"甘草汤浸一宿,因苦下行,以甘缓之,使上发也。"说明远志去心是为了消除胸中烦闷。传统医学根据取类比象推衍为"中满则烦",远志只有去其心、使之中空方可达到解除烦闷的作用。有关实验研究认为,远志的木质部并无明显导致烦闷及其他症状的毒副作用。因此,可省去抽心工序,直接炮制后入药。但是,由于远志所含主要成分远志皂苷存在于远志筒中,故传统加工炮制抽除木心的净制方法,既达到了除去非药用部分、减少用药剂量误差之作用,又增强了药用效果之目的。

此外,辅料甘草主含甘草甜素,水解后生成葡萄糖醛酸,可与分子结构中含有羧基和羟基的远志皂苷结合,生成不易被人体吸收的结合型葡萄糖醛酸。加之,甘草甜素具有类似活性炭样吸附毒质的作用,故可降低或消除远志皂苷对机体黏膜的刺激作用,从而达到缓和药性和降低毒副作用的效果。同时,甘草所含甘草皂苷与远志所含远志皂苷,二者具有协同治疗作用,可进一步增强远志的祛痰宣肺之功。至于蜜炙远志与朱砂制远志二味,其药理学和药效学以及炮制的合理性,将有待于今后加以论证。

【化学成分】从远志根中分离出远志皂苷(Onjisaponin)A、B、C、D、E、F、G 等成分, 皂苷水解后可得两种皂苷元结晶, 即远志皂苷元 A(Tenuigenin A)和远志皂苷元 B(Tenuigenin B)。从根中还分离出远志酮(Onjixanthone) Ⅰ 和Ⅱ、5-脱水-D-山梨糖醇（5-An- hydro-D-sorbitol）、N-乙酰基-D-葡萄糖胺（N- Acetyl-D-glucosamine）、皂苷细叶远志素(Tenuifolin, 2β、27-二羟基-23-羧基齐墩果酸的 3-β-葡萄糖苷)。远志根中尚含 3,4,5-三甲氧基桂皮酸(3,4,5- Trimethoxy-cinnamic acid)、远志醇(Polygalitol)、细叶远志定碱(Tenuidine)、脂肪油及树脂等。

【药理作用】

1.祛痰作用

给小鼠 ig 远志煎剂 15g/kg,能显著增加气管排泌酚红量,说明有明显祛痰作用。远志的祛痰作用可能是由于其所含皂苷对胃黏膜的刺激作用,反射性促进支气管分泌液增加所致。有报告指出,远志祛痰的作用强度因实验方法而异。小鼠酚红排泌法的实验结果表明,远志的祛痰作用较桔梗强,而用犬呼吸道分泌液测定法,则其作用不如桔梗。有研究表明,远志根部及根部木心的化学成分和药理作用并不完全相同, 远志根皮对小鼠祛痰的最小有效剂量为 1.25g/kg,而远志木心用至 50g/kg 亦无祛痰作用,其原因为远志木心的皂苷含量很低,仅为根皮的 4%左右。由此看来,远志去除木心入药的目的在于加强祛痰作用。但亦有报告指出,若分别用远志皮和全远志的水煎液，给动物每千克体重给予 25g、10g、5g、2.5g、1.25g 剂量时,二者均有明显祛痰作用,若再减少剂量,二者则均无祛痰作用。因此,远志心的存在,似不影响远志皮的祛痰作用。

2.镇静、抗惊厥作用

远志根皮、未去木心的远志根茎和根部木心,对巴比妥类药物均有协同作用。给小鼠灌服 3.125g/kg,可协同阈下剂量戊巴比妥钠的催眠作用。而同等剂量对五甲烯四氮唑所致惊厥的对抗作用,则以远志根茎较强,根皮次之,根皮木心则无效。

3.对子宫的作用

远志煎剂经乙醇沉淀处理制成 100%的注射液,对大鼠及小鼠离体未孕子宫具有强烈的兴奋收缩作用。远志流浸膏可使离体及在体豚鼠、兔、猫、犬的已孕和未孕子宫收缩增强,肌张力增加,其机制是由于远志皂苷直接刺激子宫肌所致。6.6%的远志煎剂 3~6mL 静脉注射,对孕犬在位子宫亦有明显的兴奋作用。

4.对血压的作用

远志煎剂给麻醉犬、兔静脉注射,有使血压降低的作用,但作用短暂,在 1~2min 内即可恢复至原水平,重复给药无快速耐受性。

5.溶血作用

远志含有皂苷,因此具有溶解红细胞的作用,其根皮部的溶血作用远较根木心部为强。

6.其他作用

实验表明,远志煎剂对肺炎双球菌具有抑制作用。远志乙醇浸液在体外对革兰阳性菌及痢疾杆菌、伤寒杆菌和人型结核杆菌等均有明显的抑制作用。远志水溶性提取物,对黄曲霉菌素 B1 诱发的回变菌落数具有显著的抑制效应。

远志对小鼠 P388 淋巴细胞性白血病也有抑制作用。体外实验表明,远志水提取液在 2.5mg/mL 浓度时,对小鼠淋巴瘤细胞株(Yac-1)、人红髓白血病细胞株(K562)、小鼠成纤维细胞株(L929)表现出明显的细胞毒效应,提示其具有抗癌作用。

【性味归经】苦、辛,温。归心、肾、肺经。

【功能主治】安神益智,祛痰,消肿。用于心肾不交,失眠多梦,健忘惊悸,神志恍惚,咳痰不爽,疮疡肿毒,乳房肿痛。蜜炙后可增强其润肺止咳作用,朱砂拌染后可提高镇静安神之功。

【用法用量】3~9g。

【处方用名】远志、制远志,皆付甘草水制远志。注明"蜜炙"付蜜炙远志,注明"朱"付朱砂制远志。本品一般不宜生用。

党　参

Radix Codonopsis Pilosulae

【来源】本品为补气药。系桔梗科植物党参 *Codonopsis pilosuala* （Franch.)Nannf.、素花党参 *Codonopsis pilosula* Nannf. var. Modesta(Nannf.)L.T.shen 或川党参 *Codonopsis tangshen* Oliv. 的干燥根。分为野生和家种。

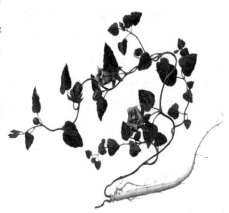

【炮制方法】

1.党参:将药材除去杂质,洗净泥土,去除芦头。置于容器内加适量清水浸润 2~4h,捞出,闷润 8~12h(可视药材个子大小、季节以及温度与湿度的不同,酌情延长或缩短浸泡和闷润时间),待药物中水分内外滋润一致、无干心时取出,稍晾,切制为厚片,干燥,即得。

2.米炒党参:在锅内加入适量清水,再取大米适量铺于锅内(或将米淘湿后铺于锅中),使米粒平贴于锅底,用文火加热;至米粒将起烟时立即投入党参饮片,待烟气极浓时轻轻加以搅拌,借助焦米的热传递和烟气进行熏炒,直至烟色由青转浓,饮片被熏为焦黄色时出锅,筛去焦米,晾凉,即得。

3.蜜炙党参:取炼蜜适量,加水稀释后均匀喷淋入饮片中,搅拌均匀,闷润片刻,投入锅内用文火加热拌炒,至饮片外表呈金黄色、触之不粘手时出锅,晾凉,即得。

【操作要领】

1.米炒党参操作中火力不宜太强,以免炒焦,每100kg党参用大米15kg。炮制成品规格以外表呈焦黄色,未焦化为标准。

2.蜜炙党参炒制中宜用文火,避免炒焦或粘连。每100kg党参用炼蜜6kg。炮制成品规格以饮片松散而不粘连,外表润泽为标准。

【炮制研究】大米,甘,平,具有健脾养胃、补中益气之功。党参经大米熏炒后,其所含酯类成分以及挥发油等产生分解与挥散,部分被焦米吸收,从而降低了药物中挥发性成分所致之"燥性"和酯类成分的滑泄之性。经过大米熏炒的药物具有焦香气味,从而增强了党参健脾止泻的作用。

另外,蜂蜜中主含果糖、葡萄糖以及少量蔗糖、麦芽糖、蜡质、矿物质、含氮化合物和酶类等,均是良好的营养性成分。因此,党参经蜜炙后可进一步增强药物对人体机能的调节作用,充分发挥其补中益气的效果。

【化学成分】党参主含三萜类化合物,如无羁萜(friedelin)、蒲公英萜醇乙酸酯、α-菠甾醇及其葡萄糖苷、△7-豆甾烯醇及其葡萄糖苷、菠甾酮(spinesterone)。另含苍术内酯Ⅲ(atractylenolide Ⅲ)、苍术内酯Ⅱ(atractylenolide Ⅱ)、丁香醛(syringaldehyde)、丁香苷(syringin)、香草酸(vanillic acid)、5-羟基-2-吡啶甲醇(5-hydroxy-2-pyridinemethanol)、α-呋喃羧酸(α-furancarboxylic acid)、正己基-葡萄糖苷(n-hexyl-β-D-glucopyranoside)、乙基-α-D-呋喃果糖苷(ethyl-α-D-fructofuranoside)、烟酸以及4种杂多糖和单糖等。此外,党参中尚含党参苷Ⅰ、党参内酯和党参酸及少量挥发油。挥发油中鉴定出32种成分,其中酸性成分11种,约占挥发油总量的50%,并以棕榈酸为主。另外,含微量生物碱、维生素B2和大量菊糖等。

第一章　根及根茎类药材

【药理作用】

1.对消化系统的影响

（1）调整胃肠运动功能：党参为补中益气之要药，能纠正病理状态的胃肠运动功能紊乱。用慢性埋植胃电极的方法，观察到党参水煎醇沉液对应激状态下大鼠胃基本电节律紊乱具有调节作用，能部分对抗应激引起的胃运动增加和胃排空加快。党参制剂静脉注射对正常大鼠胃蠕动或用新斯的明增强的胃蠕动均有抑制作用，表现为蠕动波幅度降低、频率减慢。党参水煎液能改善小鼠Ⅲ度烫伤后肠动力功能障碍，显著提高小肠推进率。党参水煎液对离体豚鼠回肠具有抑制和兴奋两种作用，可使回肠张力升高或先降、后升，频率减慢，并能维持较长时间。此外，对乙酰胆碱及5-HT引起的回肠收缩具有明显拮抗作用。

（2）抗溃疡作用：党参水煎醇沉液对应激型、幽门结扎型、消炎痛或阿司匹林所致实验性胃溃疡，均有预防和治疗作用。经实验比较，以党参的正丁醇中性提取物对应激性溃疡的疗效佳，溃疡抑制率可达98%；水提物次之，为72.9%；石油醚提取物作用最差。党参水溶性部位Ⅶ提取物，能对抗由无水乙醇、强酸（0.6NHCl）和强碱（0.2NNaOH）等所致大鼠胃黏膜损伤及胃溃疡。党参对大鼠基础胃酸分泌具有抑制作用，可降低胃蛋白酶活性，并对抗阿司匹林引起的胃酸增多，对消炎痛、阿司匹林引起的大鼠胃黏膜前列腺素 E2（PGE2）和氨基己糖含量下降也有抑制作用。

党参的抗溃疡作用机制为：①抑制胃酸分泌，降低胃液酸度。②促进胃黏液的分泌，增强胃黏液——碳酸氢盐——屏障。③增加对胃黏膜具有保护作用的内源性前列腺素（PGEZ）含量。

2.增强机体免疫

党参提取物可增强小鼠腹腔巨噬细胞吞噬鸡红细胞的能力。小鼠腹腔、肌内、静脉注射党参制剂，均可使小鼠腹腔巨噬细胞数明显增加、细胞体积增大、胞体内核酸、糖类、ATP 酶及琥珀酸脱氢酶等活性增强，从而提高其吞噬作用。党参水煎液低浓度可促进体外培养淋巴细胞的有丝分裂，并促进 COnA 活化的小鼠脾脏淋巴细胞 DNA 合成。党参对正常小鼠的体液免疫功能影响不明显，但对环磷酰胺引起的免疫抑制，则能明显促进其

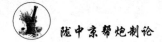

淋巴细胞的转化,增强抗体产生细胞的功能。其中,党参多糖是主要生物活性成分。

3.增强造血功能

家兔皮下注射党参水浸膏、醇浸膏或饲喂党参粉,可使红细胞数升高、白细胞数下降,口服较皮下注射效力显著。家兔皮下注射党参水煎液,亦可使红细胞数和血红蛋白含量显著增高。切除动物脾脏后其效力明显降低,表明党参有影响脾脏促进红细胞生成的作用。对小鼠 ig 党参制剂,亦使红细胞数和血红蛋白含量明显上升,对网织红细胞数和淋巴细胞数无明显影响。

4.抗应激作用

党参可提高机体对有害刺激的抵抗能力。党参多糖可延长小鼠游泳时间,增强耐高温能力,增强去肾上腺小鼠耐缺氧能力,党参水煎液尚具有抗低温作用。党参灌胃给药对 γ-射线照射小鼠有保护作用,能提高其存活率。党参的抗应激作用机制主要与兴奋垂体肾上腺皮质轴的功能有关。

5.对心血管系统的作用

(1)强心、抗休克:党参具有增强心肌收缩力、增加心输出量及抗休克的作用。用党参的提取物给麻醉猫静脉注射,能明显增加心输出量而不影响心率。对晚期失血性休克家兔静脉输入党参注射液,可使动脉压回升,动物生存时间延长。党参液对气虚血瘀型冠心病患者具有增强左心室功能的作用,冠心病病人口服党参液 1 周即可明显增加左心室收缩功能,增加心输出量,但对心率无影响。党参可明显增高小鼠心肌糖原、琥珀酸脱氢酶和乳酸脱氢酶的含量,并具有抗常压缺氧、组织细胞缺氧以及微循环缺氧的作用。

(2)调节血压:党参浸膏、醇提物和水提物,均能使麻醉犬与家兔血压显著下降。对麻醉犬与家兔静脉注射党参注射液,可引起短暂的血压降低,但重复给药不产生快速耐受性。党参的降压作用主要由于扩张外周血管所致。党参也可使晚期失血性休克家兔的动脉血压回升,故对血压具有双向调节作用。

（3）抗心肌缺血：党参注射液静脉注射，可对抗垂体后叶素引起的大鼠急性心肌缺血。党参水提醇沉物灌胃给药或党参注射液腹腔注射，对异丙肾上腺素引起的心肌缺血也有保护作用。结扎犬心脏冠状动脉左前降支，造成急性心肌缺血，党参水煎醇沉液能显著降低心肌缺血犬左心室舒张终末压升高的绝对值。提示党参能较好地改善心肌的舒张功能，增加心肌的顺应性，使冠状动脉灌注阻力减少，有利于左心室心肌的血流供应，从而改善心肌缺血。

6.改善血液流变学

党参提取液可抑制 ADP 诱导的家兔血小板聚集。家兔静脉注射党参注射液，可明显降低全血比黏度和血浆比动度，抑制体内外血栓形成，并可降低高脂血症家兔血清的低密度脂蛋白、甘油三酯和胆固醇的含量。党参水提醇沉液可降低大鼠全血黏度；醚提液能提高大鼠纤维蛋白溶解酶活性，显著降低血小板聚集率和血浆血栓素 TXB2 含量。党参总皂苷可显著降低 TXB2 含量而不影响前列环素 PGI2 的合成，但其生物碱作用与总皂苷作用相反，不利于党参益气活血作用的发挥。

7.其他作用

（1）益智作用：党参能增强和改善小鼠的学习记忆能力。党参乙醇提取物中的正丁醇萃取物，能拮抗东莨菪碱引起的小鼠记忆获得障碍，改善亚硝酸钠引起的小鼠记忆巩固障碍及 40%乙醇引起的小鼠记忆再现缺损。该萃取物不影响乙酰胆碱的合成，可能与加强乙酰胆碱与 M-受体的结合有关。党参总碱能对抗东莨菪碱引起小鼠脑内乙酰胆碱含量及胆碱乙酰化酶活性的下降。用双盲法观察不同年龄的正常受试者，在服用党参水煎液后均能提高其学习记忆能力，且可使正常受试者脑左、右两侧半球的学习记忆能力同时提高。

（2）镇静、催眠、抗惊厥作用：将党参脂溶性和水溶性皂苷经脑室给药，均能引起清醒家兔的脑电图出现高幅慢波的变化，而静脉给药仅脂溶性部分有此作用。党参注射液、水提物、甲醇提物经腹腔注射，均可显著减少小鼠的自主活动。党参注射液腹腔注射能明显延长乙醚对小鼠麻醉的时间，增加异戊巴比妥钠阈下催眠剂量引起的睡眠小鼠数，延长异戊巴比

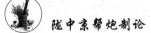

妥钠引起的小鼠睡眠时间。党参皂苷也可明显延长环己巴比妥所致的小鼠睡眠时间。党参注射液腹腔注射能明显延长硝酸士的宁和戊四氮所致小鼠出现惊厥的潜伏期。

【性味归经】甘、平。归脾、肺经。

【功能主治】补中益气,健脾益肺。用于脾、肺虚弱,气短心悸,食少便溏,虚喘咳嗽,内热消渴。米炒党参长于健脾止泻,蜜炙党参专于补中益气。

【用法用量】9~30g。不宜与藜芦同用!

【处方用名】处方中写党参、上党参、潞党参、野党参等,均付党参。写米炒党参、炒党参付米炒党参,写蜜炙党参或注明"蜜炙"付蜜炙党参。

丹 参

Radix Salviac Miltiorrhizae

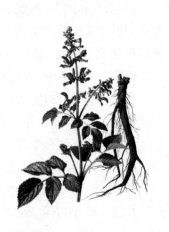

【来源】本品为活血祛瘀药。系唇形科植物丹参 *Salvia miltiorrhiza* Bge. 的干燥根及根茎。

【炮制方法】

1.丹参:除去药物杂质及残茎,加入适量清水浸泡,春、秋季浸泡 6h 左右,夏季浸泡约 4h,闷润 12h 左右,至药物中水分内外滋润一致、内无干心。切片,干燥,即得。

2.酒制丹参:取净制的丹参饮片,加入适量黄酒搅拌均匀,闷润至酒液被药料吸尽,投入锅中用文火加热拌炒至微干,出锅,晾凉,干燥,即得。

3.米炒丹参:取大米适量,薄薄平铺于锅底,上洒清水少许,再将丹参平铺于大米之上,将锅盖严后用文火加热焖片刻;至米起烟时去掉锅盖,借助焦米的烟雾熏烤饮片,待烟色由青转浓,药物被熏烤为焦紫色时迅速出锅,筛去焦米,晾凉,即得。

【操作要领】

1.浸泡丹参过程中用水量要适中,以饮片被润透、水液被吸尽为度,以免造成润不透或水液过多而使成分大量流失。

2.酒制丹参过程中,应将丹参与黄酒拌和均匀,使酒液充分浸润入饮片组织内部。炒制时火力不宜太强,以免产生焦化。每100kg丹参用黄酒10kg。炮制成品规格以饮片外表呈紫褐色,无焦斑为标准。

3.米炒小量丹参时,操作过程中不需要进行搅拌。这是因为锅内温度较高,处于下层的米发生灰化,中层的米发生炭化,而上层的米仅发生焦化,故丹参在熏烤过程中一般不会被烤焦。每100kg丹参用大米18kg。炮制成品规格以药物外表呈深紫色,无焦斑为标准。

【炮制研究】丹参主要成分为丹参酮,属于二萜类化合物,在乙醇中溶解度较高。黄酒含醇量一般为15%~20%,因此丹参用酒制后有助于丹参酮类成分的水煎出率,故可提高丹参扩张冠状动脉、增加冠脉血流量及抗血小板聚集和血栓的形成等作用,达到改善机体微循环、降低心肌耗氧量的用药目的。另外,乙醇亦有促进人体血液循环和扩张血管的作用,故可协同丹参起到一定程度的治疗作用。

关于米炒丹参的炮制机理,目前尚未见有相关报道。根据清代张睿《修事指南》一书中载"米制润燥而泽"来推断,就是说丹参用大米炒制后可起到降低药物燥性的作用,即用大米吸附药物中部分挥发性成分,以减弱其刺激性。这种炮制方法是否合理,尚有待于进一步研究。这里需要指出的是,采用大米熏炒的炮制方法在古代亦不经常应用,现代用大米炒制的中药品种也不多见。大米炒制品种除丹参外,尚有北沙参、南沙参等,均是根据处方要求临时进行炮制的。

【化学成分】丹参主要含丹参酮(Tanshinone)Ⅰ、ⅡA、ⅡB,隐丹参酮(Cryptotanshi-none),异隐丹参酮(Isocryptotanshinone),羟基丹参酮(Hydroxytanshinone),降丹参酮(Nortanshi-none),异丹参酮(Isotanshinone)

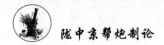

Ⅰ、Ⅱ，丹参新酮（Miltirone），左旋二氢丹参酮【（－）-Dihydrotan- shinone】，丹参酸甲酯（Methyltanshinonate），丹参醇Ⅰ（Tanshinol A），丹参醇Ⅱ（Tanshinol B），丹参醇Ⅲ（Tanshinol C），紫丹参甲素（Przewatanshinquinone A），紫丹参乙素（Prze- watanshinquinone B），丹参醌（Tanshiquinone)A、B、C，亚甲基丹参醌（Methylenetanshinquinone），丹参酚（Salviol）及丹参醛（Tanshialdehyde)等脂溶性成分。此外，亦含丹参素（β-3′,4′-二羟基苯基乳酸），丹参酸甲、乙、丙（Danshensuan A、B、C），原儿茶酸（Protocatechuic acid），原儿茶醛（Proto- catechuic aldehyde)等水溶性成分。

【药理作用】丹参对喜树碱、环磷酰胺的抗癌活性具有增效作用，丹参对肉瘤180细胞有细胞毒作用。从丹参中分离出的有明显抗肿瘤活性的成分紫丹参甲素，对小鼠Lewis肺癌、黑色素瘤1316和肉瘤180有不同程度的抑制作用。丹参对肿瘤的作用有两种不同的报告：有实验发现，丹参具有促进癌转移的作用，单独应用丹参对Lewis肺癌小鼠自发肺转移有明显促进作用。单独应用复方丹参注射液（含丹参和降香），对大鼠Walker256癌细胞血行扩散有促进作用。亦有实验表明，丹参等组成的活血化瘀方，在临床上并未促进食道癌和鼻咽癌患者癌瘤的远部位转移。丹参等组成的活血化瘀复方，亦不促进食道癌大出血与穿孔。此外，丹参注射液可使部分病人的胆固醇下降。实验性动脉粥样硬化的大鼠口服丹参煎剂，未见有降低血脂的作用，对主动脉病变亦无保护作用。但是，对动脉粥样硬化家兔可降低血和肝中的甘油三酯。复方丹参对高血脂家兔模型血清胆固醇、中性脂肪、β-脂蛋白亦有明显的降低作用。丹参及白花丹参,能抑制家兔实验性冠状动脉大分支粥样斑块的形成。

丹参尚具有促进创伤愈合的作用。对人工骨折的家兔，能减轻局部瘀血，改善局部循环，促进骨折愈合。其促进骨折愈合的作用与提高血清锌含量、加强骨折断端邻近骨组织中锌的动员以及通过提高骨痂中锌含量和锌/铜比值，以加速骨痂组织生长和钙化过程有关。

丹参可改善诱导性肾功能衰竭大鼠的尿毒症症状，能够明显降低尿素氮、肌酐、甲基胍、胍基丁二酸的血清浓度。既改善高碳酸血症，又改变了血中游离氨基酸的晶型,能促进肾功能的恢复。

另外,丹参煎剂给家兔肌注具有降血糖作用。丹参酮有温和的雌激素样活性,并有抗雄性激素的作用。丹参对兔肾近曲小管上皮细胞有保护作用。丹参制剂对结缔组织病变可抑制胶原的合成,促进分解。因此,可用于治疗硬皮病及瘢痕性疾病。

【性味归经】苦,微寒。归心、肝经。

【功能主治】祛瘀止痛,活血通经,清心除烦。用于月经不调,经闭痛经,癥积痞块,胸腹刺痛,热痹疼痛,疮疡肿痛,心烦不眠,肝脾肿大,心绞痛等。酒制丹参可增强其活血祛瘀作用,米炒丹参可去其燥性而增强清心除烦的效果。

【用法用量】9~15g。不宜与藜芦同用!

【处方用名】丹参、紫丹参,付未经炮制的丹参。注明"酒"付酒制丹参,注明"米炒"付米炒丹参。

柴 胡
Radix Bupleuri

【来源】本品为和解少阳药。系伞形科植物柴胡 *Bupleurum chinense* DC.或狭叶柴胡 *B.scorzonerifolium* Willd 的干燥根。前者习称"北柴胡"(硬柴胡),后者习称"南柴胡"(红柴胡)。

【炮制方法】

1.柴胡:将原药材去净杂质及芦苗等非药用部分,用清水洗净,闷润 3~4h,待润透后切片,干燥,即得。

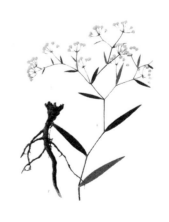

2.醋制柴胡:取北柴胡饮片,加入适量米醋搅拌均匀,浸润约2h,使醋被饮片完全吸尽,备用。将锅预热,投入柴胡饮片,用文火加热连续拌炒,待饮片表面微显火色,并且散发出醋和柴胡混合气味、质微干时,出锅,晾凉,即得。

3.鳖血制柴胡:取活鳖割破其颈部,收集血液并加入适量温水稀释,备用。取北柴胡饮片适量,将鳖血稀释液均匀淋入其中,边淋洒边搅拌,闷润1h左右。然后投入预热的锅内,用文火加热连续拌炒,至药物外表微显火色、质微干时出锅,晾凉,即得。

【操作要领】

1.醋制柴胡宜用微火炒制,炒制时间不宜过长,以免醋酸全部挥散而达不到炮制效果。每100kg柴胡饮片用米醋20kg。炮制成品规格以饮片外表微挂火色,无焦黑斑为标准。

2.鳖血制柴胡所用辅料鳖血应随取随用,不能存放,以免凝集。炒制过程中宜用微火,避免焦化。每100kg柴胡用鳖血6kg,加适量水稀释后均匀喷淋于药料中。炮制成品规格以药物外表挂火色,无焦斑为标准。

【炮制研究】柴胡生用和解少阳半表半里之证,治疗往来寒热,胸胁苦满,咽干,目眩等。醋制则可缓和其升散之性,增强疏肝解郁、止痛之功。另外,米醋中主要成分为乙酸,可增强柴胡所含柴胡皂苷等成分的水溶出度,从而提高了药物成分的水煎出率。柴胡皂苷属于五环三萜类化合物,米醋中所含乙酸可与柴胡皂苷化合成一种无刺激性的衍生物,于是降低了柴胡皂苷对黏膜的刺激性和溶血作用。

传统炮制学认为,鳖生长栖息于水中,故其性属阴,因此具有养阴、清肝和滋肾之功。柴胡经鳖血炒制后可以抑制其升散伤阴之弊,同时又借柴胡升散之性相须为用,以退除骨蒸劳热之证。有一点需要补充说明,即某些中气下陷证治疗多用酒制柴胡,以增强升阳举陷之功,且常与补益药同用。

【化学成分】柴胡中含有挥发油, 如 2-甲基环戊酮（2-Methyl cyclopentaone）、柠檬烯（Limonene）、月桂烯（Myrcene）、反式-葛缕醇(Transtarved carveol)、长叶薄荷酮（Pulegone）、桃金娘烯醇（Myrtenol）、α-萜品醇（α-Terpineol）、芳樟醇（Linalool）、α-荜澄茄油烯（α-Cubebene）、反式-石

竹烯（Trans-caryophyllene）、长叶烯（Longi-folene）、努特卡酮（Nootka-tone）、六氢法尼基丙酮（Hexahydrofarnesylacetone）、十六酸（Hexade-canoic acid）、戊酸（Pentanic acid）、已酸（Caproic acid）、庚酸（Heptylic acid）、辛酸（Caprylic acid）、壬酸（Pelargonic acid）、2-庚烯酸（2-Heptenic acid）、2-辛烯酸（2-Octenic acid）、2-壬烯酸（2-Nonenic acid）、苯酚（Phe-nol）、邻甲氧基苯酚（O-Methoxy phenol）、甲苯酚（Methyl phenol）、乙苯酚（Ethyl phenol）、百里酚（Thymol）、γ-庚酸内酯（γ-Heptalactone）、γ-辛酸内酯（γ-Decalac-tone）、玛索依内酯（Messoia lactone）、香草醛乙酸酯（Vanillin acetate）等。此外，亦含柴胡皂苷（Saikosaponin）a、b、c、d，柴胡苷元（Saikogenin）E、F、G，龙吉苷元（Longispinogenin）等。

柴胡中尚含有机酸，如油酸（Oleic acid）、亚麻酸（Linolenic acid）、棕榈酸（Palmitic acid）、硬脂酸（Stearic acid）、廿四酸（Lignoceric acid）以及α-菠菜甾醇（α-Spinasterol）、春福寿草醇（Adonitol）、豆甾醇（Stigmas-terol）、柴胡醇（Bupleurumol）、侧金盏花醇（Adonitol）等醇类物质和白芷素（Ange-licin）等。

狭叶柴胡根含皂苷、脂肪油、挥发油、柴胡醇、春福寿草醇以及α-菠菜甾醇等。全草含槲皮素、异槲皮素、芦丁和水仙苷等。

【药理作用】

1.解热作用

柴胡生物活性成分为挥发油（丁香酚、已酸、γ-十一酸内酯和对甲氧基苯二酮）、柴胡皂苷（皂苷元 A）等。对伤寒、副伤寒疫苗、大肠杆菌液、发酵牛奶及酵母等所致发热，均具有明显解热作用，且能使动物正常体温下降。给兔 ig 柴胡煎剂 2g/kg，结果对用疫苗及温刺引起的发热均有明显的解热作用。

2.抗炎作用

其生物活性成分为皂苷，对多种致炎剂引起的踝关节肿和结缔组织增生性炎症均有抑制作用。ip 柴胡皂苷 300mg/kg，可抑制角叉菜胶、5-羟色胺以及组胺引起的大鼠足跖肿胀，抑制大鼠棉球肉芽肿，同时可使肾上腺肥大，胸腺萎缩。此外，能够抑制炎症组织组胺释放及白细胞游走。

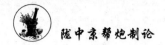
3.促进免疫功能

其生物活性成分为柴胡多糖,可使吞噬功能增强、自然杀伤细胞功能增高,提高病毒特异性抗体滴度、提高淋巴细胞转核率、提高皮肤迟发性过敏反应。

4.抗肝损伤

柴胡注射液(浓度 1:1)1 mL/只,对大鼠连续皮下注射 5d,可显著降低四氯化碳引起的大鼠血清 GPT 升高,肝细胞变性及坏死明显减轻,肝细胞内糖原及核糖核酸含量接近正常。

5.抗辐射损伤

柴胡多糖 5 mg/只,对小鼠腹腔注射,可提高照射小鼠的存活率,小鼠胸腺细胞中 3H–TdR 的掺入增加,同时加速了胸腺细胞的释放,又使血浆中皮质酮含量增加,切除肾上腺后不再有这些表现。故认为,上述作用是通过肾上腺皮质实现的。另外,体外实验表明具有抗结核菌作用。

【性味归经】苦,微寒。归肝、胆经。

【功能主治】疏散退热,疏肝,升阳。用于感冒发热,寒热往来,疟疾,胸胁胀痛,月经不调,子宫脱垂,脱肛等。醋制柴胡入肝经而活血,鳖血制柴胡益阴而清肝,兼退虚热。

【用法用量】3~9g。治疗口苦、咽干、目眩之少阳证,用量 9~12g 为宜;升阳举陷则 3~6g 为妥。

【处方用名】柴胡、小柴胡,付未经炮制的柴胡。注明"炙""炒""醋"付醋制柴胡,注明"鳖血"付鳖血制柴胡。

【备注】柴胡分为"南柴胡"和"北柴胡"两种,二者作用基本相同,由于产地不同,其性质有所区别。其中,南柴胡独根柔软而润,燥性小,因而升散力较弱,南柴胡又称为"软柴胡""红柴胡";北柴胡根质多硬燥,其性偏燥,升散之力较强,北柴胡亦称为"硬柴胡"。传统医学认为,疏肝、柔肝用南柴胡为佳,升散、解表用北柴胡为妙。

另外,还有一种大叶柴胡,系 *Bupleurum longiradiatum* Turcz.的干燥根茎,其表面密生环节,有毒,不可误作柴胡入药!

石　斛
Herba Dendrobii

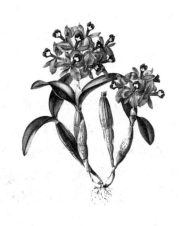

【来源】本品为养阴药。系兰科植物石斛（金钗石斛）*Dendrobium nobile* Lindl.、粉花石斛（环草石斛）*D. loddigesii* Rolfe.、束花石斛（黄草石斛）*D.chrysanthum* Wall.或铁皮石斛 *D. candidum* Wall. ex Lindl.的新鲜或干燥茎。

【炮制方法】

1.石斛：将药物中所含杂质拣去,除去残茎及黑枝,用清水洗净,闷润至水分内外滋润一致,切为咀或段,干燥,即得。

2.鲜石斛：将采挖的新鲜石斛根部包埋于潮湿的沙土中,如果沙土过于干燥可随时喷洒适量清水以保持润泽,使植物处于存活状态。临用之前洗净泥沙,除去残茎黑枝,切为咀或段,即可。

3.烫石斛：将石斛数枝扎为一束,备用。将沙土投入铁锅内炒热,再投入三四束石斛,平铺在沙土表面,随即用热沙土埋没药料,片刻取出。按上述操作重复迅速烫制两三次,待石斛表面角质层膨胀起泡时取出,用清水洗净附着的沙土,适当闷润,切制为咀或段,干燥,即得。

【操作要领】烫制石斛时,中间传热体沙土温度不宜过高,以免石斛中所含生物碱类成分受到高温而被分解破坏。沙土烫制过程操作要迅速,埋烫时动作要快,这样才能将石斛烫至起泡膨胀。如果火力大,操作动作缓慢,可致石斛不仅未膨起,反而会焦枯。沙土温度通常控制在100℃~110℃为宜。

【炮制研究】传统炮制石斛未见有用沙土烫制的记载,这说明古代可能无该制备方法。随着社会的发展和制药业的兴盛,为了使药品外观美观,于是推出了此举。但有人对于上述炮制方法提出过质疑,如民国初年的张山雷在《本草正义》一书中云:"市廛中欲石斛美观,每断为寸许,而以沙土同炒,则空松而尤其壮观。要之一经炒透,便成枯槁,非特无以养阴,且恐不能清热,形犹是而质已非,市侩伎俩,殊为可恶。"因之,现代处方用药石斛很少烫制。

可以说,生品石斛与烫制品两者皆可供药用。这是因为石斛的表皮有一层角质膜,其内部坚韧并含有纤维组织,难以去除,故入煎剂则药物成分不易溶出。况且外表角质膜为非药用部位,质柔韧而难以切制,故采取烫制来加以解决,这样既可提高石斛总生物碱的水煎出浓度,又可除去非药用部分。但是,在烫制过程中应掌握适宜的温度和烫制时间,这样既可保证药物有效成分少受破坏,又可达到炮制的效果。总之,烫制石斛的操作需要在实践中反复摸索,加以总结和完善。至于生品与烫品二者之间生物碱含量的比较以及水煎出浓度的对比实验,将有待于今后进行深入的研究。

【化学成分】金钗石斛含生物碱 0.3%,主要为石斛碱(dendrobine)、石斛次碱(nobilonine)、6-羟基石斛碱(dendramine)、石斛醚碱(dendroxine)、6-羟基石斛醚碱(6-hydroxydendroxine)、4-羟基石斛醚碱(4-hydroxydendroxine)、次甲基石斛素(nobilmethylene)等。

【药理作用】

1.对肠管的作用

金钗石斛浓度为 2.5% 时,对离体豚鼠肠管呈兴奋性,而黄草石斛呈明显抑制作用。浸膏对家兔肠管小剂量呈兴奋作用,大剂量则呈抑制作用。

2.对心血管的作用

金钗石斛流浸膏对离体蟾蜍心脏具有抑制作用。大剂量石斛碱可降低兔、豚鼠的心肌收缩力,降低血压并抑制呼吸。

3.对免疫功能的作用

6d 时间内,给小鼠灌服金钗石斛水煎液 0.5mg/只,对腹腔巨噬细胞的功能具有明显促进作用,但不能改善大剂量氢化可的松造成的巨噬细胞功能低下。此外,金钗石斛水煎液还具有抗衰老、升血糖及微弱的止痛退热作用。

【性味归经】甘,微寒。归胃、肾经。

【功能主治】益胃生津,滋阴清热。用于阴伤津亏,口干烦渴,食少干呕,病后虚弱,目暗不明。鲜石斛用于温病伤津。

【用法用量】6~12g,鲜品 15~30g。

【处方用名】石斛、金石斛、金钗石斛、草石斛,付未经烫制的石斛。注明"烫"付烫石斛。

【备注】商品石斛的植物来源很复杂,有时同一批商品药材中有数种植物的茎,有时又以同一种植物加工成几种不同规格与名称的商品。目前,市售商品除文中 4 种外,同属植物重唇石斛 *D.hercoglossum* Rchb.f.、细茎石斛 *D. moniliforme*(L.)Sweet.和广东石斛 *D. wilsonii* Rolfe.等,常加工为环草。 在贵州地区则加工为黄草,重唇石斛在广西、细茎石斛在浙江尚加工为枫斗。罗河石斛 *D. lohohense* Tang et Wang 在贵州、广西加工为黄草, 在广西则加工为马鞭石斛。钩状石斛 *D.aduncum* Wall. ex Lindl. 在广西加工为黄草或枫斗。迭鞘石斛 *D. denneanum* Kerr 在广西、广东、四川、贵州加工为黄草, 在广西还加工为马鞭石斛。商品石斛茎部常残留叶鞘,经研究金钗石斛、铁皮石斛、粉花石斛、束花石斛以及流苏石斛等 16 种生药, 其叶鞘上下表皮的形态特征及所含草酸钙结晶的形状大小有种间的区别。

1.鼓槌石斛 *D.chrysotoxum* Lindl.主要含鼓槌菲、毛兰素及鼓槌联菲等,具有抗小鼠肝癌和艾氏腹水癌的活性。报春石斛 *D.primulinum* Lindl. 与黑毛石斛 *D.williamsonii* Day et Rchb.f.均含有鼓槌菲及毛兰素。

2.戟叶金石斛 *Ephemerantha lonchophylla*(Hook.f.)P.H.Hunt et Summerh. 在贵州及云南等地被称为有瓜石斛,含金石斛酚 A、B 以及金石斛醌、金石斛苷等成分,并含鼓槌菲及毛兰素。

3.云南石仙桃 *Pholidota yunnanensis* Rolfe.在贵州及云南等地亦称为有瓜石斛。

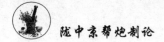

石斛全年均可采挖,鲜者除去根及泥沙,供处方用。干品需除去杂质,用沸水略烫或烘软,边搓制、边烘烤,直至叶鞘被搓干净,干燥,即可。将铁皮石斛剪除部分须根,边炒制、边扭成螺旋形或弹簧形,烘干,成品习称"耳环石斛"。

木　香

Radix aucklandiae

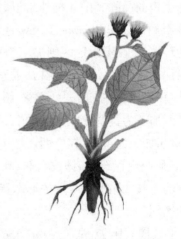

【来源】本品为理气药。系菊科植物木香 *Aucklandia lappa* Decne.的干燥根。

【炮制方法】

1.木香:取原药材,除去杂质,洗净,加入适量清水浸泡,捞出,闷润。待药物水分内外滋润一致后切制为薄片,晾干,即得。

2. 煨木香:①面裹煨(纸浆裹煨):取面粉适量,加入清水调和成稠糊状,敷裹于木香饮片表面,晾至面糊微干后投入锅内用文火加热烘烤,或者埋于余烬未消的热炉灰中煨烫。待面糊被烘烤呈焦黑色并且出现裂纹时,取出,晾凉,剥除面层,即得。此外,也可取草纸,加适量清水,调和后捣碎制成草纸浆,将之包裹于木香饮片表面,埋入热灰中煨烫。至纸浆呈焦黑色时取出,晾凉,除去纸层,即得。②隔纸煨:将药材去净杂质,加入适量清水稍加浸泡,捞出,闷润24h。待药料用手折之稍软且润透,取出,切制为薄片,备用。乘湿将饮片平铺于吸油草纸上,放置于铁丝笾内,按照铺一层草纸、其上铺一层木香饮片的方法,重复铺置数层。将最上层的饮片均匀压平,使木香饮片与纸面完全接触,以便充分吸收药料中的油分。然后置于炉旁,借助炉火的辐射和传递热能烘煨木香,待吸油纸上呈现出油迹时换纸继续烘煨。如此反复操作,直至吸油纸上基本无油迹为度。③烘煨:取切制的湿润木香,放置于金属编织的箩筐内,然后将筐置于支架上,在其下置炉火烘烤。烘至药料中油液外渗,芳香性成分部分挥散,即得。

【操作要领】

1.木香切制前宜少泡多润,以避免所含成分大量随水流失而影响药效,且给切制带来不便。饮片切制厚度在 1~1.5mm 之间为宜。

2.面裹或纸浆裹煨木香的过程中,温度不可太高,以免将药物烧焦。炮制成品规格以木香中含油量降低,饮片颜色加深为标准。

3.隔纸煨制木香时,在每一层纸上铺放的饮片不能太厚,否则药物中油液不易渗出,还会造成饮片炮制质量的差异。采用烘煨法时,装于筐内的饮片亦不可过多,饮片之间应保持适当的间隙,压得不要太紧密。炮制成品规格以木香含油量降低,饮片颜色加深为标准。

【炮制研究】煨制是利用燃烧后的木本或草本植物枝干茎,在其余留的灰烬中埋入物品进行加热的一种方法,即前人所谓"灰中熟物也"。木香中挥发油含量较高,对于人体胃肠道及其黏膜具有一定的刺激性,且有滑肠致泻之弊。而通过面裹煨或烘煨后,使得木香中的部分挥发油受热渗出,被面或吸油纸吸附而除去,于是降低了药物的刺激性及其他副作用。

面裹煨和纸浆裹煨属于传统炮制方法,隔纸煨与烘煨则为近代改良的炮制方法。改良法较之传统法操作简便,生产效率较高,并且节约粮食,避免了浪费。

【化学成分】木香含挥发油 0.3%~3%,其成分为单紫杉烯(Aplotax-ene)、α-紫罗兰酮(α-Ionone)、β-芹子烯(β-Selinene)、石竹烯(Caryo-phyllene)、莰烯(Camphene)、水芹烯(Phellandre-ne)、风毛菊内酯(Saus-surealactone)、木香酸(Costic acid)、木香醇(Costol)、α-木香烃(α-Costene)、β-木香烃、木香内酯(Costuslactone)、木香烯内酯(Costunolide)、土木香内酯(Costunolide)、二氢土木香内酯(Dihydrocostunolide)、脱氢木

香内酯(Dehydrocostus lactone)、二氢脱氢木香内酯(Dihydrodehydrocostus lactone)、12-甲氧基-二氢-脱氢木香内酯（12-Methoxy-dihydro-dehydrocostus lactone）、油酸(Oleic acid)等。此外,尚含豆甾醇(Stigmasterol)、β-谷甾醇(β-Sitosterol)、白桦脂醇(Betulin)、棕榈酸(Palmitic acid)、天台乌药酸(Linderic acid)、木香碱(Saussurine)、木栓酮(Friedelin)、一氧化物(Monooxide)、树脂、菊糖和氨基酸等。

叶含蒲公英甾醇（Taraxasterol）、α-香树精硬脂酸酯（α-Amyrin stearate）、β-香树精棕榈酸酯(β-Amyrin palmitate)以及羽扇醇棕榈酸酯(Lupeol palmitate)等。

【药理作用】

1.对消化系统的作用

木香水提取液、挥发油和总生物碱,对离体大鼠小肠先具有轻度兴奋作用, 随后其紧张性和节律性明显降低。木香提取液 1mL（约为生药 50mg/kg）能使离体兔肠蠕动幅度和肠肌张力明显增强,并能对抗乙酰胆碱、组胺、氯化钡引起的肠肌痉挛。木香煎剂小剂量对离体小肠的作用无一定规律,大剂量则呈抑制作用。挥发油能抑制离体兔小肠运动,使其节律变慢,收缩不规则。去内酯挥发油、总内酯及木香内酯、二氢木香内酯等,对兔离体小肠均有抑制作用。其中,去内酯挥发油与二氢木香内酯作用较强。木香总生物碱能对抗乙酰胆碱与组胺对离体豚鼠回肠所致的痉挛作用。云木香碱 1~2mg 静脉注射,亦能明显抑制猫在体小肠运动,使肠肌松弛,运动停止,但易于恢复,对肠运动的影响类似罂粟碱,有直接作用。动物实验证明,土木香内酯可作为利胆剂。

2.对呼吸系统的作用

动物实验表明,云木香水提取液、醇提取液、挥发油及总生物碱,能对抗组胺与乙酰胆碱对气管和支气管的致痉作用,可用于支气管哮喘。其作用特点与罂粟碱相似,即直接作用于支气管平滑肌使之扩张,该作用与迷走中枢抑制有关。

水提液、醇提液、挥发油、去内酯挥发油与总生物碱,静脉注射对麻醉犬呼吸具有一定的抑制作用,可减慢频率、降低幅度,其中以挥发油的作用较强。但是,挥发油所含内酯成分对呼吸无明显影响。

3.对心血管系统的作用

木香水提取液和醇提取液小剂量能兴奋在体蛙心与犬心,大剂量则具有抑制作用。低浓度挥发油对离体兔心有抑制作用,但不持久,易于恢复。挥发油中分离的内酯部分,皆能不同程度地抑制豚鼠、兔与蛙离体心脏的活动。实验证明,木香有升高猫血压的作用。云木香碱 1~2mg 静脉注射,能兴奋在体猫心,对心室的兴奋作用较心房明显。

木香水提取液、醇提取液给麻醉犬静脉注射,均具有轻度升压反应。去内酯挥发油、总内酯、木香内酯、二氢木香内酯等,静脉注射能使麻醉犬血压中度降低,降压作用比较持久。其降压的作用部位在外周,即与心脏抑制和血管扩张有关。但是,在整体情况下亦不完全排除对中枢神经的影响。云木香碱或总生物碱静脉注射,对麻醉猫具有轻度降压作用。

4.抗菌作用

云木香水煎剂在试管内对副伤寒杆菌甲有轻微抑制作用,对痢疾杆菌、绿脓杆菌、葡萄球菌、链球菌则无抑制作用,对许兰黄癣菌等 10 种致病性真菌具有抑制作用。木香挥发油 1:3000 浓度能抑制链球菌、金黄色葡萄球菌、白色葡萄球菌的生长,对大肠杆菌和白喉杆菌的作用微弱,总生物碱无抗菌作用。从木香根油中分离的倍半萜内酯可作为抗突变剂,土木香内酯和脱氢土木香内酯具有抗突变作用,对 4-硝基喹啉-1-氧化物引起的大肠杆菌 WP 2S 实验菌株的突变有效。这些倍半萜内酯无细胞毒性。

【性味归经】辛、苦,温。归脾胃、大肠、三焦、胆经。

【功能主治】行气止痛,健脾消食。用于胸脘胀痛,里急后重,食积不化,不思饮食。煨木香实肠止泻,用于泄泻腹痛。

【用法用量】1.5~6g。

【处方用名】木香、云木香、川木香、广木香,皆付未经炮制的木香,注明"煨"付煨木香。

【备注】国产商品木香的原植物共有 9 种,1 个变种和 2 个变形,均属菊科植物,其性味和功效与木香(云木香)类同。主要品种为川木香、越西木香、土木香(祁木香)及藏木香等。另外,尚有进口的广木香,皆可作为商品药材互为代用。这里需要指出的是,还有一种被称为"青木香"的药材,系马兜铃科植物马兜铃的干燥根,具有降气作用,其性味、归经以及功能主治与菊科属木香有所区别,应用时须加以注意。

甘 遂
Radix Kansui

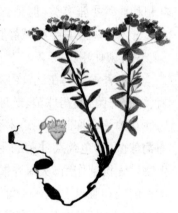

【来源】本品为峻下逐水药。系大戟科植物甘遂 *Euphorbi kansui* T.N.Liou ex T.P. Wang 的干燥块根。

【炮制方法】

1. 醋炒甘遂:将净选的甘遂置于容器内,加入适量米醋拌匀,闷润约 12h。待醋液被药物完全吸尽,投入锅内用文火加热拌炒,至外表呈黄色、质地微干时出锅,晾凉,即得。

2. 醋煮甘遂:将净制甘遂置于容器中,加入适量米醋和清水浸润 1~2h。然后入锅中用文火加热煮制,不断搅拌。待米醋溶液被药料吸尽后出锅,干燥,即得。

【操作要领】

1. 醋炒甘遂时,以米醋润透药料为度。炒制药物过程中火力不应太强,以免炒焦。每 100kg 甘遂用米醋 30kg。炮制成品规格以外表呈黄色、无焦斑,可嗅到药物与醋酸的混合气味为标准。

2. 醋煮甘遂时,宜用微火加热煮制,以醋溶液被药料吸尽为度。每 100kg 甘遂用米醋 50kg,加入清水 30~40kg 进行稀释。炮制成品规格以洁净,煮透无生心为标准。

【炮制研究】甘遂毒性成分为三萜类化合物,另外含棕榈酸、柠檬酸、鞣质以及树脂等有机酸类成分。其中,三萜类化合物有类似巴豆油及斑蝥素样的刺激作用,甘遂经醋炒或醋煮制以后,所含三萜类成分可与醋酸结合生成一种无刺激性的衍生物,从而减弱了甘遂的峻泻及毒副作用。

有关实验研究将未经炮制的甘遂、醋制甘遂以及含有甘遂成分的臌症丸,通过对小白鼠的灌服,比较其毒副反应和泻下作用。

1.对小白鼠分别灌服生甘遂和醋制甘遂的乙醇提取浸膏,二者均具有明显的泻下作用。其中,生甘遂乙醇提取浸膏的泻下作用较强,毒性也较大,58只小白鼠服用后有11只死亡。醋制甘遂乙醇提取浸膏的泻下作用和毒性都比较小,实验小白鼠服用后无死亡。

2.给小白鼠分别灌服治疗剂量的生甘遂、制甘遂以及臌症丸的混悬液后,均呈现泻下作用,小白鼠无一例死亡。

3.小白鼠服用生甘遂及制甘遂的乙醇提取剩余残渣部分,未呈现出泻下作用。给小白鼠灌服制甘遂水煎液后,其泻下作用亦不明显。证明甘遂所含致泻成分难溶于水而易溶于乙醇溶液中。将甘遂的乙醇提取物在水浴上蒸干,可获得一种黄色树脂状物质,该物质难溶于水,当为甘遂含有的致泻成分。

【化学成分】甘遂根含三萜类化合物,如大戟酮(Euphorbon)、大戟二烯醇 (Euphadienol,α-Euph-ol)、α-大戟醇 (α-Euphorbol,Euphorba-dienol)、表大戟二烯醇(20-Epi-Euphol,Tirucallol)等,还含有棕榈酸、柠檬酸、草酸、鞣质、树脂、葡萄糖、蔗糖、淀粉及维生素 B1 等。此外,还发现根内有 20-去氧巨大戟萜醇(20- Deoxyingenol)、巨大戟萜醇(Ingenol)、13-氧化巨大戟萜醇(13-Oxyingenol)的若干种衍生物和甘遂萜酯(Kansuinine)A、B 等。

【药理作用】

1.泻下作用

甘遂泻下作用的生物活性成分存在于乙醇浸膏内,是将甘遂的乙醇浸膏剂在水浴上蒸干后,得到的一种不溶于水的黄色树脂样物质。动物实验证明,生甘遂或制甘遂的乙醇浸膏给予小鼠 po10~50g(生药)/kg,约半数具明显泻下作用。其中,生甘遂作用较强,毒性也较大,58 只小鼠服药后死亡 11 只,而制甘遂则无死亡发生。小鼠口服生甘遂或制甘遂粉剂的混悬液 6~9g/kg,具有泻下作用,但无死亡。提取乙醇浸膏后的残渣或甘遂的煎剂,则无泻下作用。

2.其他作用

生甘遂小剂量能增强离体蛙心的收缩力,然不改变其频率,大剂量则起抑制作用。此外,甘遂萜酯 A、B 尚有镇痛作用。

甘遂煎剂对大鼠无利尿作用,健康人口服亦无明显利尿作用。但临床试验表明:用制甘遂末内服治疗肾脏性水肿或是用甘遂散外敷治疗不同疾病引起的小便不利,皆有通利小便之效果。有报道指出,加热处理可使甘遂毒性及一般药理活性(包括利尿)均降低。传统的各种加工炮制方法,可减轻腹泻和中枢神经系统的抑制,增强其利尿作用。

用甘遂的乙醇浸出物给妊娠豚鼠做腹腔或肌肉注射,均呈现一定的抗生育作用。其引产效果与给药剂量具有密切关系,当剂量达 10mg/kg 时,即可起到引产效果。

3.甘遂配伍甘草的研究

一些研究认为,甘遂与甘草配伍应用可产生不良反应,但也有与此不同的结论。曾有报道,豚鼠单用甘遂煎剂约 2g/kg 无异常反应,若加服甘草煎剂约 6.5g/kg,部分动物则出现烦躁不安、呼吸困难、轻度痉挛或抽搐,个别发生死亡。因此,认为二者不能配伍应用。

亦有报道认为,如将甘遂与醋共煮或与甘草、桔梗共煮,不仅疗效好,而且比较安全。但与大豆共煮,则毒性增强。家兔单服甘草煎剂 2.2g/kg,其呼吸、心跳、体温、瞳孔、大便均无异常反应,加用甘遂煎剂至 6.6g/kg 仍无异常反应。因此,认为未能证明二者不能配伍应用。

另有报道,大鼠实验甘遂与甘草配伍时,如果甘草的用量与甘遂的用量相等或低于甘遂的用量,二者无相反作用,有时可能解除甘遂的毒副作用。如若甘草的用量大于甘遂,则有相反作用。甘遂乙醇浸出液给予小鼠腹腔注射的实验表明,与甘草配伍时甘遂的毒性大大增加,且配伍的甘草愈多,毒性亦愈大。

【性味归经】苦,寒;有毒。归肺、肾、大肠经。

【功能主治】泻水逐饮。用于水肿胀满,胸腹积水,痰饮积聚,二便不利等。

【用法用量】0.5~1.5g。炮制后多供配制丸、散。孕妇禁用! 不宜与甘草同用!

【处方用名】甘遂、醋炒甘遂、醋煮甘遂,皆付醋制甘遂。本品一般不生用!

【备注】除醋炒和醋煮甘遂外,尚有煨制甘遂和豆腐煮制甘遂两种炮制方:

1.煨甘遂:取净制甘遂,投入锅中,加入麦麸皮共同拌炒,至麸皮呈焦黄色时出锅,筛去麸皮,即得。每 100kg 甘遂用麦麸皮 30~40kg。

2.豆腐煮甘遂:将净制甘遂投入锅中,加入豆腐块和适量清水共同煎煮,待药料被煮透后出锅,除去豆腐,晾晒至八成干,切片,晒干,即得。每 100kg 甘遂用豆腐 50kg。

黄　芩
Radix Scutellariae

【来源】本品为清热燥湿药。系唇形科植物黄芩 *Scutellaria baicalensis* Georgi.的干燥根。坚实而不空心者称为"条黄芩",空心者称为"枯黄芩"。

【炮制方法】

1.黄芩:取黄芩原药材,去除残芦及杂质,投入沸水中煎煮 10min 左右,并随煎煮随翻动,待药物质地变软、用手折略能弯曲时捞出,闷润 2~3h,切片,晒干,即得。

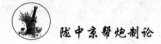

2.酒黄芩:取黄芩饮片,喷入适量黄酒,闷润 2h 左右,待酒被药料吸尽后投入锅内用文火加热拌炒,至饮片由淡黄色转为深黄色并可嗅到药物与酒的混合气味时出锅,晾凉,即得。

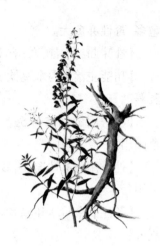

3.炒黄芩:将黄芩饮片投入锅内用文火加热拌炒,至表面微焦出锅,晾凉,即得。

4.黄芩炭:将黄芩饮片投入预热的锅内,先用文火、后用武火加热拌炒,至饮片表面呈焦褐色、边缘带有黑梢时,喷淋适量清水,继续略炒片刻出锅,干燥,即得。

【操作要领】

1.煎煮黄芩时须用沸水,不可用冷水煎煮,否则饮片颜色会变绿,影响炮制品质量。煮制黄芩时加水量不宜过多,以"药适水尽"为度。

2.炒制酒黄芩的过程中宜用微火,连续拌炒,防止将药物炒焦。每 100kg 黄芩用黄酒 10kg。炮制成品规格以挂火色,药物表面无焦黑点为标准。

3.炮制炒黄芩、黄芩炭的过程中,应不间断地进行搅拌,以免炭化而使药物失去性味。炒黄芩炮制成品规格以表面微焦、断面黄褐色为标准,黄芩炭炮制成品规格以表面焦褐色、断面焦黄色为标准。

【炮制研究】黄芩主含黄芩苷、黄芩素、汉黄芩素和汉黄芩苷等多种黄酮类成分。炮制方法有冷浸、蒸法及煮法等,操作标准不尽统一。有关实验就黄芩炮制质量对所含化学成分的影响进行了研究。

1.实验结果表明,黄芩遇冷水变绿的原因为:与黄芩成分并存的酶,在一定的湿度和温度条件下,可以使黄芩苷和汉黄芩苷产生水解,生成葡萄糖醛酸和苷元两部分。苷元部分为黄芩素和汉黄芩素,其中黄芩素为邻位三羟基黄酮类成分,其化学性质不稳定,容易被氧化而变绿。

2.为了解不同炮制方法对黄芩苷水解酶的活性影响,采用纸层析的方法,在相同条件下进行了酶的水解活性比较。结果为:冷浸黄芩时酶的活性高,而蒸制和煮制黄芩时酶的活性则完全丧失。应用无黏合剂的纤维素粉薄层层析和紫外分光光度计相结合的方法,测定了生黄芩与不同炮制规格黄芩中黄酮类成分的含量,结果冷浸黄芩内黄芩苷和汉黄芩苷的含量明显减少,而两种苷元数量增加,药物中的总黄酮成分含量也较低。通过实验证明,黄芩所含水解酶活性强弱,对于黄酮苷的含量是有影响的。黄芩采用沸水煎煮软化,切片,饮片呈黄色,符合传统炮制所谓黄芩饮片以"色黄为佳"之说。煮制法及蒸制法就是为了灭活黄芩水解酶,以保存苷类成分不被水解。

3. 为了证实不同黄芩炮制品主要成分变化对于治疗效果的影响,故将不同炮制品的黄芩制成抗白喉合剂,进行了抑制白喉杆菌与中和毒素的影响以及对其他细菌的抑菌实验。结果证明:生黄芩和冷浸黄芩对抗白喉杆菌、绿脓杆菌、溶血性链球菌和大肠杆菌等的抑制作用,低于烫、煮、蒸制黄芩的治疗效价。说明黄芩苷类成分的水解变化对药效是有影响的。此外,上述实验还表明,蒸制法与煮制法对药效的影响无明显差异性,但煮制法应当控制煎煮时间,水液用量也应适中,以"药透水尽"为宜。

4.综上所述,蒸制或煮制黄芩的目的首先是为了破坏酶的活性,以保存生物活性成分不被酶解,同时起到软化药材、便于切片的目的。因此,提出软化黄芩时采取蒸法最佳,蒸制时间在 1h 之内为宜。煮法也可行,煮制时间以 10min 为妥。

【化学成分】黄芩根含黄酮类化合物,主要成分为黄芩素(baicalein)、黄芩黄酮Ⅱ(skullcapflavoneⅡ)、黄芩苷(baicalin)、汉黄芩素(wogonin)、汉黄芩苷(wogono-side)、木蝴蝶素 A(oroxylin,oroxylin A)、7-甲氧基黄芩素(7-methoxbaic alein)、黄芩黄酮(skullcapflavone)Ⅰ、二氢木蝴蝶素 A(di-hydrooroxylin A)、白杨素(chrysin)、2,5,8-三羟基-7-甲氧基黄酮(2,5,8-trihydroxy-7-methoxy-flavone)、2,5,8-三羟基-6,7-二甲氧基黄酮(2,5,8-trihydroxy-6,7-dimethoxyflavone)、4,5,7-三羟基-6-甲氧基黄烷酮(4,5,7-trhydroxy-6-methoxyflavanone)、2,3,5,6,7-五羟基黄烷酮(2,3,5,6,7-pentahydroxyflavanone)、汉黄芩素-5-β-D-葡萄糖苷(wogonin-5-β-D-glucoside)等。

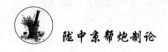

丽江黄芩根含黄芩素、汉黄芩素、白杨素、木蝴蝶素 A、韧黄芩素Ⅱ、"黏千周黄芩素Ⅰ等。同属植物甘肃黄芩，根含甘肃黄芩素（rehderianin）Ⅰ、"黏毛黄芩素Ⅲ、黄芩苷、汉黄芩素、黄芩素、木蝴蝶素 A、甘肃黄芩苷元（ganhuangenin）等。川黄芩根含黄芩苷、汉黄芩苷、黄芩素、粘毛黄芩素Ⅰ、Ⅱ，木蝴蝶素 A 和汉黄芩素等。

【药理作用】

1.抗菌作用

黄芩煎剂 100%浓度,平板法实验对痢疾杆菌、伤寒杆菌、副伤寒杆菌、霍乱弧菌、大肠杆菌、变形杆菌、绿脓杆菌、葡萄球菌、溶血性琏球菌（a,B）、肺炎双球菌、白喉杆菌等有抑制作用。黄芩煎剂试管法实验 1:1280 浓度可抑制伤寒杆菌、溶血性链球菌 a;1:640 浓度抑制溶血性链球菌 B、肺炎双球菌及福氏痢疾杆菌和人结核杆菌 H37;1:320 浓度可抑制霍乱弧菌、志贺氏痢疾杆菌;1:80 浓度时对宋内氏痢疾杆菌有抑制作用。黄芩醇浸液 0.5g/mL 或 0.05g/mL,用琼脂斜面培养,药液与培养基 1:1 混合,对绿脓杆菌有抑制作用。黄芩醇浸液 2g/mL 浓度,平皿法实验对大肠杆菌、金黄色葡萄球菌有抑制作用。黄芩煎剂、醇提剂 1g/mL 浓度,用平板法实验时对脑膜炎球菌有抑制作用。

2.抗真菌作用

取黄芩煎液用试管斜面法实验,4%浓度抑制狗小芽孢菌及堇色毛癣菌,8%浓度抑制许兰氏黄癣菌,10%浓度抑制许兰氏黄癣菌蒙古变种,15%浓度抑制共心性毛癣菌及铁锈色毛癣菌。黄芩水浸剂 1:3 浓度在试管内对堇色毛癣菌、同心性毛癣菌、许兰氏黄癣菌、奥杜盎氏小芽孢癣菌、羊毛样小芽孢癣菌、红色表皮癣菌、K 及 W 氏表皮癣菌、星形奴卡氏菌等,均有不同程度抑制作用。

3.抗病毒作用

黄芩煎剂 25%~100%浓度,体外实验对乙型肝炎病毒 DNA 复制具有抑制作用。

4.抗炎、抗变态

黄芩 70%乙醇提取物 200~500mg/kg 灌胃 ,黄芩素、黄芩苷、汉黄芩素 50~100mg/kg 灌胃,可抑制醋酸引起的小鼠腹腔渗出增加,对 48/80(一种化合物名称,Sigma 生产)引起的大鼠足肿也有抑制作用。黄芩 70%乙醇提取物 500mg/kg 灌胃,黄芩素、黄芩苷及汉黄芩素 100mg/kg 灌胃,对大鼠佐剂性关节炎有抑制作用。黄芩水提物 100~200mg/kg 灌胃,对大鼠被动皮肤过敏反应(PCA)有抑制作用,但对氯化苦引起的小鼠接触性皮炎(耳肿胀)无明显影响。黄芩抑制被动皮肤过敏反应(PCA)的生物活性成分为黄芩苷及黄芩素。黄芩苷、黄芩素对实验性气喘有效,黄芩苷 4~10g/mL 浓度可抑制豚鼠气管 Schultz-Dale 反应,并有抗组胺、抗胆碱及罂粟碱样作用。黄芩素不溶于水,其两个水溶性衍生物黄芩素-6-磷酸二钠(BPS)及黄芩素-6-硫酸二钠(BSS),于抗原攻击前 5mg/kg 静脉注射,对大鼠 PCA 具有抑制作用。10mg/kg 静脉注射于抗原攻击前 10min 给药,对豚鼠过敏性气喘有抑制作用。BPS 及 BSS 于 4~10g/mL 浓度时,对离体豚鼠肠管及气管 chultz-Dale 反应均有抑制作用。BPS 及 BSS 5mg/kg 静脉注射,对大鼠反向皮肤过敏反应(RCA)有抑制作用。5~10mg/kg 静脉注射也抑制 Forssman 皮肤血管炎,但对 Arthus 反应无明显影响。黄芩素及 BPS 结构上与抗过敏药色甘酸二钠(DSCG)相类似,但 DSCG 为双色酮类,黄芩素及 BPS 为单色酮类,DSCG 对反应素(Reagin)抗体介导的过敏反应有高度特异性,而对非反应素(IgG)抗体介导的过敏反应几无作用。BPS 则不仅抑制反应素抗体介导的过敏反应, 如 BPS 10-6-10-4g/mL 抑制抗原引起的猴肺介质释放,ipBPS 200mg/kg 抑制大鼠同种 PCA,4~10g/mL 抑制反应素抗体介导的大鼠肥大细胞脱颗粒等,也抑制非反应素抗体介导的反应,BPS4~10g/mL 可抑制卵白蛋白致敏豚鼠肺释放介质及抑制抗 IgE 抗体引起的人肺释放过敏介质。认为 DSCG 分子中两个色酮核间有一定距离, 可结合于反应素抗体功能位置上, 而不适合于非反应素抗体,但单色酮的黄芩素或 BPS 可以两个分子结合于这两种抗体上。黄芩素对大鼠血小板花生四烯酸代谢中产生的环氧酶与脂氧酶均有抑制作用,对脂氧酶更具选择性,其 IC50 为 $0.12\mu m$,而对环氧酶的 IC50 为 6917 倍于脂氧酶。黄芩素对大鼠白细胞可抑制花生四烯酸代谢,抑制脂氧酶代谢产物 5-羟基二十碳四烯酸(5-HETE)及环氧酶代谢产物 12-羟基十七

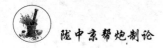

碳三烯酸(HHT)的生成,其 IC50 分别为 7.13±0.767μm 及 5.53±16.9μm。黄芩苷对白细胞 5-HETE 的形成也有抑制作用,但不抑制 HHT 的形成,汉黄芩素抑制 HHT 的形成。IC50 为 14.6±3.51μm 的黄芩成分,对化合物 48/80 刺激大鼠腹腔肥大细胞释放组胺的抑制作用, 黄芩素的 IC50 为 52.1μm,黄芩苷 IC50 为>200μm,汉黄芩素的 IC50 为 40.0μm,汉黄芩素-7-O-D 葡萄糖醛酸的 IC50 为 140.0mol/l,(25)2′,5,6′,7-四羟黄烷酮的 IC50 为 17.7μm,(2R,3R)-2′,3,5,6′,7-五羟黄烷酮的 IC50 为 15.5μm,白杨素(Chrysin)的 IC50>200μm,黄芩新素Ⅱ(Skullcapflavon Ⅱ)的 IC50 为 15.0μm。黄芩苷 10~100mg/mL,对钙离子载体 A23187 诱导的大鼠腹腔巨噬细胞产生 PGE2 及 TXA2 均有明显抑制作用。

5.对中枢神经系统的作用

ip 黄芩煎剂 4g/kg, 对小鼠防御性条件反射可使阳性反射时间延长,而对非条件反射及分化无影响,说明黄芩可加强皮层抑制过程。黄芩煎剂 2g/kg,对伤寒混合疫苗致热家兔有解热作用。但也有报道黄芩水煎剂或酒浸剂 5~9g/只灌胃,不能证明黄芩对伤寒疫苗致热家兔有解热作用。

6.对心血管的作用

黄芩醇提液 1g/kg 静脉注射,可使麻醉犬血压下降。黄芩煎剂 0.06g/kg 静脉注射,对麻醉犬具有明显降压作用。黄芩素 20mg/kg 静脉注射,可使麻醉犬血压下降 40%~50%。黄芩苷在豚鼠离体主动脉条、肺动脉条、气管条及右心房,均有竞争性的拮抗肾上腺素、去甲肾上腺素及多巴胺引起的收缩作用,也拮抗异丙肾上腺素舒张气管和增加右心房自发频率作用。提示黄芩苷对 a、B1、B2 受体均有阻断作用。

7.抗血小板聚集及抗凝作用

黄芩素、汉黄芩素、千层纸素 A、黄芩黄酮Ⅱ及白杨素(chrysin)等,均可抑制胶原诱导的大鼠血小板聚集。白杨素对 ADP 诱导的血小板聚集有抑制作用, 黄芩素及汉黄芩素对花生四烯酸诱导的血小板聚集有抑制作用,黄芩素及黄芩苷对凝血酶诱导的纤维蛋白原转化为纤维蛋白也抑制。黄芩素及黄芩苷 20~50mg/kg 灌胃,可以防止血小板及纤维蛋白原含量的降低。

8.降血脂作用

黄芩水浸液 10% 浓度 2mL/只灌胃,连续给药 7 周,可使胆固醇喂饲的家兔血清胆固醇含量下降。黄芩素、黄芩苷 100mg/kg 灌胃,可降低实验性高血脂大鼠(玉米油、胆固醇、胆酸喂饲)血清游离脂肪酸、甘油三酯及肝甘油三酯的含量。黄芩黄酮 II 100mg/kg 灌胃,可降低血清总胆固醇及肝甘油三酯的含量,增加血清高密度脂蛋白-胆固醇(HDL-ch)的含量。汉黄芩素 100mg/kg 灌胃,可防止肝甘油三酯的沉积并增加血清 HDL-ch 的含量。黄芩素、黄芩苷 100mg/kg 灌胃,对乙醇引起的高血脂大鼠,可降低肝总胆固醇、游离胆固醇及甘油三酯含量。汉黄芩素能降低血清甘油三酯的水平,黄芩素能增加血清 HDL-ch 的含量。

9.保肝、利胆、抗氧化作用

ip 黄芩甲醇提取物 1000mg/kg,对异硫氰酸萘酯(ANIT)引起的大鼠肝损害具有抑制作用,可抑制血清胆红素的增加。黄芩醇提物 50~100mg/kg、黄芩苷 50~100mg/kg 灌胃,对家兔有利胆作用。汉黄芩素体外实验,对大鼠肝微粒体脂质过氧化具有抑制作用,使丙二醛(MDA)含量下降。黄芩素及黄芩苷、汉黄芩素、黄芩黄酮 II、汉黄芩素-7-O-D 葡萄糖醛酸,对 FeCl2-维生素 C-ADP 混合物诱导的大鼠肝匀浆脂质过氧化有抑制作用,使肝 MDA 的形成显著下降,对 NADPH-ADP 引起的脂质过氧化亦抑制。

10.抗癌作用

黄芩醚提物对小鼠白血病 L1210 细胞具有细胞毒作用,半数有效量为 10.4mg/mL,黄芩黄酮 II 对小鼠 L1210 细胞的半数有效量为 1.5μg/mL。黄芩苷、黄芩素及汉黄芩素对 L1210 作用不显著。

11.其他作用

黄芩素 10~20mg/kg 静脉注射,对麻醉犬有利尿作用。黄芩煎剂 4g/kg 灌胃,对大鼠半乳糖性白内障有防治作用,可延缓白内障的形成。黄芩苷对大鼠晶体醛糖还原酶具有抑制作用。黄芩苷 150mg/kg 灌胃,对链黑霉素引起的糖尿病大鼠血糖水平无明显下降,但红细胞山梨醇含量于治疗后显著降低。提示在动物体内也有抑制醛糖酶的作用,有可能用于糖尿病性并发症的防治。黄芩苷、黄芩素及汉黄芩素 50~125μg/mL,对小鼠肝唾液酸酶有抑制作用。黄芩苷 100mg/kg、葡萄糖醛酸 43mg/kg,皮下注射均可对抗士的宁引起的小鼠死亡,而苷元黄芩素无效,认为黄芩苷水解后的葡萄糖醛酸起着解毒作用。黄芩对 PGs 的代谢有较广泛的影响,水提物对 PGs 的生物合成具有抑制作用。

【性味归经】苦,寒。归肺、胆、脾、大肠、小肠经。

【功能主治】清热燥湿,泻火解毒,止血,安胎。用于湿温、暑温、胸闷呕恶,湿热痞满,泻痢,黄疸,肺热咳嗽,高热烦渴,血热吐衄,痈肿疮毒,胎动不安等。酒黄芩善清上焦之热,炒黄芩宜除中焦湿热,黄芩炭长于止血。

【用法用量】3~9g。

【处方用名】黄芩、条芩、苦芩、子芩、片芩,皆付未经炒制的黄芩。注明"酒"付酒制黄芩,注明"炒"付炒制黄芩,注明"炭"付黄芩炭。

元　　胡

Rhizoma Corydalis

【来源】本品为活血祛瘀药。系罂粟科植物延胡索 *Corydalis turtschani-novii* Bess .f. yanhusuo Y.H.Chou et C.C.hsü 的干燥块茎。

【炮制方法】

1.醋炒元胡:取净选元胡,加入适量米醋拌匀,闷润约 24h,待药料被润透后投入锅内用文火加热拌炒,出锅,晾凉,即得。

2.醋煮元胡:将净制的元胡投入锅

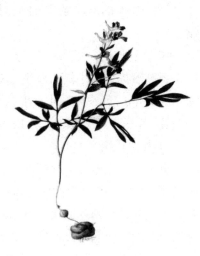

中,加入适量米醋和清水没过药面约 3cm,以文火加热焖炖,不断搅拌,待米醋溶液被药物完全吸尽后出锅,干燥,即得。

【操作要领】

1.醋炒元胡前用醋将元胡润透,以米醋被药料全部吸收为度。炒制宜用微火,避免焦化。每 100kg 元胡用米醋 20kg。炮制成品规格以外表呈深黄色、无焦斑,且可嗅到醋酸的气味为标准。

2.醋煮元胡时宜用微火加热,闷透即可,不应剩汤液。每 100kg 元胡用米醋 20kg,加入清水 40kg 进行稀释。炮制成品规格以辅料渗透均匀,药物无生心,可嗅到醋酸气味为标准。

【炮制研究】明代医药学家李时珍在《本草纲目》一书中有“心痛欲死,速觅元胡”之说,故元胡系中医常用的止痛药物。元胡含有多种生物碱,其主要生物活性成分为四氢帕马丁和延胡索甲素。

为阐明炮制元胡的机理,有人对生元胡、醋炒元胡、酒炒元胡的水煎液分别进行了化学成分比较,同时还拟定了数种改进的炮制方法。此外,还测定了由这些改良炮制方法所得炮制品的水煎液总生物碱含量,并与传统炮制品总生物碱含量进行了比较。

1.未经炮制的元胡水煎液、醋炒元胡水煎液和酒炒元胡水煎液,均呈现出生物碱、香豆精苷、树脂、皂苷、多糖以及还原糖的反应。

2.元胡总生物碱含量比较:以元胡中总生物碱含量为 100% 计,生品水煎液含 25.06%,醋炒水煎液含 49.33%,酒炒水煎液含 22.66%。

3.改良炮制法元胡总生物碱含量比较:将元胡粗末炒热后拌醋炒干,用酒石酸和柠檬酸分别代替米醋炮制元胡。结果,生品水煎液含总生物碱 25.06%,醋炒水煎液含总生物碱 49.33%,改良醋炒法水煎液含总生物碱 52.00%,柠檬酸法水煎液含总生物碱 64.66%,酒石酸法水煎液含总生物碱 68.02%。

根据上述对比实验认为:

1.生元胡及其水煎液、醋炒元胡水煎液和酒炒元胡水煎液所含成分一致。醋炒元胡水煎液中总生物碱含量,比生品的水煎液含量高。可知元胡经醋炒制后总生物碱在水中的溶解度有明显提高, 其原因为生品所含游离生物碱与醋酸结合后生成了易溶于水的生物碱盐。因此,醋炒元胡水煎液中的生物碱含量高于生品元胡水煎液。

2.根据动物实验和临床报道,元胡中所含镇痛成分生物碱呈游离状态,难溶于强极性的水中。因此,生品水煎液中生物碱含量较低,其止痛效果不及研粉吞服。但是,经过醋炒制后其水煎液生物碱浓度较高,止痛效果亦相应增强,从而起到了与研粉吞服相近的治疗作用。

3.在各种炮制规格的水煎液样品中,以酒炒元胡水煎液中总生物碱含量最低。这是由于酒中所含乙醇成分虽然是生物碱的良好溶剂,但是浓度低、用量小,且挥发性强。加之将元胡炒至干燥或微焦时,其中所含部分生物碱被分解破坏。因此,酒炒元胡较其他辅料炮制品水煎出总生物碱含量为低,故认为酒炒元胡缺乏实际的临床应用价值。

4.用酒石酸和柠檬酸水溶液炮制的元胡,总生物碱水煎出量比醋制品为高,其原因为酒石酸与柠檬酸均无挥发性,与生物碱结合成盐的中和反应过程较完全。而醋具有挥发性,且与生物碱结合成盐反应不完全。因此认为,采用酒石酸法和柠檬酸法炮制元胡是可行的。

【化学成分】延胡索含有多种生物碱,其中主要成分为d-紫堇碱(d-corydaline)、dl-四氢巴马亭(dltetrahydropalmatine)、原鸦片碱(pro-topine)、l-四氢黄连碱(1-tetrahydrocoFtisine)、d_1-四氢黄连碱(dltetrahy-drocoptisine)、黄连碱(coptisine)等。齿瓣延胡索含有紫堇碱、四氢巴马亭、比枯枯灵(bicuculline)等。

【药理作用】从元胡中分离出的主要生物活性成分延胡索甲素、乙素、丑素、癸素等,均具有镇痛作用。其中,尤以四氢帕马丁的镇痛、镇静作用最为显著,它是一种消旋四氢棕榈碱,与黄连素为同一类型的分子结构。与巴比妥类药物有协同作用,亦能对抗苯丙胺和咖啡因的中枢兴奋作用。此外,四氢帕马丁还具有抗5-HT以及使甲状腺重量增加的作用。去氢延胡索甲素可增加冠脉血流量及心肌营养性血流,防止心肌缺血。皮下注射去氢延胡索甲素对大鼠的实验性胃溃疡,特别是幽门结扎或阿司匹林诱发的胃溃疡,均有一定保护作用。另外,对胃液分泌及胃酸均有抑制作用。

　　动物实验研究证明,元胡中所含紫堇碱、四氢巴马亭具有镇痛作用。其中,四氢巴马亭镇痛指数较高。四氢巴马亭对大脑皮层及皮层下的电活动具有抑制作用,尤以皮层运动区域较为敏感。去氢紫堇碱能保护大鼠因饥饿或注射可的松和利血平等产生的实验性胃溃疡,减少胃液分泌,使胃酸及胃蛋白酶含量降低。

　　【性味归经】辛、苦,温。归肝、脾经。

　　【功能主治】活血,利气,止痛。用于胸胁脘腹疼痛,经闭痛经,产后瘀阻,跌仆肿痛等。

　　【用法用量】3~9g,研末吞服 1~1.5g。

　　【处方用名】元胡、延胡索、醋元胡,皆付醋炒或醋制元胡。本品一般不生用。

甘　　草

Radix Glycyrrhizae

　　【来源】本品为补气药。系豆科植物甘草 *Glycyrrhiza uralensis* Fisch.、胀果甘草 *G.inflata* Bat.或光果甘草 *G.glabra* L. 的干燥根及根茎。

　　【炮制方法】

　　1. 甘草：将原皮甘草去净杂质,分开粗、细条,加入适量清水浸泡。春、秋季节浸泡 4h 左右,夏季浸泡约 2h,冬季浸泡约 8h。待泡至

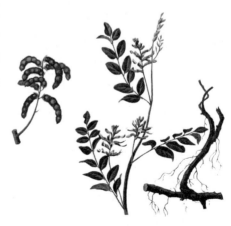

三成透时捞出,根据药材个子大小以及季节不同酌情适当闷润。一般春、

秋季闷润约 12h,夏季闷润约 6h,冬季闷润约 24h。待药料水分内外滋润一致、内无干心时捞出,切为厚片,干燥,即得。

2.甘草梢:取经滋润透的甘草,选择尾端细梢部位,切制为厚片,干燥,即得。

3.粉甘草:将甘草刮去外皮,加入适量清水浸泡至三成透,捞出,闷润,至药物内外水分滋润一致、无干心时,切制为厚片,晾干,即得。

4.蜜炙甘草:将甘草饮片去净杂质,备用。另取适量炼蜜,加入蜜用量 1/3 的沸水进行稀释(可适当加热使溶化),然后均匀淋洒于饮片中,搅拌均匀,闷润 2~3h,使蜂蜜溶液被药料全部吸收为度。将锅预热,投入蜜润甘草饮片,用文火加热连续拌炒,待药物外表呈深黄色,松散且不粘手,可嗅到蜂蜜与甘草的混合气味时出锅,晾凉,即得。

【操作要领】

1.甘草、甘草梢及粉甘草,在切制前浸泡时加水量应适度,以免成分流失。可采取少泡多润的方法。

2.蜜炙甘草过程中火力不能太强,以免饮片表面产生黑色焦斑点。每 100kg 甘草用炼蜜 25kg。炮制成品规格以药物色深黄而润泽,握之成团,松手即散,不黏手为标准。

【炮制研究】甘草中主含甘草皂苷(甘草酸)以及甘露醇、葡萄糖、蔗糖和淀粉等。其中,甘草皂苷为其主要生物活性成分。有人对蜜炙甘草和甘草饮片的主要化学成分进行了实验研究,结果如下:

1.蜜炙前后甘草皂苷与甘草苷含量的比较

经含量测定表明:生甘草含甘草皂苷为 5.32%,蜜炙甘草含量为 4.23%,后者较前者甘草皂苷损失量达 20.5%。但甘草苷含量二者基本持平,每克含有相当于 6.25mg 还原糖的甘草苷。

2.甘草浸泡切片前后甘草皂苷的含量比较

实验从 50kg 甘草原料中提取甘草皂苷 3.5kg。另取 50kg 甘草,加水浸泡后切片,从其剩余浸泡液中提取出甘草皂苷 350g。证明甘草经浸泡后,其所含甘草皂苷损失约 10%。

综上所述,甘草中甘草皂苷含量分别为:生甘草>甘草饮片>蜜炙甘草。因此,有必要对甘草的加工炮制方法做进一步的改进,以降低主要成分的损失率。

【化学成分】甘草主含甘草甜素(glycyrrhizic)、甘草酸(glycyrrhizic acid)、甘草次酸(glycyrrhetic acid,glycyrrhetinic acid)、甘草黄苷(甘草苷,liquiritin)、甘草素(liquiritigenin)、甘草苦苷(glycyamarin)、异甘草黄苷(iso-liquiritin)、二羟基甘草次酸(dihydroxyglycyrrhetic acid,即 grabric acid)、甘草西定(licoricidin)、甘草醇(glycyrol)、5-O-甲基甘草醇(5-O-methyl glycerol)、异甘草醇(iso-glycyrol)等。甘草酸(glycyrrhizic acid)又称甘草甜素,系甘草的主要生物活性成分。甘草酸为甘草次酸的二葡萄糖醛苷,为甘草的甜味成分,存在于甘草属植物中,其在乙酸中可结成片状或棱柱状晶体,于220℃分解,可溶于水。另外,甘草次酸有两种同质异晶体,熔点分别为300℃~304℃、287℃~293℃,比旋光度〔α〕D+163°,能溶于乙醇。

【药理作用】

1.对消化系统的作用

甘草甜素的浸膏及甘草中黄酮苷类成分,对大鼠实验性溃疡具有明显的保护作用。

2.肾上腺皮质激素样作用

甘草浸膏、甘草甜素及甘草次酸,对健康人及动物均有促进钠、水潴留的作用。小剂量甘草甜素(每只100μg)能使大鼠胸腺萎缩及肾上腺重量增加,产生糖皮质激素可的松样作用。大剂量时则糖皮质激素样作用不明显,仅呈现盐皮质激素样作用。

3.解毒作用

甘草浸膏及甘草甜素对某些药物中毒、食物中毒、体内代谢产物中毒等,均具有一定的解毒能力,解毒作用的生物活性成分为甘草甜素。其解毒机制为甘草甜素对毒物的吸附作用、甘草甜素水解产物葡萄糖醛酸能与毒物结合而增强肝脏的解毒能力以及甘草甜素具有肾上腺皮质激素样作用等。其解毒机制系诸多综合因素作用的结果。

4.止咳平喘作用

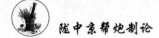

甘草次酸具有明显的中枢性镇咳作用，大剂量的甘草次酸可使小鼠呼吸抑制。

5.其他作用

甘草浸膏具有调节机体免疫功能和抗心律失常的作用。此外,甘草甜素、甘草次酸盐尚有抗炎、抗过敏、抗肝损伤、抗促癌、抗菌和抗艾滋病毒(甘草甜素)等作用。

【性味归经】甘,平。归心、肺、脾、胃经。

【功能主治】补脾益气,清热解毒,祛痰止咳,缓急止痛,调和诸药。用于脾胃虚弱,倦怠乏力,心悸气短,咳嗽多痰,脘腹及四肢挛急疼痛,痈肿疮毒等。生甘草泻火解毒,甘草梢利尿通淋,粉甘草解毒止呕,蜜炙甘草补脾益气、益阴复脉。

【用法用量】1.5~9g。不宜与大戟、芫花、甘遂同用!

【处方用名】甘草、粉甘草、甘草梢、皮甘草,皆生用。注明"炙"付蜜炙甘草。

【备注】甘草皂苷、甘草酸、甘草甜素,皆为同一化学成分的不同命名。因其味甘甜,故称为甘草甜素。

白 芍

Radix Paeoniae Alba

【来源】本品为补血药。系毛茛科植物芍药 *Paeonia lactiflora* Pall.(*P. albiflora* Pall.)的干燥根。

【炮制方法】

1.白芍:将原药材除去杂质,按大、中、小分档,适量加入清水浸泡。根据季节和药材个子大、小不同,浸泡 8~12h,捞出,闷润 12~24h,至药料内外水分滋润一致、无干心时取出,切为薄片,晾干,即得。

2.酒炒白芍:将饮片置于容器中，喷入适量黄酒，搅拌均匀，闷润 3~4h，然后投入锅内用文火加热拌炒;至饮片部分挂火色、表面微黄,且散发出酒香气味时出锅,晾凉,即得。

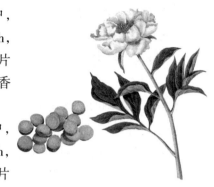

3.醋炒白芍:将饮片置于容器中，喷入适量米醋，搅拌均匀，闷润 3~4h，然后投入锅内用文火加热拌炒;至饮片部分挂火色、表面微黄,且散发出醋酸气味时出锅,晾凉,即得。

4.麸炒白芍:将锅预热,投入适量麦麸皮拌炒至冒青烟,然后倾入白芍饮片用中火连续拌炒至微黄色,出锅,筛去麸皮,晾凉,即得。

5.土炒白芍:取灶心土(伏龙肝)适量,碾成细粉,投入热锅内翻动拌炒至呈灵活状态、土内所含挥发物被驱除净时,投入白芍饮片连续进行拌炒。待药物表面附着土色,外表微显红黄色,且可嗅到白芍固有的气味时出锅,筛除灶心土,晾凉,即得。

6.炒白芍:将饮片投入热锅内,用文火加热拌炒,炒至部分饮片挂火色时出锅,晾凉,即得。

7.焦白芍:将饮片投入热锅内,先用文火、后用武火加热拌炒,炒至药物外表呈焦褐色时,随即喷入适量清水,再略炒片刻,出锅,干燥,即得。

【操作要领】

1.酒炒白芍、醋炒白芍过程中,宜用文火加热炒制,并勤加搅拌,以免炮制品表面火色不均匀。酒炒白芍每 100kg 药物用黄酒 10kg。炮制成品规格以挂火色,无焦斑,可嗅到酒香气味为标准;醋炒白芍每 100kg 药物用米醋 20kg。炮制成品规格以挂火色,无焦斑,可嗅到醋酸气味为标准。

2.麸炒白芍过程中火力宜先强、后弱,炒制时间要短,操作要迅速。每 100kg 白芍用麦麸皮 10kg。炮制成品规格以饮片赋色,火色均匀为标准。

3.土炒白芍过程中宜文火加热,以免炒焦。待灶心土被加热至灵活状态时,方可投入饮片,否则土不能附着于饮片表面,从而影响炮制质量。注意:每炒制一锅药物,须更换一次新土。每 100kg 白芍用灶心土 30kg。炮

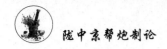

制成品规格以药物表面均匀挂土,火色一致为标准。

4.炒白芍宜用微火,避免炒焦。操作时亦可在热锅中先投入少量滑石粉,其次投入饮片进行拌炒。炮制成品规格以部分饮片挂火色,火候一致为标准。

5.焦白芍炒制时宜先微火、后强火,防止炒炭化。炮制成品规格以表面焦褐色,无炭化为标准。

【炮制研究】芍药"白补而赤泻,白收而赤散也。白者味甘补性多,赤者味苦而泻性多。生者性凉其性阴沉,酒炙微平,产后腹痛尤须酒炙"。白芍生用敛阴平肝,用于治疗肝阳上亢之头痛;用酒制后则可减弱其酸、寒之性,擅长中和缓急,用于治疗月经不调及产后腹痛;醋制可增强其平肝止痛之功;经麸炒可缓和其药性,擅长养血敛阴,用于治疗肝旺脾虚;土炒可改善其酸、寒之性,得土、火之气,以达到土中泻木之能,具有健脾止泻之功;白芍经炒制,降低了其苦、酸、寒性,缓和了药性,增强了补肝敛阴的作用;焦白芍取其凉血、止血之效,用于治疗崩漏带下诸症。

采用高效液相色谱法,经对6种炮制品中芍药苷水煎出量的测定结果表明,芍药苷的煎出量与炮制成品的规格有关。芍药苷含量依次为生品>麸炒品>醋炒品和炒黄品(清炒品)>炒焦品>酒炒品。该方法实验结果回收率平均值为99.8%,变异系数为1.9%。

【化学成分】白芍含芍药苷(Paeoniflorin)、牡丹酚(Paeonol)、芍药花苷(Paeonin),亦含苯甲酰芍药苷(Benzoylpaeoniflorin)、芍药内酯苷(Albiflorin)、氧化芍药苷(Oxypaeoniflorin)、芍药吉酮(Paeoniflorigenone)、苯甲酸(Benzoic acid)、β-谷甾醇(β-Sitosterol)、没食子鞣质(Gal- lotannin)等。此外,尚含挥发油、脂肪油、树脂、糖、淀粉、黏液质、蛋白质和三萜类成分等。

【药理作用】

1.对中枢神经系统的作用

芍药苷对醋酸引起的扭体反应具有明显的镇痛作用,与甘草的甲醇复合物合用,二者对醋酸扭体反应有协同镇痛作用。白芍总苷(TGP)对吗啡、可乐定抑制小鼠扭体反应亦有协同作用。白芍总苷的镇痛作用不能被纳洛酮阻断,亦不影响低频电场刺激的豚鼠回肠纵肌收缩,提示白芍的镇痛作用不是兴奋阿片受体所致。白芍总苷(1~40mg/kg)呈剂量依赖性抑制小鼠扭体、嘶叫及热板反应。不同的疼痛指标,反映不同的痛整合中枢的功能活动,甩尾反应主要由脊髓参与完成,而嘶叫、舔后足反应在高级中枢完成, 能在一定程度上反映情绪活动。白芍总苷对甩尾反应无明显影响,但可抑制嘶叫、舔足反应,表明白芍总苷作用部位在高级中枢。

白芍总苷可明显抑制小鼠活动, 对电刺激引起的小鼠激怒反应亦有明显抑制作用。ip白芍总苷(5~40mg/kg),能降低小鼠和大鼠的正常体温,并呈剂量依赖关系,作用高峰在0.5~1h,其降温作用受环境影响,给大鼠侧脑室注射微量白芍总苷(2.4mg/kg)亦有明显降温作用。皮下注射H_1-受体阻断剂氯苯那敏(10mg/kg、20mg/kg),可明显拮抗白芍总苷对大鼠和小鼠的降温作用。因此,有人认为白芍总苷的降温作用与增敏脑内H_1-受体有关。但是,腹腔或皮下注射白芍总苷(40mg/kg),对正常豚鼠和家兔无明显降温作用。

2.对心血管系统的作用

白芍水溶物可明显延长异丙肾上腺素所致心肌缺氧的存活时间,对抗由垂体后叶素引起的心电图变化,增加小鼠心肌的营养性血流量。在体实验表明,白芍具有收缩血管和增加外周阻力的作用,白芍总苷可使兔舒张压升高,dp/dtmax增加、心率减慢。白芍总苷能使离体兔耳血管扩张,使每分钟内的滴数和容量(mL)增加。对离体兔主动脉条无明显作用,但能显著增加NA对兔主动脉条的收缩作用。

3.解痉作用

芍药苷有较好的解痉作用, 其解痉作用是它直接作用于肠管平滑肌的结果。芍药苷及芍药的浸出液对豚鼠离体小肠均有抑制自发收缩、降低紧张性的作用。对乙酰胆碱引起的肠管收缩无明显作用,但可抑制氯化钡引起的肠管收缩。通过对芍药甘草汤解痉作用的研究,有人认为白芍抑制副交感神经末梢乙酰胆碱的游离,具有突触前抑制作用。白芍的作用被认为与腺苷样物质有关,但茶碱不能完全抑制芍药的作用。因此,芍药的作用除了与腺苷样物质有关外,尚有其他物质参与。芍药的配糖体对小鼠离

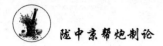

体子宫运动低浓度时呈兴奋性、高浓度时则呈抑制作用。此外,芍药苷对催产素引起的子宫收缩具有明显的抑制作用。

4.对肝脏的保护作用

白芍提取物对 D-半乳糖胺所致肝损伤和 SGPT 升高,具有明显的对抗作用,能使 SGPT 降低,并使肝细胞的病变和坏死恢复正常。白芍的乙醇提取物能使黄曲霉素 B1 引起的大鼠急性肝损伤表现出的乳酸脱氢酶及同工酶的总活性升高得以降低。白芍总苷可抑制四氯化碳所致小鼠血浆 GPT 和乳酸脱氢酶升高,并对肝脏组织嗜酸性变性、坏死具有一定的对抗作用。有人认为,四氯化碳所致的肝损伤是因细胞膜结构发生过氧化作用而破坏,使血中谷丙转氨酶和乳酸脱氢酶升高所致。而白芍总苷可能对肝细胞损伤具有保护作用,因此可使转氨酶降低。

5.抗炎作用

实验研究表明,白芍总苷对大鼠佐剂性关节炎具有明显的防治作用,同时可使大鼠腹腔巨噬细胞产生的大量过氧化氢、白细胞介素-1 水平下降,并可使大鼠佐剂性关节炎所致低下的胸腺分裂原反应以及脾淋巴细胞产生白细胞介素-2 的能力恢复正常。提示白芍总苷对佐剂性关节炎大鼠具有抗炎和机能依赖性免疫调节作用。白芍提取物能显著抑制大鼠蛋清性急性炎症水肿,对棉球肉芽肿亦有抑制其增生的作用。

6.对免疫系统的作用

研究表明,白芍对巨噬细胞的吞噬功能具有增强作用,每天给小鼠饲以 50% 的白芍水煎剂 0.8mL/只,连续 5d,小鼠腹腔巨噬细胞的吞噬百分率和吞噬指数,均较对照组有明显提高。每天用白芍总苷 40mg/kg 给小鼠灌胃,亦能促进其腹腔巨噬细胞的吞噬功能。实验证明,白芍总苷对腹腔巨噬细胞的吞噬功能具有调节作用,对脂多糖诱导的大鼠腹腔巨噬细胞产生白细胞介素-1 具有低浓度促进、高浓度抑制的作用。由于白细胞介素-1 在免疫调节及慢性炎症性疾病的形成中均起重要作用,因此可认为白芍总苷调节白细胞介素-1 的产生,可能是其发挥免疫调节及防治关节炎的机制之一。亦有实验表明,白芍总苷对大鼠腹腔巨噬细胞产生白三烯 B4 呈抑制作用,并有剂量依赖关系。其 100mg/L 的抑制作用与相同剂量的非甾体类抗炎药氟灭酸相当，但作用较缓慢。其 0.66mg/L 抑制率为 50%。所以，白芍总苷的抗炎和免疫调节作用，可能也与其影响白三烯 B4 的产生有关。

【性味归经】苦、酸,微寒。归肝、脾经。

【功能主治】平肝止痛,养血调经,敛阴止汗。用于头痛眩晕,胁痛、腹痛,四肢挛痛,血虚萎黄,月经不调,自汗、盗汗等。

【用法用量】6~15g。不宜与藜芦同用!

【处方用名】白芍、芍药、杭白芍、亳白芍,皆付生白芍。注明"酒"付酒炒白芍,注明"麸炒"付麦麸皮炒白芍,注明"土炒"付灶心土炒白芍,注明"炒"付清炒白芍,注明"焦"付焦白芍。

【备注】产于浙江的白芍称为杭白芍,产于安徽的白芍称为亳白芍,产自河南、山东、陕西、贵州以及湖南等地的统称为白芍。

苍　术

Rhizoma Atractylodis Lanceae

【来源】本品为芳香化湿药。系菊科植物茅苍术 *Atractylodes lancea*（Thunb.）DC.、北苍术 *A.chinensis*（DC.）Koidz.或关苍术 *A.japonica* Koidz. ex Kitam.的干燥根茎。

【炮制方法】

1.苍术:将药材去净杂质,洗净泥土,加入适量清水浸泡,春、秋季浸泡约 4h,夏季浸泡约 2h,冬季浸泡约 6h。捞出,闷润,春、秋季闷润 8h 左右,夏季闷润 6h 左右,

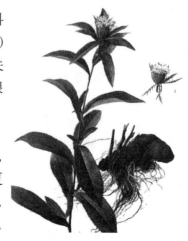

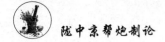

冬季闷润12h左右。待水分内、外滋润一致,取出,晾晒至七成干,切为横片,干燥,即得。

2.米泔水炒苍术:在苍术饮片中喷入适量米泔水,边喷淋、边搅拌,闷润约2h,至米泔水被饮片吸尽为度,备用。将锅预热后投入苍术片,以文火加热拌炒,待饮片接近干燥、表面微显火色,且可嗅到苍术固有的气味时出锅,干燥,即得。

3.清炒苍术:将锅预热,投入净苍术饮片,先用文火、后用武火加热拌炒,炒至饮片呈焦黄色,且可嗅到苍术固有的气味时出锅,晾凉,即得。

4.麦麸皮炒苍术:将锅烧热,投入适量麦麸皮拌炒至冒青烟,随之投入苍术片用文火加热拌炒,至饮片表面呈深黄色时出锅,晾凉,即得。

【操作要领】

1.切制后的苍术饮片应晾干,切忌高温干燥,以免成分损失。

2.炒苍术宜用微火,避免炒焦。炮制成品规格以挂火色,无焦斑为标准。

3.炒制焦苍术时应勤加搅拌,以使药物受热均匀。炮制成品规格以外表焦黄色,有焦黑斑为标准。

4.麸炒苍术的过程中火力宜先强、后弱,炮制时间要短,操作要迅速。炮制成品规格以外表深黄色, 火色均匀为标准。每100kg苍术用麦麸皮10kg。

【炮制研究】苍术生用性燥,经炒制后可缓和其辛温苦燥之性,增强健脾益胃之功。故祛风发汗宜生用,燥湿健脾益炒用。

苍术主要含挥发性成分,其中茅苍术含油量为5%~9%,北苍术含油量为1%~2.5%。挥发油中主要成分为苍术素、茅术醇、β−桉醇以及桉香油醇等。苍术一般经炮制后入药,最常用的炮制辅料为麦麸皮和米泔水,其目的是降低或消除药物的副作用。李时珍在《本草纲目》中记载:"苍术性燥,故用糯米泔浸去其油、以制其燥。"可知苍术的燥性源于油(挥发油)。陈嘉谟撰《本草蒙荃》载"麦麸皮抑制酷性勿伤上膈",从中亦可看出麸炒苍术也是为了去其燥性。

对麸炒和米泔水浸炒苍术前后挥发油含量测定表明:产自江苏的生

品苍术 50g 中平均含挥发油 0.555mL,炒制苍术为 0.6mL,米泔水浸炒苍术为 0.41mL。50g 东北苍术生品平均含挥发油 0.75mL,清炒苍术为 0.87mL,麸炒苍术为 0.85mL。可见东北苍术挥发油含量高于江苏苍术,这可能与品种和产地不同有关。

从上述结果看,米泔水浸炒苍术挥发油含量较炮制前有所下降,这与米泔水对油脂具有吸附作用相关。前人认为,苍术含有较多芳香性成分,故其燥性较强(刺激性),故需要适当地降低其含量以缓和药性。但是,挥发油难溶于水,在乙醇溶液中溶解度又过高,因之选择了介于水和酒之间的米泔水炮制苍术。由于米泔水是含有淀粉粒的混悬液,较之水能够溶出苍术中的部分挥发油,故金代李东垣指出:"泔浸火炒,故能出汗。"这里所谓的"出汗",即是指除去部分挥发性成分。综观上述论点,使用米泔水浸制苍术的传统炮制方法是有一定科学性的。这里需要指出的是,用米泔水浸制苍术虽然除去了其中部分挥发油,但苍术内所含的棕黄色水溶性成分也大量溶入了米泔水中。所以,经用米泔水浸制后的苍术饮片重量明显下降,这对药物的炮制质量和药效是否会有影响,值得进一步深入研究。另外,经麦麸皮炒制的苍术中挥发油含量反而增加,这可能与麸炒后改变了苍术中某些化学成分的结构有关。

【化学成分】

1.茅苍术:根茎含挥发油 3.25%~6.92%,内含 2-蒈烯(2-carene)、1,3,4,5,6,7-六氢-2,5,5-trimethyl-2H-2,4α桥亚乙基萘(1,3,4,5,6,7-hexahydro-2,5,5-trimethyl-2H-2,4α-ethanonaphthalene)、β-橄榄烯(β-maalinene)、花柏烯(chamigrene)、丁香烯(caryophyllene)、榄香烯(elemene)、葎草烯(humulene)、芹子烯(selinene)、广藿香烯(patchoulene)、1,9-马兜铃二烯(1,9-aristolodiene)、愈创薁醇(guaiol)、榄香醇(elemol)、苍术酮(atractylone)、芹子二烯酮【seli-na-4(14),7(11)-di-ene-8-one】、苍术呋喃烃(atractylodin)、茅术醇(hinesol)、β-桉叶醇(β-eudesmol)等。

根茎含糠醛(furlade-hyde)、乙酰氧基苍术酮(3β-acetoxyatractylone)、3β-羟基苍术酮(3β-hydroxyatracetylone)、白术内酯(butenoliede)

等,尚含色氨酸(tryptophane)、3,5-二甲氧基-4-葡萄糖氧基苯基烯丙醇(3,5-dimethoxy-4-glucosyloxy phenylallylalcohol),以及8个倍半萜糖苷等水溶性成分。此外,还含钴、铬、铜、锰、钼、镍、锡、锶、钒、锌、铁、磷、铝、锆、钛、镁、钙等无机元素。

2.北苍术:根茎含挥发油1.5%左右,主含β-桉叶醇和苍术呋喃烃,还含β-芹子烯、左旋α甜没药萜醇(α-bisabolol)、茅术醇、榄香醇、苍术酮、芹子二烯酮等。此外,尚含聚乙炔化合物、苍术呋喃烃醇(atractyoldinol)、乙酰基苍术呋喃烃醇(acetyl α-tractylodinol)等。

【药理作用】

1.调整胃肠运动功能

苍术水煎剂及苍术醇提物,在一定剂量范围内能明显缓解乙酰胆碱所致家兔离体小肠痉挛,并对肾上腺素所致小肠运动抑制有一定的对抗作用。苍术醇提物还能对抗乙酰胆碱、氯化钡所致大鼠离体胃平滑肌痉挛,而对正常大鼠胃平滑肌则有轻度兴奋作用。苍术丙酮提取物、β-桉叶醇及茅术醇,对氨甲酰胆碱、Ca^{2+}及电刺激所致大鼠在体小肠收缩加强,均有明显对抗作用。苍术丙酮提取物,对小鼠炭末推进运动具有明显促进作用。对番泻叶煎剂所致"脾虚泄泻"模型大鼠的小肠推进运动亢进现象,苍术煎剂具有明显的对抗作用。

2.抗溃疡作用

实验研究发现,茅苍术及北苍术对幽门结扎型溃疡、幽门结扎—阿司匹林溃疡、应激性溃疡有较强的抑制作用。两种苍术均能显著抑制溃疡、动物的胃液量、总酸度、总消化能力及胃黏膜损害。研究认为,苍术抗溃疡作用机理主要有两个方面:①抑制胃酸分泌。北苍术挥发油中的苍术醇能抑制甾体激素的释放,减轻甾体激素对胃酸分泌的刺激。茅苍术所含β-桉叶醇有抗H_2受体作用,能抑制胃酸分泌,并对抗皮质激素对胃酸分泌的刺激作用。②增强胃黏膜保护作用。北苍术可使胃黏膜组织血流量增加,从苍术中提取的氨基己糖具有促进胃黏膜修复作用。关苍术(*A. japonica*)还能明显增加氨基己糖在胃液和黏膜中的含量,从而增强胃黏膜保护作用。

3.保肝作用

苍术及 β-桉叶醇、茅术醇、苍术酮,对 CCl_4 及 D-氨基半乳糖诱发的培养鼠肝细胞损害,均具有显著的预防作用。此外,苍术煎剂对小鼠肝脏蛋白质合成有明显促进作用。

4.抑菌作用

苍术提取物具有消除耐药福氏痢疾杆菌 R 质粒的作用,可降低细菌耐药性的产生。用 95%乙醇浸泡苍术 10h,取出,放在准备消毒的手术室地面上点燃,直到苍术化为灰。经检测,消毒后空气中菌落数比消毒前明显减少。然而,早期体外研究未发现苍术水煎液有明显抗菌作用。

5.其他作用

(1)对血糖的影响:苍术煎剂灌胃给药或醇浸剂皮下给药,可使正常家兔血糖水平升高,但对四氧嘧啶性糖尿病家兔则有降血糖作用。苍术水提物灌胃,可使链霉素诱发的大鼠高血糖水平降低。有研究认为,苍术生物活性成分和腺嘌呤核苷酸在同一线粒体上起竞争性抑制作用,从而抑制细胞内氧化磷酸化作用,干扰能量的转移过程。

(2)抗缺氧:对氰化钾所致小鼠缺氧模型,苍术丙酮提取物 750mg/kg 灌胃,可明显延长小鼠的存活时间,并降低小鼠相对死亡率。苍术抗缺氧的主要活性成分为 β-桉叶醇。

(3)中枢抑制:茅苍术、北苍术、β-桉叶醇及茅术醇对小鼠具有镇静作用,能抑制小鼠自发活动。茅苍术提取物及挥发油小剂量使脊髓反射亢进,较大剂量则呈抑制作用,终致呼吸麻痹而死。茅苍术和北苍术的提取物能增强巴比妥睡眠作用,其药理活性成分主要为 β-桉叶醇和茅术醇。

(4)抗肿瘤:苍术挥发油、茅术醇及 β-桉叶醇 100mg/mL,在体外对食管癌细胞具有抑制作用,其中茅术醇作用较强。

(5)促进骨骼钙化:苍术中含有与钙磷吸收相关的维生素 D,其挥发油具有促进骨骼钙化作用。北苍术挥发油对患佝偻病的白洛克雏鸡,在一定程度上能改善其症状。

(6)对心血管系统的影响:苍术对蟾蜍心脏具有轻度抑制作用,对蟾蜍后肢血管有轻度扩张作用。小剂量静脉注射苍术浸膏可使家兔血压轻度上升,大剂量则使血压下降。

【性味归经】辛、苦,温。归脾、胃、肝经。

【功能主治】燥湿健脾,祛风明目。用于脘腹胀满,脚气水肿,风寒痹痛,雀目夜盲等。

【用法用量】3~9g。

【处方用名】苍术、南苍术、北苍术、茅苍术,皆付米泔水炒苍术。注明"生"付生苍术,注明"麸炒"付麸炒苍术,注明"焦"付焦苍术。

地　榆

Radix Sanguisorbae

【来源】本品为止血药。系蔷薇科植物地榆 *Sanguisorba officinalis* L. 或长叶地榆 *S.officinalis* L. var. longifolia(Bent.)Yü et Li 的干燥根。前者习称"柴地榆",后者习称"绵地榆"。

【炮制方法】

1.地榆:用清水将药材洗净,除去杂质,置于清水中浸泡 4~6h。捞出闷润约 12h,至药料水分内外滋润一致、断面无干心,切片,干燥,即得。

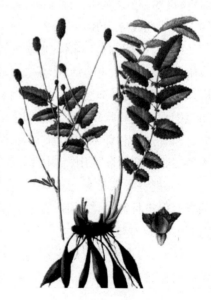

2. 地榆炭:将锅预热后投入饮片,先用文火、后用武火加热拌炒,至药料由红褐色转为黑色时改用焖烫法。待饮片变为黑色、断面呈焦黑色时,喷淋适量清水以灭除火星,出锅,干燥,即得。成品放置 3d 后入库,以免复燃。

第一章　根及根茎类药材

【操作要领】

1.浸泡药料时加水量不宜过多,以少泡多润为妥,避免药物所含鞣质随水大量流失。

2.地榆炭成品须存性,避免灰化。炭品得率应占所用生品的60%左右。炮制成品规格以表面焦黑色、断面焦褐色,存性为标准。

【炮制研究】地榆中主含鞣质以及三萜类酸性皂苷等,传统医学认为生地榆具有清热凉血之功,地榆炭具收敛止血之效。相关炮制研究认为,地榆的止血作用与采取的炮制方法有关,加热炮制可降低其鞣质含量,使止血作用减弱,故炭品止血作用不及生品。另外,地榆炭粉末对Ⅱ~Ⅲ度烧伤具有显著的疗效,地榆炭在体外具有抑制某些细菌的作用。

对于地榆炭的止血作用,前人是以"血见黑则止"这一传统理论作为依据的。地榆炭的止血作用除与碳素的吸附和收敛作用有关外,最主要的取决于药物中鞣质的含量。如果炭品的鞣质含量较生品低,那么止血效果炭品则可能不及生品,地榆制炭的合理性也就值得进一步商榷。

【化学成分】地榆根含鞣质和三萜皂苷,分离出的皂苷有地榆糖苷Ⅰ(Ziyu glycoside Ⅰ)、地榆糖苷Ⅱ(Ziyu glycoside Ⅱ),其水解后产物为坡模醇酸(Pomolic acid)和阿拉伯糖等。另外,地榆苷A、B、E(Sanguisorbin A、B及E)的苷元均为熊果酸(Ursolic acid)。地榆叶含维生素C,花含矢车菊苷(Chrysanthemin)及矢车菊双苷(Cyanin)。

【药理作用】

1.收敛作用

地榆含有鞣质,具有收敛作用。外用炒地榆粉,对兔及狗的Ⅱ度、Ⅲ度实验性烫伤面具有显著收敛作用,能使渗出减少,感染及死亡率降低。但是,从地榆中提取出的鞣质或市售之鞣酸,对烧伤的疗效均不如地榆粉,提示地榆治疗烧伤的生物活性成分除了鞣质外,尚有其他因素参与。地榆对去神经组织的烧伤疗效,比没有去神经组织的疗效稍差。

2.抗菌作用

体外实验证明,地榆100%的煎液对伤寒杆菌、脑膜炎双球菌、福氏痢疾杆菌、宋内痢疾杆菌、乙型溶血性链球菌、金黄色葡萄球菌、肺炎双球菌、白喉杆菌、大肠杆菌、枯草杆菌、伤寒杆菌、副伤寒杆菌、绿脓杆菌、霍乱弧菌及人型结核杆菌等，均具有不同程度的抑制作用，对某些真菌亦有不同程度的抑制作用，煎剂在 0.5mg/mL 时对亚洲甲型流感病毒有效。有报告认为，地榆的抗菌作用与其中所含鞣酸有关，药液经高压灭菌则抑菌作用明显减弱。

3.抗炎作用

地榆对甲醛性足跖肿胀和小鼠巴豆油性耳壳肿胀，均具有明显的抑制作用。对前列腺素 E 引起的皮肤微血管通透性亢进，具有很强的抑制作用。此外，尚能抑制大鼠棉球肉芽肿的增生，并能促进伤口愈合。

4.止血作用

生地榆、水提物、地榆炭及地榆制剂均有止血作用，地榆水提物可使出血时间明显缩短，地榆炭煎剂给家兔口服能使凝血时间明显缩短。给小鼠腹腔注射可使出血时间缩短，蛙后肢灌流实验可见血管收缩。有报告指出，地榆加热炮制可使其鞣质含量降低，止血作用减弱，因为地榆的止血作用主要与鞣质有关。因此，报告者建议，在用于治疗出血为主的疾病时以生品为好，并建议以鞣质含量作为地榆的质量标准。

5.对心脏和血压的作用

地榆煎剂低浓度可使离体蛙心收缩加强，频率减慢，心脏排出量增加；高浓度则呈抑制作用。另外，对麻醉兔有暂时性的轻度降压作用。

6.其他作用

地榆煎剂低浓度使离体兔肠收缩减弱，高浓度则使收缩加强甚至呈痉挛状态。按 3g/kg 剂量给鸽灌服煎剂，每日 2 次，共服 4 次，对静脉注射洋地黄引起的呕吐有镇吐作用，表现为呕吐次数减少；但狗服 5g/kg，共服 2 次，对静脉注射阿扑吗啡引起的呕吐无效。地榆水提取物给胃瘘手术后的大鼠口服，能显著增加其对蛋白质的消化能力。此外，鲜地榆注射液具有升高白细胞的作用。

【性味归经】苦、酸、涩，微寒。归肝、大肠经。

【功能主治】凉血止血，解毒敛疮。用于便血、痔血、血痢、崩漏，水火烫伤，痈肿疮毒等。

【用法用量】9~15g。外用适量,研粉涂敷患处。

【处方用名】地榆、炒地榆、赤地榆、黄瓜香、柴地榆,皆付地榆炭。注明"生"付生地榆。

泽　泻
Rhizoma Alismatis

【来源】本品为利尿药。系泽泻科植物泽泻 *Alisma orientalis*(*Sam.*)Juzep.的干燥块茎。

【炮制方法】

1.泽泻。取泽泻个子,加入适量清水进行浸泡。春、秋季节浸泡 2d,夏季浸泡 1d,冬季浸泡 3d。捞出,根据气候酌情闷润 1~3d,待药物水分内外滋润一致、无干心时取出,切为厚片,干燥,即得。

2.盐泽泻。炮制一法:取适量食盐加入清水溶化,然后均匀喷洒于饮片中,在药料上面压以重物进行闷润,至饮片被盐溶液滋润一致时,投入热锅内用文火加热拌炒,

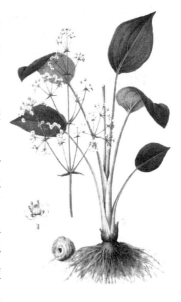

待药物表面略显火色、微黄时出锅,干燥,即得。炮制二法:用文火将泽泻饮片拌炒至微挂火色,随之喷洒入适量盐水,连续进行拌炒至干燥,出锅,晾凉,即得。

【操作要领】

1.泽泻浸泡如未润透,可将之晒至六成干后再行浸泡、闷润,如此反复浸润,直至润透为度。

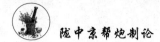

2. 炒制盐泽泻时火力不宜过强，以免炒焦。每100kg饮片用食盐2.5kg，加清水10kg溶化。炮制成品规格以挂火色，药物外表微黄、无焦黑斑点为标准。

【炮制研究】泽泻生用泻热利水；盐制后则引药下行入肾经，具有利水通淋而补阴不足的作用。有关药理实验以利尿作为指标，对生品泽泻和采用不同辅料(盐制、酒制、麸制)的炮制品进行了实验观察，同时采用"五苓散"方剂对生品和炮制品进行了药效学比较。其研究方法为：将含有生品与各种炮制品的五苓散方，分别加水煎煮30min，制成浓度为1:2的煎剂给大白鼠灌胃，结果生品、酒炒品、麸炒品均有一定的利尿作用，而盐制品几乎无利尿作用。传统炮制经验认为盐引药入肾，有增强利尿的作用。但是，从实验结果看，盐制品泽泻无论单味或复方药用，皆未显示出增强利尿的作用。所以，盐水炒泽泻的炮制价值将有待今后深入研究。

【化学成分】泽泻块茎含泽泻醇A单乙酸酯（alisol A monoacetate）、泽泻醇B单乙酸酯（alisol B monoacetate）、泽泻醇C单乙酸酯（alisol C monoacetate）、表泽泻醇(epialisol)A、泽泻薁醇(alismol)、泽泻薁醇氧化物（alismoxide）、16β-甲氧基泽泻醇B单乙酸酯（16β-methocyal-isol B monoacetate）、16β-羟基泽泻醇B单乙酸酯（16β-hydroxyal-isol B monoacetate）、谷甾醇-3-O-硬脂酰基-β-D-吡喃葡萄糖苷(sitosterol-3-O-steroyl-β-D-glucopyranos-ide)等。此外，尚含胆碱(cho-line)、糖、钾、钙、镁等成分。

【药理作用】

1.降血脂作用

泽泻的脂溶性部分对实验性高胆固醇血症家兔，具有明显的降胆固醇作用和抗动脉粥样硬化作用。由其中分离的泽泻醇A及泽泻醇A、B、C的乙酸酯，都有显著的降胆固醇作用。将泽泻醇A及泽泻醇A、B、C的乙酸酯，以0.1%的含量加入实验性高脂血症大鼠的饲料中，可使血胆固醇下降50%以上。其中，以泽泻醇A-24-乙酸酯作用最强。泽泻的乙醇提取物、乙醇浸膏的乙酸乙酯提取物等，对实验性高胆固醇血症家兔和大鼠都有降血脂作用。乙酸乙酯提取物和其不溶于醋酸的残留部分作用最强。醋酸乙酯提取物每日 po1g/kg,对饲以普通饲料的正常大鼠亦有明显的降胆固醇作用。用同位表标记法证明,泽泻醇 A 具有抑制小鼠小肠酯化胆固醇的能力,并可使胆固醇在大鼠小肠内的吸收率降低 34%,但不影响亚油酸的吸收。

2.对肝脏的保护作用

泽泻醇 A 乙酸酯、泽泻醇 B 乙酸酯和泽泻醇 C 乙酸酯,均可保护因四氯化碳中毒的小鼠肝脏。其中,以泽泻醇 C 乙酸酯效果最佳。

3.对心血管系统的作用

泽泻浸膏给犬和家兔静脉注射,具有轻度降压作用,并持续约 30min。泽泻萜醇对各种实验动物有轻度降压作用,其降压作用并不明显影响血浆肾素、ACE 活性或醛固酮水平。泽泻醇提物在体外对肾上腺素引起的兔离体主动脉条收缩有缓慢的松弛作用。泽泻萜醇可抑制由血管紧张素引起的家兔主动脉条的收缩,其收缩作用具有剂量依赖性。泽泻萜醇用于离体心脏灌流技术,可减少心排血量和心率以及左心室压力,但可增加冠脉流量。

4.利尿作用

用盐水负载的小鼠或大鼠做利尿实验,对小鼠皮下注射泽泻醇 A 乙酸酯 100mg/kg,能增加尿液中 K^+ 的分泌量,但口服同样剂量则无效。大鼠口服泽泻醇 A 乙酸酯或泽泻醇 B 30mg/kg 剂量时,可明显增加 Na^+ 的分泌量,与对照组比较 $P<0.05$ 和 $P<0.01$。

【性味归经】甘,寒。归肾、膀胱经。

【功能主治】利水通淋,清湿除热。用于小便不利,水肿胀满,泄泻尿少,痰饮眩晕,热淋涩痛,高脂血症等。

【用法用量】6~9g。

【处方用名】泽泻、建泽泻、福泽泻、川泽泻,皆付未经盐水炒制的泽泻。注明"盐"付盐制泽泻。

【备注】商品中将福建和江西产者称为"建泽泻",其个大、形圆而光滑。产自四川、云南、贵州的称为"川泽泻",其个小、皮较粗糙。习惯认为,建泽泻品质较佳。

山 药
Rhizoma Dioscoreae

【来源】本品为补气药。系薯蓣科植物薯蓣 *Dioscorea opposita* Thunb.的干燥根茎。

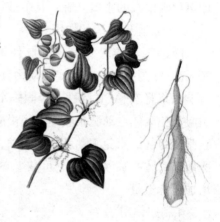

【炮制方法】

1.山药:除去原药材中杂质,按大、小分档,加入适量清水进行浸泡。春、秋季浸泡约 24h,夏季浸泡约 12h,冬季浸泡约 28h,捞出,闷润,待药物中水分内外滋润一致、中无硬心时捞出,切为厚片,晾干,即得。

2.麸炒山药:将锅预热,然后投入适量麦麸皮进行拌炒,待麸皮冒青烟时投入山药饮片连续拌炒,至饮片被麸皮均匀熏烤至深黄色时出锅,筛去麸皮,晾凉,即得。

3.土炒山药:将锅预热,然后倾入适量灶心土(伏龙肝)细粉,用文火加热连续拌炒,待灶心土呈沸腾灵活状态时,随即投入饮片连续拌炒,炒至土挂于饮片表面、颜色呈杏黄时出锅,筛除灶心土,晾凉,即得。

【操作要领】

1.山药饮片规格以片形整齐,厚度均匀,无杂质为标准。

2.麸炒山药时火力宜先强、后弱,操作要迅速,以免炒焦。每 100kg 山药用麦麸皮 10kg。炮制成品规格以深黄色,火色均匀为标准。

3.土炒山药时火力不宜太强,以土温适中,饮片表面能够均匀挂土为宜,避免药物焦化。每 100kg 饮片用灶心土 20kg。炮制成品规格以饮片表面挂土垢,色杏黄,火色均匀为标准。

【炮制研究】生山药补肾生精,益肺、肾之阴,如六味地黄丸中用之。麸炒山药增强补气益脾之力,健脾丸中多用之。土炒增强补脾止泻作用,参苓白术散内用之。麦麸皮中主含淀粉、蛋白质以及维生素类成分,且有谷香之气,味甘、性淡,补中和胃。与山药共炒可缓和药性,起到矫味、矫臭以及协同治疗之作用。灶心土主含硅酸盐、钙盐以及多种碱性氧化物,具柴草挥发性烟气味,有温中止呕、涩肠止泻之效。用之炒制山药,可降低药物寒凉滑泄之性,增强健脾和胃之功。

【化学成分】山药根茎含多巴胺（dopamine）、儿茶酚胺（catecholamine）、胆甾醇（cholesterol）、麦角甾醇（ergosterol）、菜油甾醇（campesterol）、豆甾醇（stigmasterol）、β-谷甾醇（β-sitosterol）等。黏液中含植酸（phytic acid）、甘露多糖（mannan）Ia、Ib、Ic。多糖部分由80%的甘露糖和少量的半乳糖（galactose）、木糖（xylose）、果糖（fructose）及葡萄糖组成。

同属植物日本薯蓣块茎含三萜皂苷、尿囊素、胆碱（choline）、17种氨基酸及无机化合物等。此外,尚含具有降血糖活性的日本薯蓣多糖（dioscoran）A、B、C、D、E、F等。

【药理作用】

1.降血糖作用

（1）对四氧嘧啶糖尿病小鼠血糖的影响:取昆明种小鼠,体重20.6±1.3g,雄性,随机分组。实验组小鼠iv四氧嘧啶9mg/kg,72h眼眶取血测血糖,选血糖250mg/dl以上者用于实验,分组时组间平均血糖相差不大于10mg/dl。给药组分别ig山药水煎剂30.0g/kg,每天1次或每天2次（共60g/kg）,给药10d,同时设对照组。末次给药前动物禁食2h,给药后3h眼眶取血,用邻甲苯胺法测定全血葡萄糖。给药组与对照组比较结果显示,山药水煎剂可显著降低正常小鼠和四氧嘧啶糖尿病小鼠的血糖。

（2）对肾上腺素引起的小鼠血糖升高的影响:将小鼠随机分为对照组、肾上腺素组及肾上腺素加山药组。山药水煎剂的给药剂量及给药途径同前,对照组及肾上腺素组每组给予等量的水。末次给药后2h,肾上腺素加山药组ip肾上腺素0.2mg/kg,对照组ip生理盐水。注射后30min取血测血糖,结果显示,ig 山药水煎剂 60g/kg×10d,可明显对抗肾上腺素引起的小鼠血糖升高。

(3)预防给药对四氧嘧啶引起的小鼠血糖升高的影响:将小鼠随机分组,给药组 ig 山药水煎剂 30g/kg、60g/kg,连续 10d,同时设对照组。末次给药后 3h,给药组及对照组小鼠 iv 四氧嘧啶 90mg/kg。72h 后取血测血糖,与对照组比较,给药组血糖明显降低,表明山药水煎剂预防给药能对抗血氧嘧啶引起的小鼠血糖升高。

(4)对葡萄糖引起的小鼠血糖升高的影响:取正常小鼠 7 组,3 组为给药组,每天 ig 山药水煎剂 30g/kg,另外 4 组为对照组,末次给药前禁食 2h。然后,立即给 1 组对照组取血,以其血糖作为零时血糖,另外 3 组给药组及 3 组对照组于末次给药后 1h ip 葡萄糖 2g/kg。注射后 30、60、120min 各从 1 组给药组及 1 组对照组取血,测血糖。与对照组比较,给药组在不同时间的血糖明显低于相应对照组,表明山药能对抗外源性葡萄糖引起的小鼠血糖升高。

2.调节机体对非特异刺激反应性作用

取昆明种小鼠 22 只,分 2 组,分别 ip 山药水煎液 0.2mL/只(含生药 1g/mL),对照组注射生理盐水 0.2mL/只。30min 后装入内装 20g 碱石灰的广口磨口瓶中,凡士林密封,记录小鼠存活时间。与对照组比较,山药能显著延长小鼠存活时间,具有极显著的常压耐缺氧作用,能明显减轻小鼠脏器受缺氧环境的损害,提高耐受性。

3.对免疫功能的影响

(1)对免疫器官重量的影响:取昆明种小鼠 20 只,分 2 组,实验组连续 7d ip 山药水煎液 0.2mL/只(含生药 1g/mL),对照组注射生理盐水 0.2mL/只,末次给药 24h 后处死动物,立即称体重、胸腺重和脾脏重,计算胸腺指数和脾指数。与对照组比较,山药可显著增加小鼠的脾脏重量,而对胸腺则无明显作用。

(2)对小鼠碳粒廓清的影响:取昆明种小鼠 12 只,实验组连续 7d ip 山药水煎液 0.2mL/只(含生药 1g/mL),对照组注射生理盐水 0.2mL/只。末次给药 24h 后,每鼠尾 iv 经处理后的中华碳素墨水 0.1mL/10g(市售墨水过滤,稀释3倍),注射后0.5min、10min分别由眼后静脉丛取血20mL,溶于21%$NaHCO_3$溶液中静置1h,于650nm处测定吸收值,计算廓清指数,结果山药可显著增强小鼠碳粒廓清作用。另外,以碳粒廓清实验为指标,研究山药生品、麸炒品及土炒品对小白鼠非特异性免疫功能的影响。结果表明,各给药组与对照组比较均有非常显著的差异,生品强于麸炒品和土炒品,提示补气用山药生品为宜。

（3）对环磷酰胺抑制免疫的影响:取昆明种小鼠20只,分2组,实验组腹腔连续注射山药多糖溶液0.2mL/只,对照组注射环磷酰胺0.4mL/只（5mg/mL）,取血计白细胞数。结果证明,山药多糖能极有效地对抗环磷酰胺的抑制免疫作用。

4.对小鼠小肠运动的影响

取昆明种小鼠20只,分2组,禁食24h。实验组以山药水煎液10mL（含生药1g/mL）加0.5g活性炭,对照组以10mL生理盐水加0.5g活性炭,分别ig。20min后立即用脊髓脱臼法处死,取出小肠铺平,测量碳粉从幽门括约肌推向小肠末端的距离（cm）,并计算这一距离所占小肠全长的百分数。结果表明,山药具有刺激小肠运动、促进肠道内容物排空之作用。

5.其他作用

有人认为,山药所含营养与其黏液质和淀粉酶成分有关,具有滋补作用,能够助消化,止泻,祛痰。

【性味归经】甘,平。归脾、肺、肾经。

【功能主治】健脾养胃,生津益肺,补肾涩精。用于脾虚食少,久泻不止,肺虚咳嗽,肾虚遗精,带下,尿频,虚热消渴。

【用法用量】15~30g。

【处方用名】山药、怀山药、淮山药,皆付生山药。注明"麸"或"炒"付麸炒山药,注明"土"付土炒山药。

【备注】河南博爱、沁阳、武陟和温县（属古怀庆府）等地所产山药质量最佳,习称"淮山药"。此外,选择肥大、顺直、干燥的山药个子,加入适量清水浸泡至无干心,捞出,闷润约12h。再用硫黄熏制后将两端切齐,以木板搓制成圆柱状,晒干,打光。所得成品习称"光山药"。

第二章　茎叶全草及皮类药材

枇　杷　叶

Folium Eriobotryae

【来源】本品为止咳平喘药。系蔷薇科植物枇杷 *Eriobotrya japonica* (*Thunb.*)Lindl.的干燥叶。

【炮制方法】

1.枇杷叶:将干燥的枇杷叶用清水洗干净，趁湿润时放置于竹篓中,上覆盖以湿麻袋,闷润 1~2h,待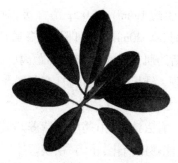枇叶被润软且不易折破时,展开擦去或刷去叶子表面绒毛,剪除叶柄,再喷淋清水适量,闷润 4h 左右,至叶子被水液滋润均匀,切丝,晾干,即得。鲜枇杷叶则不需浸润,用细铜刷直接将绒毛刷除,洗净,切丝,即可。

2.蜜炙枇杷叶:取炼蜜适量,加入蜂蜜 1/3 量的沸水稀释,随之倾入枇叶丝中,搅拌混匀,浸润 2~3h,使药物滋润一致,备用。将锅预热,投入枇杷叶用文火加热拌炒 5~6min,至药物微显火色、且可嗅到蜜和枇杷叶的混合气味,用手触之松散而不粘连时出锅,晾凉,即得。

【操作要领】

1.枇杷叶叶柄附近的绒毛较难刷除,可将叶柄部位直接剪除。

2.蜜炙枇杷叶时火力要均匀,不可过强或过弱,强火则药物焦化,火弱则使药物粘连而不松散。每 100kg 枇杷叶用炼蜜 20kg。炮制成品规格以无焦黑点，润泽而不粘手为标准。

【炮制研究】枇杷叶"刷去毛"的修治方法历史久远，唐代《新修本草》一书中载："凡使枇杷叶，以布拭去毛，不尔，射入肺咳不已。或以粟秸做刷刷之，尤易洁净。"该法流传下来后，医药方书中皆要求枇杷叶刷去毛，尤恐刷不干净，还要求用"布袋包煎"。

枇杷叶为止嗽之药，如果因其叶面上绒毛对支气管黏膜造成刺激，导致咳嗽等，刷去毛则是完全必要的。但是，也有将带绒毛的枇杷叶直接入煎剂，却并未见有任何副作用的记载，这可能与对汤剂进行精滤操作有关。有人曾对枇杷叶及其绒毛进行了初步的化学分析和对比实验，结果为：枇杷叶与叶面绒毛对部分生物碱沉淀试剂均显阴性，水溶液中均有皂苷、还原糖、多糖及鞣质等反应，从毛细管像分析和在紫外光下荧光观察，其结果也与上述完全一致。因此，认为古代本草中所记载的"如去毛不尽令人嗽也"一说，可能是指绒毛直接吸入呼吸道会刺激黏膜而引起咳嗽，而不是由于绒毛中含有其他特异成分而造成的副作用。所以，在制备汤剂的过程中应采用多层过滤网，则可除去绒毛。

另外，有人对枇杷叶刷毛与不刷毛做了显微和澄明度实验，认为其叶背面绒毛长而致密，不容易在煎煮过程中脱落，至于脱落的少量绒毛可用六号以上的细筛全部滤除。即使用粗筛过滤，汤剂中所残留的少量绒毛亦不至于导致对黏膜的刺激症状。关于蜜炙枇杷叶李时珍曾曰："治肺病以蜜水涂炙乃良也"，这说明蜂蜜本身具有润肺止咳的协同作用。

【化学成分】枇杷叶含挥发油，其中主要成分为橙花叔醇（Nerolidol）与金合欢醇（Farnesol）。尚有 α 和 β 蒎烯、莰烯、月桂烯、对聚伞花素、芳樟醇、α-衣兰烯、α 和 β 金合欢烯、樟脑、橙花醇、牻牛儿醇、α-荜澄茄醇、榄香醇、顺-β, γ-己烯醇和芳樟醇氧化物。亦含苦杏仁苷（Amygdalin）、山梨糖醇（Sorbitol）、熊果酸、齐墩果酸、酒石酸、柠檬酸、苹果酸、鞣质、维生素 B 及维生素 C 等。

【药理作用】

1.镇咳、祛痰、平喘作用

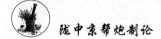

枇杷叶所含苦杏仁苷,在体内水解产生的氢氰酸具有止咳作用。水煎剂或乙酸乙酯提取物,具有祛痰和平喘作用。此外,其叶内所含挥发油有轻度祛痰作用。亦有报告指出,枇杷叶止咳作用强、祛痰作用则较差。

2.抗菌作用

实验研究表明,枇杷叶水煎剂或乙酸乙酯提取物,对白色或金黄色葡萄球菌、肺炎双球菌、福氏痢疾杆菌均有抗菌作用。但是,有人认为枇杷叶无抗菌作用,并能刺激金黄色葡萄球菌的生长。

3.其他作用

有报告指出,枇杷叶乙醇冷浸提取物,对大鼠角叉菜胶所致足肿胀局部用药有抗炎作用。而温浸提取物局部用药、灌胃给药或冷浸提取物灌胃给药,则均无抗炎作用。

【性味归经】苦,微寒。归肺、胃经。

【功能主治】清肺止咳,降逆止呕。用于肺热咳嗽,气逆喘急,胃热呕逆,烦热口渴。

【用法用量】6~9g。

【处方用名】枇杷叶、杷叶、广杷叶、炙杷叶,皆付蜜炙枇杷叶。注明"生"付未经蜜炙的枇杷叶。

【备注】生枇杷叶清热降下,苦能泻下,故适用于胃热呕逆证。而寒嗽以及胃寒呕哕,则不宜生用。经蜜炙后缓和了其苦泻、寒降之性,增强了润肺益气之功,故药性较生品平稳。《本草纲目》云:治胃呕哕用姜汁制,治肺病咳嗽则用蜜炙。

淫 羊 藿
Herba Epimedii

【来源】本品为助阳药。系小檗科植物淫羊藿（心叶淫羊藿）

Epimedium brevicornum Maxim.、朝鲜淫羊藿 *E.koreanum* Naki 或箭叶淫羊藿 *E.sagittatum*（Sieb.et Zucc.)Maxim.的干燥地上部分。

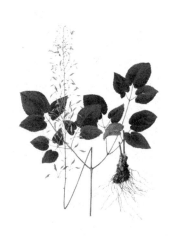

【炮制方法】将淫羊藿去净叶片中的梗及杂质,备用。取羊尾巴根部油脂适量,入锅中用文火加热融化,过滤,去渣,然后将淫羊藿叶片投入羊脂油中用文火加热拌炒,待油脂全部被药物吸尽后出锅,晾凉,即得。

【操作要领】淫羊藿质轻而松泡,宜少量多次炙制。炒制过程中火力不宜太强,以免炒焦。每100kg淫羊藿用羊尾巴根部油脂20kg,炮制成品规格以润泽、无焦黑点为标准。

【炮制研究】用羊脂油炙淫羊藿的方法在雷敩《炮炙论》中早有记载,即"淫羊藿每斤……拌羊脂四两,炒尽脂为度。"李时珍在《本草纲目》中引用陶弘景之说:西北部有淫羊,一日百遍合,性欲旺盛不衰,乃食此草的作用也。因此,用羊脂油炙淫羊藿的目的系取协同之功效也。除此以外,本草中亦有用酒炒制淫羊藿的记载,系取酒有协同治疗风湿痹痛的作用。

药理实验证明,制备的淫羊藿流浸膏对狗有促进精液分泌的作用,尤以叶和根的提取物作用最强,果实次之,茎秆部分较弱。给药后可增加小白鼠前列腺、精囊以及提肛肌的重量,由此证明淫羊藿具有雄性激素样作用。另外,炮制辅料羊脂油中主含高级饱和脂肪酸甘油酯,传统医学认为具有补虚润燥,祛风化毒之功。通常认为选用羊尾巴根部的油脂炙制药物效果更佳,此因为尾部是动物性器官所处部位,性腺分泌较为旺盛,用之炙制的淫羊藿其助阳疗痿效果更佳。

【化学成分】淫羊藿主要含黄酮类化合物、木脂素、生物碱、挥发油等。淫羊藿中尚含有蜡醇（Ceryl alcohol）、卅一烷（Hentriacontane）、植物甾醇（Phytosterol）、棕榈酸（Palmitic acid）、硬脂酸（Stearic acid）、油酸（Oleic acid）、亚油酸（Linoleic acid）、亚麻酸（Linolenic acid）、银杏醇（Bilobanol）、

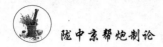

木兰碱(Magnoflorin)、葡萄糖(Glucose)、果糖(Fructose)、维生素 E 等。

淫羊藿的叶和茎中含淫羊藿苷(Icariin)、淫羊藿次苷(Icariside)、去氧甲基淫羊藿苷(des－O－Methylicariin)、β－去氧淫羊藿素(β－anhy －Droicaritin)、淫羊藿糖苷(Epimedoside)A、B、C、D、E 等。

此外,箭叶淫羊藿尚含异槲皮素(Iso－quercetin)、淫羊藿－3－O－α－鼠李糖苷(Icaritin－ －3－O－α－rhamnoside)、金丝桃苷(Hyperin)、箭叶淫羊藿苷(Sagittatoside)A、B、C 及箭叶淫羊藿素(Sagittatin)A、B 等。

【药理作用】

1.对性机能的影响

淫羊藿能增强下丘脑－垂体－性腺轴、肾上腺皮质轴,以及胸腺轴等内分泌系统的分泌功能。淫羊藿煮提液 1mL/100g 体重用于雌性大鼠, 5d 后能提高垂体对黄体生成释放激素的反应性及卵巢黄体生成素的反应性,明显增加正常大鼠垂体前叶、卵巢和子宫重量。淫羊藿具有催淫作用,这种作用是由于精液分泌亢进, 精囊充满后刺激感觉神经而间接兴奋性欲。淫羊藿流浸膏具有促进犬精液分泌的作用,其叶和根部的作用最强,果实次之,茎部最弱。以前列腺、精囊、提肛肌增加重量的方法(小鼠)证明,淫羊藿提取液有雄性激素样作用,其效力较蛇床子弱,但强于海马及蛤蚧。注射其提取液 20～40mg,效力与 7.5μg 睾丸素的作用相当。淫羊藿炮制品亦有明显提高性机能及提高血浆睾丸酮含量的作用, 其作用强度与肌肉注射睾丸酮无显著性差异,并明显促进睾丸组织增生与分泌,一些淫羊藿的复方制剂亦有类似作用。淫羊藿还能提高大鼠尿中 17-酮含量,提示可能具有提高肾上腺皮质功能的作用。慢性支气管炎患者服用淫羊藿后,尿中 17-酮类固醇 24h 排泄量平均值明显回升, 甚至超过正常人水平。而尿中 17-羟皮质类固醇 24h 排泄量,在治疗后无明显改善。提示淫羊藿具有激素样作用。

2.抗衰老作用

实验研究表明,将淫羊藿黄酮灌胃,能显著恢复 D-半乳糖衰老模型雄性小鼠 T 和 B 淋巴细胞增殖反应的功能。并能明显提高小鼠肝脏总 SOD 的活性,减少肝组织过氧化脂质的形成, 减少心、肝等组织的脂褐素形成。但是,对脑的脂褐素无明显减少作用。淫羊藿的复方制剂"二仙胶囊"混悬液,可延长家蚕幼虫期、蛹期和成虫期总寿龄。每天给药 1.25g/kg,可降低小鼠脑、心及肝中的脂褐质含量,中性粒细胞及腹腔巨噬细胞吞噬功能增强。

3.对免疫系统的作用

由于淫羊藿多糖和淫羊藿苷对 Ts 细胞作用相反,因此淫羊藿对机体免疫功能具有双向调节作用。实验表明,淫羊藿多糖在供体鼠可促进 SOI (超适剂量免疫)诱导下的 Ts 细胞产生,增强受体鼠抗体生成的抑制,抗体水平明显低于 SOI 组。淫羊藿苷对 Ts 细胞的产生有减弱作用,受体鼠抗体生成水平明显高于 SOI 组。有报告指出,淫羊藿多糖可以影响初次和再次体液免疫应答反应。亦有报告指出,淫羊藿多糖 50mg/kg 给小鼠皮下注射,使脾脏抗体生成提高 1 倍以上,也显著提高血清抗体水平。每天给小鼠灌胃淫羊藿苷 20mg/kg,能使其脾脏重量明显增加,并能促进抗原激活的淋巴细胞增殖,明显提高脾脏抗体生成水平,使小鼠脾脏溶血空斑形成数显著增加。实验表明,总黄酮可显著促进小鼠免疫功能,表现为提高小鼠血清溶血素水平,增加脾脏 PFC 数,促进 PHA 刺激的淋巴细胞转化反应和增强腹腔巨噬细胞的吞噬功能。在所给剂量条件下,对胸腺和脾脏大小、脾脏的有核细胞数以及外周血细胞数,均无明显影响。剂量提高到 100mg/kg 时,促进抗体生成的作用反而不明显,其原因可能是总黄酮的作用有一最适剂量或其中存在干扰免疫促进作用的成分。

实验表明,淫羊藿能显著提高巨噬细胞的吞噬功能。淫羊藿多糖给小鼠皮下注射,可使巨噬细胞对鸡红细胞的吞噬率及吞噬指数明显提高。淫羊藿总黄酮给小鼠皮下注射,可使抗淋巴细胞血清造成的免疫功能低下、小鼠巨噬细胞吞噬炭粒的能力恢复到正常水平。

淫羊藿能促进 Ea 花结形成率,有抑制淋巴细胞 ANAE(α-醋酸萘酚酶酯酶)活性的作用。淫羊藿水煎剂浓度为 5mg/mL 时,能增加 Ea 花结率,但对 Et 花结率无影响。然而,至 50mg/mL 浓度时可降低 Et 花结率。

淫羊藿总黄酮可使"阳虚"小鼠抗体形成细胞功能及抗体滴度趋于恢复,能显著促进"阳虚"小鼠淋巴细胞刺激指数,使之接近正常动物。

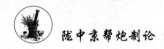

4.对心血管系统的作用

离体兔心灌流实验证明，淫羊藿浸出液及从 200% 淫羊藿水浸膏片中提取的非氨基酸部分，对离体兔心的冠脉流量均有显著增加作用。200%淫羊藿煎剂 0.5mL 给离体豚鼠心脏灌流,可使其冠脉流量平均增加126.6%。从淫羊藿中提取的非氨基酸部分给犬静脉注射,能使冠脉流量明显增加,并能显著减少冠脉阻力,但对心脏无明显影响。麻醉兔静脉注射非氨基酸部分 1g/kg 后,表现一过性地降低左心舒张压的作用,并能短暂降低左心舒张压力差,但该作用较弱。淫羊藿非氨基酸部分,对垂体后叶素引起的大鼠急性心肌缺血有保护作用;对毒毛旋花子苷 K 及肾上腺素产生的豚鼠实验性心律不齐,虽然不能完全对抗,但可明显缩短其持续时间。淫羊藿总黄酮可提高小鼠耐缺氧能力,减慢大鼠心率,且可对抗异丙肾上腺素加快心率的作用。可增加离体兔心的冠脉流量,并具有一定的中枢抑制效应和较弱的抗心律失常效果。

淫羊藿煎剂灌注于蟾蜍在位或离体心脏,均有明显增强心肌收缩力的作用;对用戊巴比妥钠造成的蟾蜍人工心衰,亦可使其心肌张力恢复。淫羊藿煎剂给家兔静脉注射,有使心肌张力明显增加的作用,该作用可维持数小时。

动物实验表明,淫羊藿煎剂及水煎乙醇浸出液静注于猫、兔及大鼠,均具有降压作用。其中,以对兔的作用最明显。淫羊藿甲醇提取物 10g/kg 给肾性高血压大鼠灌服,具有明显降血压作用,停药后则血压回升。二仙合剂(淫羊藿、仙茅、巴戟天、黄柏、知母、当归)6g/kg 给犬腹腔注射,血压立即下降,心脏指数减少,外周血管扩张作用不明显;以同等剂量对猫十二指肠给药,30min 后血压开始下降,2 h 后平均降低原水平的 30%。有报告指出,淫羊藿可阻断兔双侧颈总动脉引起的加压反射,但不能阻断去甲肾上腺素的升压作用。猫注射阿托品后,该品仍有降压作用,其强度无明显减弱。但可明显抑制电刺激猫交感神经节前纤维所致瞬膜收缩反应,而对电刺激节后纤维的反应无明显抑制作用。因此认为,淫羊藿的降压作用与肾上腺素能 α–受体及 M–胆碱系统无关,主要与交感神经节阻断有关。然亦有报告认为,淫羊藿对内源性儿茶酚胺有拮抗作用,具有 β–受体的兴奋作用。

5.镇咳、祛痰和平喘作用

用小鼠酚红排泌法证明，淫羊藿的鲜品粗提物及干品的醋酸乙酯提取物，具有一定的祛痰作用。用小鼠二氧化硫引咳法证明,甲醇及醋酸乙酯提取物有镇咳作用,甲醇提取物亦能抑制刺激猫喉上神经所致的咳嗽。提示其镇咳是中枢性的,甲醇提取物对药物引起的哮喘具有保护作用。

6.抗炎及抗病原微生物作用

淫羊藿甲醇提取物 50mg/kg 给大鼠皮下注射，能显著减轻其蛋清性脚肿胀程度;15g/kg 给兔灌服,对组胺引起的毛细血管通透性增加有降低作用。

淫羊藿对白色葡萄球菌、金黄色葡萄球菌等,具有显著抑制作用。对奈氏卡他球菌、肺炎双球菌、流感嗜血杆菌等,具有轻度抑制作用。淫羊藿煎剂在试管内对脊髓灰质炎病毒具有显著的抑制作用，在药物与病毒接触 1h 后即表现灭活作用。另外,对其他肠道病毒也有抑制作用。

7.对血液系统的作用

淫羊藿煎剂、淫羊藿多糖以及淫羊藿粗黄酮,均能促进正常大鼠经致聚剂诱导的血小板聚集。其中,以淫羊藿多糖作用最强,淫羊藿煎剂次之,淫羊藿黄酮最弱。但是,三者本身无诱导血小板聚集的功能。淫羊藿水煎剂能明显降低健康人 ADP 诱导的血小板聚集率,可促进部分受试者血小板解聚,降低健康人全血黏度,加快血液循环。亦有报告认为,淫羊藿有改善血流动力和血液流变的作用,并能促进白细胞生成。

【性味归经】辛、甘、温。归肝、肾经。

【功能主治】补肾阳,强筋骨,祛风湿。用于阳痿遗精,筋骨痿软,风湿痹痛,麻木拘挛,更年期高血压,女子阴痿不育。

【用法用量】3~9g。

【处方用名】淫羊藿、仙灵皮、钢前,皆付羊脂油炙淫羊藿。本品一般不生用。

荷 叶
Folium Nelumbinis

【来源】本品为止血药。系睡莲科植物莲 *Nelumbo nucifera* Gaertn.的干燥叶。

【炮制方法】

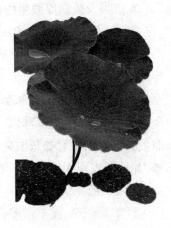

1.荷叶:去净干荷叶内的杂质,洗净,闷润,剪去蒂,切丝,干燥,即得。鲜荷叶则趁鲜切丝,干燥,即得。

2.荷叶炭:将整张荷叶刷干净,对折成半圆形,然后交叉将折为半圆形的叶片整齐地平铺于锅中,叶柄朝向锅中心,中心留出边长 3~6cm 的方形孔洞, 将叶码放为井字形。然后在锅上反扣一较小的铁锅,两锅结合处垫衬数层纸,再用黄泥封固,锅顶部压以重物,并贴附白纸数条。开始先用文火加热、逐渐改为旺火,待滴于锅背上的水滴立即沸腾汽化或纸条变为焦黄色时停止加热, 冷却后出锅,即得。

3.酒炒荷叶:将切制的荷叶丝投入锅内,用文火加热拌炒,至药物呈焦黑色时喷入适量黄酒,出锅,晾凉,即得。

4.酒蒸荷叶:将适量绍兴黄酒盛入器皿中,把整张荷叶置入酒中浸湿后置于蒸罐内(如果为荷叶丝可将黄酒均匀淋洒其中),将剩余的酒液全部倾入罐中,封严罐口。然后置于盛有清水的铁锅内隔水加热蒸煮。先用武火、后改为文火连续蒸制 8h,启罐出药,阴干,即得。

【操作要领】

1.制荷叶炭的过程中,如果出现两锅缝隙间漏气时应及时用泥补封,以免外部空气倒流入锅造成药物灰化。炮制成品规格以乌黑色,药物保持原有的形态为标准。

2.酒炒荷叶时操作要迅速,防止燃烧而造成药物灰化。每100kg荷叶用黄酒10kg。

3.酒蒸荷叶时,装至罐容积的2/3即可,以免药物膨胀外溢。每100kg荷叶用黄酒40kg。

【炮制研究】荷叶中含有多种生物碱及有机酸类成分。其止血作用除与所含鞣质类成分的收敛作用有关外,制为炭品后的吸附作用也会加强其止血效果。另外,用酒制后可使荷叶所含化学成分溶解度增大,提高水液的煎出率,可以使药效得以充分发挥。黄酒中含有的乙醇类成分具有扩张血管,促进血液循环的作用,因此荷叶经酒制后还具有祛瘀生新的功效。传统的止血方剂"荷叶丸"方内1/2的荷叶系用酒炒,另外1/2则用酒蒸制。

【化学成分】荷叶含荷叶碱(Nunciferine)、N-去甲荷叶碱(N-nornuciferine)、O-去甲荷叶碱(O-nornuciferin)、牛心果碱(anonaine)、斑点亚洲罂粟碱(罗默碱,roemerine)、亚美尼亚罂粟碱(armepavine)、N-甲基衡州乌药碱(N-methglco-claurine)、N-甲基异衡州乌药碱(N-methylisococaurine)、前荷叶碱(pronuciferine)、鹅掌楸碱(liriode-nine,spermatheridine)、去氢荷叶碱(dehydeonuciferine),以及维生素C、枸橼酸、酒石酸、苹果酸、草酸、琥珀酸等。此外,尚含抗有丝分裂作用的碱性成分。

【药理作用】

1.调脂、减肥作用

用含有不同荷叶成分的提取物,对高脂血症模型大鼠进行灌胃研究,结果表明均有降脂的功效,其主要活性部位为黄酮和生物碱。以高脂血症大鼠为整体模型,观察荷叶水煎剂对血清总胆固醇(TC)和甘油三酯(TG)的影响,表明荷叶水煎剂能使TC下降25.6%~39.3%,TG下降18.9%~39.2%。对HDL-C未见明显影响,但随TC、TG的降低,LDL-C显著下降。同时,荷叶水煎剂能降低全血比黏度和红细胞压积,从而改善血液黏稠状态,说明荷叶水煎剂具有明显降脂作用。以荷叶生物总碱给高脂血症大鼠灌胃,荷叶生物总碱 2.14~10.7 mg/kg 均可降低肥胖大鼠的 TG 与 TC,和模型组比较有显著差异性,且存在一定剂量依赖性,但对 HDL-C 作用不明显。中剂量和大剂量的荷叶生物碱,对 AI 具有显著的降低作用。用荷叶黄酮提取物喂饲新西兰兔,显示荷叶黄酮可降低肝脏 APN 的表达和血清 LAP,改变血脂水平,有助于预防胆囊胆固醇结石的形成。实验证明,荷叶提取物对人体具有较好的降脂作用,且无毒。

2.抗氧化及抗衰老作用

荷叶不同提取物均有抗氧化作用。采用电子自旋共振法,自旋捕集技术研究荷叶水提物对羟基自由基和超氧阴离子自由基的清除效果,结果显示,在较低的浓度下即可显示出非常强的抗氧化能力,可见荷叶的水提物是一种较好的抗氧化剂。分别采用 DPPH 法、硫氰酸铁(FTC)法及硫代巴比妥酸(TBA)法,测定和评价荷叶黄酮的抗氧化效果,实验结果表明,荷叶黄酮具有良好的 DPPH 清除能力,在油脂自动氧化体系中,荷叶黄酮均显示出较强的抑制亚油酸氧化的能力。

3.抑菌作用

荷叶提取物具有明显的抑菌作用。研究发现,荷叶乙醇提取物对青霉菌、酵母菌、黑曲霉和红酵母等,均具有一定的抑菌作用,并且随着提取物浓度的增大其抑菌作用增强。其在同一浓度下对不同菌的抑菌效果不同,对酵母菌、红酵母较敏感,对青霉菌、黑曲霉抑菌作用稍次之。荷叶乙醇提取物对 4 种菌的最低抑菌及杀菌浓度,在 20~2000 mg/L 之间。

4.其他作用

荷叶生物碱活性成分具有抗病毒、抗炎和抗过敏作用,荷叶总生物碱对平滑肌有解痉作用和抗有丝分裂的作用,对胰脂肪酶具有抑制作用,荷叶提取物具有抑制 HIV 增殖的作用。

【性味归经】苦,平。归肝、脾、胃经。

【功能主治】清热解暑,升发清阳,凉血止血。用于暑热烦渴,湿热泄泻,脾虚溏泻,血热吐衄,便血,崩漏等。生荷叶清热解暑,荷叶炭化瘀止血,酒制荷叶散瘀止血。

【用法用量】3~9g。鲜荷叶 15~30g,荷叶炭 3~6g。

【处方用名】写荷叶付生荷叶,注明"炭"付荷叶炭,注明"酒炒"付酒炒荷叶炭,注明"酒蒸"付酒蒸荷叶。

艾　叶
Folium Artemisiae Argyi

【来源】本品为止血药。系菊科植物艾 *Artemisia argyi* L'evl. et Vant.的干燥叶。

【炮制方法】

1.艾叶:去净原药杂质及枝梗,筛除灰屑,即得。

2.艾绒:取放置 1a 以上的陈艾叶,拣除叶柄和杂质, 用石碾反复碾压成棉絮状, 再用 2mm 孔径的筛去除碎末, 拣除细梗及杂质,即为类白色的艾绒。

3.酒艾叶:将锅烧至极热,投入生艾叶进行拌炒,待炒至起火星时,取适量黄酒,用水稀释后喷淋入药物中,继续拌炒至外黑里焦时出锅,晾凉,即得。

4.醋艾叶:将锅预热,投入净艾叶,用武火加热拌炒,炒至焦黄色并出现火星时,取适量米醋喷入其中,继续拌炒至乌黑色时再喷淋适量米醋,略炒片刻,出锅,喷淋清水灭除余烬,干燥,即得。

【操作要领】

1.制作艾绒宜选用生长有灰白色绒毛的大艾叶,褐色的野艾不宜用于制绒。制绒所用艾叶须放置 1~3a。每 100kg 艾叶可制取艾绒 60~70kg。

2.酒炒艾炭、醋炒艾炭时要注意存性,炒制后要防止药物复燃,炮制成品中不应看到白灰。酒艾炭每 100kg 用黄酒 10kg,加清水 5kg 稀释。醋

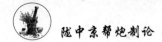

艾炭每 100kg 用米醋 15kg。炮制成品规格以乌黑色、存性、无灰化为标准。

【炮制研究】制作艾绒历史久远,春秋时代的孟子曾云:"七年之病,求三年之艾。"这里为何要选用 3a 的陈艾叶呢?李时珍解释曰:"若生艾灸火,则伤人肌脉。"这是因为艾叶放置日久,叶绿素等成分会逐渐被分解,艾叶所含 20 余种挥发性成分亦会产生分解、缩合及挥发。因此,在使用时其芳香气味减弱,燥烈之性趋缓,故可降低对受灸者皮肤的刺激作用和过敏反应。另外,用陈艾叶制作艾绒作为灸剂热度适中,燃烧均衡,不落火星,不起火焰,且中途不会熄灭,系理想的艾卷药料。

酒炒艾炭可增强祛瘀止痛之功,醋炒艾炭可提高收敛止血和入肝住痛之效。由于制炭后艾叶中挥发性成分完全损失,故辛散之性大减,可充分突显其所含鞣质的收敛止血作用和碳素的吸附凝血功效。

【化学成分】艾叶主含挥发油,系多种成分的混合物,经分离鉴定的有萜品烯醇-4(Terpinenol-4)、β-石竹烯(β-Caryophyllene)、蒿醇(Artemisia alcohol)、芳樟醇(Linalool)、樟脑(Camphorae)、龙脑(冰片 Borneol)、桉油素(Cineol,Eucalyptol)以及水芹烯(Phellandrene)、荜澄茄烯(Cadinene)、侧柏醇(Thujyl alcohol)等。

【药理作用】

1.抗菌作用

艾叶在体外对炭疽杆菌、α-溶血链球菌、B-溶血链球菌、白喉杆菌、假白喉杆菌、肺类双球菌、金黄色葡萄球菌、柠檬色葡萄球菌、白色葡萄球菌及枯草杆菌等 10 余种革兰氏阳性嗜气菌等,皆具有抗菌作用。艾叶油对肺炎双球菌、金黄色葡萄球菌、白色葡萄球菌、甲型链球菌、大肠杆菌、伤寒杆菌、副伤寒杆菌、福氏痢疾杆菌等有抑菌作用。以野艾叶、艾条或艾绒烟熏,可用于室内消毒。与苍术、菖蒲、雄黄或与苍术、雄黄、白芷混合烟熏,对金黄色葡萄球菌、乙型溶血性链球菌、大肠杆菌、变形杆菌、白喉杆菌、伤寒及副伤寒杆菌、绿脓杆菌、枯草杆菌以及结核杆菌等,均具有杀灭或抑制作用。采用艾条烟熏,尚能减少烧伤创面的细菌。豚鼠结核经艾灸治疗后,疾病进展较慢,病变较轻,尤以病程后期更明显。此外,还能增强网状内皮细胞的吞噬反应,但增强的程度不如动物获得免疫性时显著。豚鼠网状内皮细胞的吞噬机能与内脏的结核病变是一致的,当肝、脾受到疾病的损害时吞噬机能即下降。以小野艾叶烟熏,对于多种致病真菌也有抑菌作用。小野艾水浸剂及煎剂,在试管内对多种致病真菌也有一定的抑制作用。野艾的水煎剂在试管内对金黄色葡萄球菌、α-溶血性链球菌、肺炎双球菌、白喉杆菌、宋内氏痢疾杆菌、伤寒及副伤寒杆菌、霍乱弧菌等,均有不同程度的抑制作用。

艾叶煎液对皮癣真菌的抑菌作用最弱(与黄连、黄芩等煎液相比较),在15%浓度时,对董色毛癣菌开始呈抑制。在30%浓度时,除絮状表皮癣菌、足跖毛癣菌及白色念珠菌依然发育外,许兰氏黄癣菌、许兰氏黄癣菌蒙古变种、狗山芽孢癣菌、同心性毛癣菌、红色毛癣菌、铁锈色毛癣菌、董色毛癣菌等均停止发育。艾叶的水浸剂(1:4)在试管内对董色毛癣菌、许兰氏黄癣菌、奥杜盎氏小芽孢癣菌、羊毛状小芽孢癣菌、红色表皮癣菌、星形奴卡氏菌等皮肤真菌,均有不同程度的抑制作用。研究证明,艾叶烟熏法对许兰氏黄癣菌、许兰氏黄癣菌蒙古变种、同心性毛癣菌、董色毛癣菌、红色毛癣菌、絮状表皮癣菌、铁锈色小芽孢癣菌、足跖毛癣菌、趾间毛癣菌、狗小芽孢癣菌、石膏样毛癣菌、斐氏酿母菌等致病性皮肤真菌,均具有不同程度的抗菌作用。

2.平喘作用

艾叶油能直接松弛豚鼠气管平滑肌,也能对抗乙酰胆碱、氯化钡和组织胺引起的气管收缩现象,并增加豚鼠肺灌流量。艾叶油 0.5mL/kg 灌胃,对乙酰胆碱—组胺混合液喷雾法致喘豚鼠有抑制作用。艾叶油对豚鼠离体气管有松弛作用,并能对抗乙酰胆碱、氯化钡引起的收缩。艾叶油加吐温-80 制成的混悬液,能抑制肺组织释放慢反应物质(SRS-A),具有直接拮抗慢反应物质的作用,并能抑制肺组织和气管平滑肌释放慢反应物质。豚鼠以艾叶油一次灌胃后,肺组织内慢反应物质含量降低不明显。有人从艾叶平喘作用较强的中沸点油中,分离得到 2 个平喘作用较强的单体,即α-萜品烯醇和反式-香苇醇,经动物实验表明,其平喘作用比艾叶油强。艾叶油中分离的萜品烯醇灌胃或喷雾给药,α-萜品烯醇 80~120mg/kg 灌

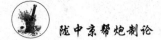

胃,均能对抗组胺与乙酰胆碱引起的豚鼠哮喘。另两成分,反式香苇醇(TCMLIBanscarveol)与β-石竹烯(β-caryophyllene)也显示有平喘作用。1%α-萜品烯醇吸入,对组胺引发的豚鼠气喘有抑制作用,并可对抗卵白蛋白致敏、攻击引起的豚鼠肺机械功能的改变。此外,野艾浸剂对豚鼠支气管具有舒张作用。

3.利胆作用

取艾叶油胶囊,用2%吐温配成混悬液(每1mL含艾叶油75μL)。大鼠0.8mL/100g和0.3mL/100g剂量,十二指肠注射给药,分为艾叶油一组和二组。阳性对照组用去氢胆酸(DHC),每片0.25g,配成20%混悬液,0.3mL/100g剂量,十二指肠给药。四氯化碳中毒组用四氯化碳1mL/kg灌胃1次,中毒24h做利胆实验,用艾叶油0.3mL/100g十二指肠给药。对照组用2%吐温0.3mL/100g十二指肠给药。小白鼠分3组:艾叶油组,0.2mL/10g十二指肠给药;去氢胆酸组,5%去氢胆酸0.2mL/10g十二指肠给药;生理盐水组,0.2mL/10g十二指肠给药。实验结果表明,艾叶油混悬液0.8mL/100g使正常大鼠胆汁流量增加91.5%,与给药前比较有极显著性差异;0.3mL/100g组使正常大鼠胆汁流量增加89%,与用药前比较有极显著性差异;去氢胆酸组使大鼠胆汁流量增加83.2%;四氯化碳中毒组大鼠胆汁流量也有明显增加,与正常大鼠比其利胆作用减弱、维持时间短;2%吐温对胆汁流量无明显影响。艾叶油对小鼠也有明显的利胆作用,使其胆汁流量增加26%。

4.抑制血小板聚集作用

艾叶中β-谷甾醇和5,7-二羟-6,3′,4′-三甲氧基黄酮成分,对抑制血小板聚集有显著作用。有人对不同产地的艾叶及其生物活性成分,对血小板聚集率的影响进行了研究,表明艾叶的不同炮制品对血小板聚集率的作用各异。炒炭与醋炒焦的效果较差;炒焦、醋炒炭与生艾叶对血小板聚集率有很强的抑制作用,在3个剂量水平上都能极其明显地抑制血小板聚集($P<0.001$)。艾叶几种不同溶剂提取物中,以醇提物对血小板聚集的抑制作用最为突出,其他两种溶剂(乙酸乙酯、氯仿)提取物也有抑制作用,但不及醇提物效果佳。3种不同产地的艾叶醇提水溶部位,对血小

板聚集均有抑制作用（$P<0.001$），在136mg/mL剂量时，3种艾叶的差异不明显。从艾叶中提取出的两种成分，β-谷甾醇与5,7-二羟基-6,3′,4′-三甲氧基黄酮，均对血小板聚集有极显著的抑制作用。然而，β-谷甾醇的作用在0.7mg/mL、1.35mg/mL剂量时，其效果均明显优于后者（$P<0.001$）。

5.止血作用

将艾叶水浸液给兔灌胃，具有促进血液凝固的作用，但亦有人认为艾叶的止血作用未能证实。艾叶为中医止血药，药理实验初步证明，艾叶制炭后止血作用增强。相关实验研究证明，烘品及炒炭品100%的水煎液，均可明显缩短实验小鼠的凝血及出血时间，与生理盐水组比较具有显著性差异。以烘品1（180℃、10min）、烘品2（180℃、20min）和烘品3（200℃、10min）止血作用最为明显，与生品组比较亦有显著性差异。建议艾叶制炭可改用烘法，以180℃烘制10~20min或200℃烘制10min，成品外表焦褐色为佳。

6.对胃肠道及子宫的作用

野艾煎剂可兴奋家兔离体子宫，产生强直性收缩，粗制浸膏对豚鼠离体子宫亦有明显兴奋作用。此外，小野艾水浸液大剂量时对离体兔肠有抑制作用。

7.对心血管系统的作用

小野艾水浸液，对离体蛙心在大量时具有抑制作用。从克里米亚的艾蒿Artemisiataurica中分离出来的Tauremizin（一种倍半萜烯内酯），对离体蛙心、猫心和在位猫心，均有增强其收缩力的作用，并能减慢猫心率，使冠脉血流量增加，有拟肾上腺素样作用。

8.抗过敏作用

艾叶油0.5mL/kg灌胃，对卵白蛋白引起的豚鼠过敏性休克具有对抗作用，可降低其死亡率。

9.其他作用

艾叶所含鞣质可使因温刺法发热的家兔的体温下降，但其作用剂量已接近致死量，故不能作为解热药使用。对小白鼠耳部涂巴豆油引起的炎

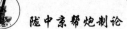

症,用艾叶挥发油给小鼠皮下注射或肌肉注射0.0125g,均有抗炎效果。另外,艾叶油亦能延长戊巴比妥钠睡眠时间。小野艾水浸液对兔耳血管灌流时几无影响,给小鼠腹腔或静脉注射,可降低毛细血管通透性(Lochett 氏法)。给大鼠内服具有显著利尿作用,毒性中等,可用于临床。

【性味归经】辛、苦,温;有小毒。归肝、脾、肾经。

【功能主治】散寒止痛,温经止血。用于少腹冷痛,经寒不调,宫寒不孕,吐血、衄血,崩漏,妊娠下血等,外治皮肤瘙痒。本品生用性燥,煎汤熏洗患处适于寒湿诸症。炭品温经止血,多用于虚寒性出血。

【用法用量】3~9g。外用适量,供艾灸或熏洗用。

【处方用名】艾叶、祁艾、蕲艾叶、陈艾叶、熟艾叶,皆付艾叶炭。注明"醋"付醋炒艾叶炭,注明"生"付生艾叶,注明"绒"付艾绒。

灯 芯 草
Medulla Junci

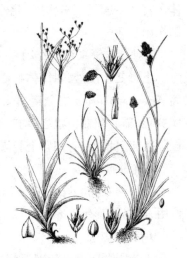

【来源】本品为利尿药。系灯芯草科植物灯芯草 *Juncus effusus* L. 的干燥茎髓。

【炮制方法】

1.灯芯草:取原生药,除去杂质,剪为适当段节,即可。

2.灯芯炭:将灯芯草置于锅内,上反扣以较小铁锅,在两锅合缝处垫衬数层纸,再以黄泥封固,锅背上压以重物,并在周围贴附白纸数条。先用微火,逐渐改用旺火加热 3~4h,至水滴于锅背上立即沸腾或检视白纸条呈焦黄色时,停止加热,冷却后取出,即得。

3.朱砂拌灯芯:将灯芯草喷淋清水湿润,然后加入适量水飞朱砂粉,搅拌均匀,晾干,即得。

4.青黛拌灯芯草:将灯芯草喷淋清水湿润,再加入适量青黛粉,搅拌均匀,晾干,即得。

【操作要领】

1.煅制灯芯炭时锅内装量不可太多,压得不宜太实,否则难以煅透。加热过程中如果出现漏气,应及时用泥封堵,以免药物发生灰化。

2.朱砂须经水飞后方可拌入灯芯草,否则朱砂细度高易于附着在药物上。另外,用水飞制的朱砂纯度较高且毒性较低。每100kg灯芯草用水飞朱砂粉6kg。

3.青黛拌灯芯草,每100kg药物用青黛粉15kg。

4.灯芯炭成品规格以乌黑色,保持药物原形态,无灰化为标准。

【炮制研究】灯芯草生用清热,利尿,除烦;煅为炭品具有碳素样吸附止血作用,制备粉剂时容易研细。朱丹溪曰:灯芯草"治急喉痹烧灰吹之甚捷"。中成药卧龙丹内用灯芯炭配皂角等,用于治疗昏迷不省人事的假死症。朱砂具有镇静和催眠的药理作用,故用朱砂拌灯芯草可增强其除烦安神之功。青黛拌灯芯草,可增强其解热抗炎的作用。

【化学成分】灯芯草茎髓含纤维、脂肪油、蛋白质等,茎含多糖类。用甲醇在灯芯草中提取分离出木樨草素（Luteolin）、木樨草素-7-葡糖苷（Luteolin-7-glucoside）、氯化钾等成分。另外,尚含正十三烷-2-酮(n-tridecan-2-one)、α-紫罗酮(α-Ionone)、β-紫罗桐(β-Ionone)、β-苯乙醇(β-Phenylethyl alcohol)、对甲酚(p-Cresol)、6,10,14-三甲基十五烷-2-酮(6,10,14-Trimethyl-pentadecan-2-one)、二氢猕猴桃胶酯(Dihydroac-tinidio- lide)、α-莎草酮(α-Cyperone)、香草醛(Vanillin)等成分。

【药理作用】灯芯草具有利尿、止血作用,还具有抗氧化和抗微生物作用。以灯芯草丙酮提取物、乙醇提取物以及乙酸乙酯提取物进行实验发现,其中乙酸乙酯提取物抗氧化和抗微生物作用最强,且有解热及利尿作用,但效果较弱。

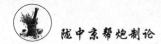

【性味归经】甘、淡,微寒。归心、肺、小肠经。

【功能主治】清热,利水。用于心烦失眠,尿少涩痛,口舌生疮等。外治喉痹、金疮。

【用法用量】1~3g。

【处方用名】灯芯、灯芯草,皆付未经炮制的灯芯草。注明"炭"付灯芯炭,注明"朱""朱拌"付朱砂拌灯芯草,注明"青黛拌"付青黛拌灯芯草。

牡 丹 皮
Cortex Moutan

【来源】本品为清热凉血药。系毛茛科植物牡丹 *Paeonia suffruticosa* Andr.的干燥根皮。

【炮制方法】

1.牡丹皮:将原药去净杂质及木心,用清水洗净,捞出,闷润。春、秋季节闷润 8h 左右,冬季闷润 10h 左右,夏季酌情缩短时间。待药物水分内、外滋润一致,切为横片,晾干,即得。

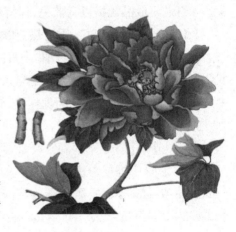

2.牡丹皮炭:将锅预热,投入丹皮饮片,用微火加热拌炒,至色呈焦黑且存性时,喷淋适量清水,出锅,干燥,即得。

【操作要领】

1.牡丹皮在软化过程中宜采用浸润的方法,防止丹皮酚等成分随水流失。干燥时应置于阴凉通风处阴干,切忌高温干燥,以免丹皮发红变质或丹皮酚挥发。

2.牡丹皮炭成品规格以焦黑色,保持原药形态,无灰化为标准。

【炮制研究】牡丹鲜根皮含牡丹酚原苷 5%~6%，在干燥和贮存过程中容易酶解成为牡丹酚苷及丹皮酚。高温条件下牡丹酚苷键断裂,其苷元部分——牡丹酚可升华,因此牡丹皮不宜高温干燥。另外,牡丹皮制炭后主要成分丹皮酚苷完全被破坏,其止血作用除与碳素的吸附有关外,是否还有其他止血机制的参与,尚有待深入探讨。丹皮炭的药用价值也值得今后加以研究。

【化学成分】牡丹根皮含芍药苷（paeonifolrin）、氧化芍药苷（oxy-paeoniflorin）、苯甲酰芍药苷（benzoylpaeoniflorin）、牡丹酚（paeonol）、牡丹酚苷（paeonoside）、牡丹酚原苷（paeonollide）、牡丹酚新苷（apiopaeonoside）、苯甲酰基氧化芍药苷（benxoyloxy-paeoniflorin）、2,3-二羟基-4-甲氧基苯乙酮（2,3-dihydroy-4-methoxyacetophenone）、3-羟基-4-甲氧基苯乙酮（3-hydroxy-4-methoxyacetophenone）、1,2,3,4,6-五没食子酰基葡萄糖（1,2,3,4,6-pentagalloylglucose）及没食子酸（gallic acid）等。

【药理作用】

1.对心血管的作用

牡丹皮对麻醉犬心能增加冠脉血流量,减少心排血量,降低左室做功的作用。对实验性心肌缺血有明显保护作用,并且持续时间较长,同时降低心肌耗氧量。丹皮煎剂、去牡丹酚后的煎剂 1.0~3.0g/kg 或牡丹酚 80~120mg/kg 静脉注射,对麻醉犬和大鼠均有降压作用。原发和肾性高血压犬用牡丹皮煎剂5g/kg,连续 5d 灌胃,于第 6d、第 7d 剂量增至 10g/kg,血压明显下降。肾性高血压犬用去牡丹酚后的煎剂 10g/kg,连续 10d 灌胃,血压下降。用牡丹酚 0.5~1.0g/kg 给肾性高血压犬和大鼠,也呈现一定的降压效果。牡丹酚能显著抑制正常心肌细胞快相（5min）和慢相（120min）45Ca 摄取及搏动频率，显著抑制钙反常心肌细胞 45Ca 摄取和降低胞内过氧化脂质含量,且呈剂量依赖性。此表明牡丹酚减轻钙反常损伤与阻止 Ca^{2+} 内流及抗氧化有关。牡丹酚磺酸钠除能抑制钙离子摄取外,且能显著抑制钙反常心肌细胞的 45Ca 摄取及其胞膜 SA 含量，与剂量呈相关关系。另用食饵性动脉粥样硬化模型,研究牡丹酚的抗动脉粥样硬化作用,

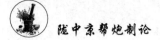

结果造型加牡丹酚组,主动脉内膜病变肉眼定级及形态学组化分析,均比造型对照组显著减轻。表明 ip 牡丹酚 100mg/kg·d,连续 6 周,能明显抑制动脉粥样硬化斑块形成。

2.对中枢神经系统的影响

丹皮酚对口服伤寒、副伤寒菌苗引起的小鼠发热具有解热作用,并降低正常小鼠体温。口服丹皮酚能抑制腹腔注射醋酸所致小鼠扭体反应及鼠尾压痛反应,并能对抗咖啡因所致小鼠的运动亢进。能明显延长环己巴比妥钠所致小鼠睡眠时间,大剂量时可使小鼠翻正反射消失。能明显对抗戊四氮、士的宁、烟碱和电休克所致的惊厥,其作用部位在中脑网状结构和丘脑。

3.抗炎作用

用丹皮酚灌胃,对大鼠因右旋糖酐、醋酸、角叉菜胶引起的足跖浮肿均具有抑制作用。并能抑制醋酸或 5-羟色胺引起的小鼠腹腔或豚鼠皮肤毛细血管通透性增强,抑制小鼠应激性溃疡的发生。实验证明,丹皮水煎剂对角叉菜胶性浮肿、佐剂性关节炎及 Arthus 反应等所致多种炎症反应均具有抑制作用, 这与其抑制炎症组织的通透性和抑制 PGE2 的生物合成有关。丹皮不能抑制残存肾上腺的代偿性增生,对肾上腺维生素 C 的代谢亦无明显影响。提示它既无类似可的松样的作用,也无类似促肾上腺皮质激素样作用,即其抗炎作用不依赖于垂体肾上腺系统。Ⅰ、Ⅱ、Ⅲ型变态反应是由特异性抗体介导的反应,丹皮对抗体的形成并无明显影响,但对之均有抑制作用。这可能是通过非特异性抗炎机制发挥作用,从而抑制血清补体活性,也就增强其抗炎效应。丹皮不抑制特异性抗体的产生,不影响补体旁路途径的溶血活性。提示牡丹皮在发挥抗炎作用的同时,不能抑制正常体液免疫功能。

4.抑菌作用

体外实验表明,牡丹皮煎剂对枯草杆菌、大肠杆菌、伤寒杆菌、副伤寒杆菌、变形杆菌、绿脓杆菌、葡萄球菌、溶血性链球菌、肺炎球菌以及霍乱弧菌等,均具有较强的抗菌作用。牡丹叶煎剂对痢疾杆菌、绿脓杆菌和金黄色葡萄球菌,具有显著抗菌作用,其生物活性成分为没食子酸。鸡胚实验表明,牡丹皮煎剂对流感病毒具有抑制作用,但小鼠治疗实验结果不一致,故其抗病毒效果尚不能肯定。有人对牡丹皮不同煎煮时间,水煎剂抑菌成分对热稳定性的关系进行探讨,提示牡丹皮经 30min 煎煮后,其体外抑菌能力明显优于煎煮时间为 15min 的水煎剂,且与煎煮时间为 60min、90min 的水煎剂抑菌能力相比较,均无显著性差异。

5.抗凝作用

体外对人血小板实验发现,牡丹皮水提物及芍药酚均能抑制血小板花生四烯酸产生血栓素 A2,进而抑制血小板聚集,这是由于抑制从花生烯酸至前列腺 H2 的环氧化酶反应的结果。牡丹皮甲醇提取物具有抑制内毒素所致实验性血栓的作用。研究表明,牡丹皮抗血栓形成的机理是丹皮酚、苯甲酰芍药苷及苯甲酰氧化芍药苷抑制血小板凝聚,而丹皮酚、芍药苷、氧化芍药苷具有抗调理素作用。苯甲酰芍药苷有阻断纤维蛋白溶酶原活化及抗纤维蛋白溶菌酶的作用。氧化芍药苷、苯甲酰氧化芍药苷和苯甲酰芍药苷,对红细胞膜有较强的稳定作用,从而抑制血栓形成。用芍药苷给大鼠腹腔注射,能抑制 ADP 或胶原诱导的血小板聚集。

6.对免疫系统的影响

给小鼠分别灌胃牡丹皮、丹皮酚、芍药苷、氧化芍药苷以及苯甲酰芍药苷,均能促进静脉注射的碳粒在血中的廓清速度,即使单核巨噬细胞系统功能处于低下状态亦有促进作用,显微镜检查见肝中枯氏细胞及脾中巨噬细胞吞噬力增强。芍药苷、氧化芍药苷,在体外亦能增强小鼠腹腔巨噬细胞对乳液的吞噬功能。丹皮液给小鼠腹腔注射,能使其脾脏溶血后斑数增加。用丹皮酚给小鼠腹腔每天注射 25mg/kg,连用 6d,能使脾重明显增加,且可对抗考的松、环磷酰胺所致胸腺重量的减轻。由此可见,牡丹皮对体液及细胞免疫均有增强作用。

7.对脂质代谢的影响

丹皮及其所含丹皮酚、芍药苷,对肾上腺素所致的脂细胞的脂肪分解有抑制作用。丹皮水提物能增加脂细胞中葡萄糖生成脂肪,而且明显增加胰岛素所致的葡萄糖生成脂肪。

8.其他作用

用 20%丹皮红藤灌入腹腔，对家兔损伤性腹腔粘连有显著预防效果。注入福氏佐剂引起的慢性关节炎鼠，在 2 个月内于大鼠皮下注射致炎剂酪蛋白，可引起关节炎性足、尾的变性继续恶化，足、尾的皮下纤维化，骨增生、骨纤维症明显，腹部皮下组织中亦有结缔组织增殖。若在给予酶蛋白的同时连续喂饲牡丹皮或桂枝茯苓丸，则能抑制酶蛋白的新诱发损害。丹皮甲醇提取物体内对小鼠艾氏腹水癌细胞具有抑制作用。丹皮酚对苯并吡在大鼠肝微粒体中的代谢具有一定抑制作用，对小鼠有抗早孕作用，对大鼠有利尿作用。

【性味归经】苦、辛、寒。归心、肝、肾经。

【功能主治】清热凉血，活血化瘀。用于温毒发斑，吐血、衄血，夜热早凉，无汗骨蒸，经闭痛经，痈肿疮毒，跌仆伤痛。

【用法用量】6~12g。

【处方用名】牡丹皮、丹皮、粉丹皮，皆付生牡丹皮，注明"炭"付牡丹皮炭。

【备注】牡丹皮未刮除外皮者，称为"原丹皮"。刮去外皮者，称为"刮丹皮"或"粉丹皮"。

杜　仲
Cortex Eucommiae

【来源】本品为助阳药。系杜仲科植物杜仲 *Eucommia ulmoides* Olive. 的干燥树皮。

【炮制方法】

1.杜仲：将原药材除去杂质，刮去粗皮，洗净，切制成块或丝状，晾干，即得。

2.炒杜仲：将锅预热，投入杜仲丝，先用文火、后用武火加热拌炒，待炒至药物表面呈黑色、内部焦褐色,用手横折其断面胶质样白丝已断时,喷入适量食盐溶液,略炒片刻,出锅,干燥,即得。

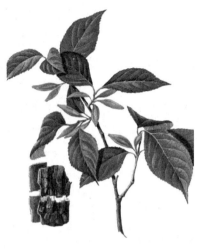

【操作要领】炒制杜仲火力宜先弱后强,以炒至断丝、存性且不炭化为度。在炒制过程中如起火星时可用盐水喷灭,出锅后应搅拌查看以防复燃。每100kg 杜仲用食盐 2kg,加入适量清水溶化。炮制成品规格以断面大部分断丝、存性为标准。

【炮制研究】相关文献记载,杜仲中成分为硬橡胶。现代药物化学研究证明,杜仲树皮内含 6%~10% 的杜仲胶,另外含有生物碱、含糖苷以及果胶等 10 余种成分。杜仲经炒制后其胶质被破坏,从而可提高药物中生物活性成分的煎出率。

有人根据使用杜仲酊治疗高血压的报道,将生杜仲和炒杜仲(焦黑色、无丝状物的炮制品)的煎剂、酊剂、乙醇提取后所剩残渣煎剂,对犬及兔的降压作用进行了对比实验。结果为:炒杜仲的降压效果比生杜仲强,杜仲煎剂的效果比杜仲酊强,而乙醇提取后剩余残渣水煎液仍有降压作用。比较各种杜仲制剂的降压作用,以炒杜仲水煎剂效果最佳。这说明古代文献记载杜仲"炒断丝"的炮制方法是正确的。

【化学成分】杜仲含木脂素及其苷类物质,诸如松脂酚-二-β-D-葡萄糖苷(Pinoresinol di-β-D- glucoside)、紫丁香苷(Syringin)、松柏苷-(Coniferin)、苏式-二羟基脱氢二松柏醇(Threo-dihydroxydehy- drodiconiferyl alcohol)等。此外,尚含环烯醚萜类物质,如杜仲醇(Eucommiol)、杜仲醇苷(Eucommioside)、杜仲醇苷-Ⅰ(Eucom- mioside-Ⅰ)、杜仲醇苷-Ⅱ(Eucommioside-Ⅱ)、1-脱氧杜仲醇(1-Deoxyeucommiol)、京尼平(Genipin)、京尼平苷(Genpoiside)、京尼平苷酸(Geniposidic acid)、桃叶珊瑚苷(Aucubin)、哈帕苷丁酸酯(Harpagideacetale)、筋骨草苷(Ajugoside)、

雷扑妥苷(Retoside)以及杜仲苷(Ulmoside)等。杜仲苷的糖部分为异麦芽糖（Isomaltose），即 6-葡萄糖-2-葡萄糖苷。亦含有机酸类如绿原酸（Chlorogenic acid）、咖啡酸（Caffeic acid）、酒石酸（Tartaric acid）、白桦脂酸（Betulinic acid）、熊果酸（Ursolic acid）、香草酸（Vanillic acid）、乌苏酸（Ursolic acid）等。此外,杜仲还含有葡萄糖（Glucose）、果糖（Fructose）、山奈酚（Kaempferol）、半乳糖醇（Galactitol）、杜仲丙烯醇（Ulmoprenol）,分离出正二十九烷（n-Nonacosane）、正卅醇（n-Triacontanol）、白桦脂醇（Betulin）、β- 谷甾醇（β-Sitosterol）等,另含精氨酸、谷氨酸、组氨酸、胱氨酸等 17 种游离氨基酸以及锗、硒等 15 种无机元素。杜仲树皮含杜仲胶（Gutta-percha)6%~10%,根皮含 10%~12%。杜仲胶系硬性树胶,易溶于乙醇,难溶于水。

杜仲树叶中含有杜仲胶、松脂醇二葡萄糖苷、山奈酚、杜仲苷、筋骨草苷、雷扑妥苷、哈帕苷乙酸脂、半乳糖醇等。另外,还含有一些微量元素,如锌、铜、铁、钙、磷、锰、铅等。

【药理作用】

1.降压作用

杜仲树皮的提取物及煎剂, 对动物具有持久的降压作用。用其浸膏 5mL(生药 1~2g)给麻醉犬静脉注射后,产生显著的降压作用,可持续 2~3min,呈"快速耐受"现象。对 3 只肾性高血压狗每天以煎剂 5~8g/kg 灌胃,连续 4 周,收缩压降低最多时仅为 8~22mmHg(4%~10%),其疗效不够满意。杜仲的炮制品与剂型对降压作用有一定影响,煎剂作用强于酊剂,炒杜仲的降压作用较生杜仲为佳。杜仲对猫有降压作用,但持续较短,"快速耐受" 现象不显著。对胆甾醇动脉硬化家兔之降压作用较对正常家兔更为显著,但亦能产生"快速耐受"。至于降压原理因尚未确定其生物活性成分,故属于初步认识。现已证明快速降压与迷走神经无大关系,亦不受阿托品之影响。对离体兔心杜仲小量时先兴奋,后略呈抑制。亦有报告其对心脏的抑制作用与其 pH 值有关(pH 4~5),经调整后对大鼠与家兔离体心脏皆呈兴奋作用。杜仲对正常兔耳血管具有直接扩张作用,但同样浓度却使实验性胆甾醇动脉硬化兔耳血管呈收缩作用。对正常家兔的冠状血管与肾血管,在低浓度时多呈扩张作用,高浓度时则相反,对动脉硬化家兔的冠状血管在低浓度时亦呈收缩作用。因其降压作用与心及血管的直接关系不大,故推论其与中枢神经系统作用相关。

2.利尿作用

杜仲的各种制剂对麻醉犬均有利尿作用,且无"快速耐受"现象。对正常大鼠、小鼠亦有利尿作用。杜仲内钾含量约0.4%,故推论其利尿作用可能与钾有关。

3.抗衰老作用

动物实验结果表明,杜仲可增强小鼠红细胞SOD的活力,并增强其肾上腺重量。杜仲可使低下的生理功能恢复正常,提示杜仲具有一定的抗衰老作用。杜仲中富含的多种微量元素,与人体内分泌、免疫及生长发育系统的结构和功能有密切关系,特别是与抗衰老有密切关系。例如,锌可加速创伤、溃疡以及手术创口的修复,对淋巴细胞起特异性促细胞分裂的作用,此表明锌具有延缓衰老作用。

4.抗肿瘤作用

现代药理实验证明,杜仲具有抗癌和抑癌作用,其生物活性成分与其所含的木脂素、苯丙素及环烯醚萜类化合物有关。根据报道,杜仲所含的京尼平苷酸甲酯具有抗肿瘤的作用,含有的丁香脂素双糖苷在淋巴细胞白血病P388(Ps)系统中有较好的活性,浓度12.5 mg/kg可控制T/C值)≥126。从杜仲叶氯仿提取物中分离出的地普黄酮,是一种干扰T淋巴细胞功能的免疫抑制物质,对人鼻咽癌(KB)和鼠淋巴细胞白血病(P388)均有生长抑制活性。日本学者研究了杜仲茶的抗变异作用(anti-mutagenic-ity),发现该作用与绿原酸等抗变异性成分有关,揭示了杜仲对肿瘤预防的重要意义。杜仲水煎液可使实验动物血中嗜酸性粒细胞及淋巴细胞显著降低,血糖和血浆皮质醇含量升高,促进肝糖原堆积,导致胸腺萎缩。实验表明,杜仲具有兴奋垂体—肾上腺皮质系统、增强肾上腺皮质功能的作用,说明杜仲作为助阳补肾药是具有科学依据的。"肾"与机体免疫功能也存在一定联系,杜仲增强免疫的作用大小,也可以反映其补肾作用的强弱。杜仲水煎液对细胞免疫具有双向调节作用,既能激活单核巨噬细胞系

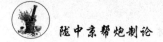

统和腹腔巨噬细胞系统的吞噬活性,增强机体的非特异免疫功能,又能对迟发型超敏反应起抑制作用。比较杜仲及其不同炮制品水提液增强免疫的作用,发现杜仲炮制品的作用强于生杜仲。经研究发现,杜仲叶乙醇提取物同样能够增强细胞免疫及非特异性免疫功能。给小白鼠 ip 杜仲叶的20%和50%的乙醇提取物,可明显增强小白鼠脾淋巴细胞转化功能及腹腔巨噬细胞的吞噬功能,而对正常小鼠脾抗体形成细胞则无明显影响。

5.其他作用

临床使用杜仲浸出剂,可使高血压患者血压有所降低,并改善头晕、失眠等症状。大剂量(20~25g/kg/d)杜仲煎剂给狗灌胃,能使其安静、贪睡,不易受到外界刺激;大剂量对小鼠亦有抑制中枢神经系统的作用。杜仲对大鼠和兔的离体子宫,均具抑制脑垂体后叶引起的兴奋作用,从而使子宫松弛,但对猫的离体子宫反呈兴奋作用。此外,杜仲煎剂在试管中对结核杆菌有某些抑制作用,其醇浸剂似能减少大鼠肠道中胆甾醇的吸收。

中国早在 2000 年前的古籍中,就有杜仲树皮煎汤饮服可增强肌肉的记载。近年来的研究证明,杜仲叶具有在微重力环境条件下抵抗人体肌肉和骨骼老化的功能,可作为空间保健品。动物实验表明,杜仲含有一种可促进人体的皮肤、骨骼、肌肉中蛋白质胶原合成与分解的特殊成分,具有促进代谢、防止衰退的功能。因此,可用于预防宇航员因太空失重而引起的骨骼和肌肉衰退。

【性味归经】甘,温。归肝、肾经。

【功能主治】补肝肾,强筋骨,安胎。用于肾虚腰痛,筋骨痿软,妊娠漏血,胎动不安,高血压症等。

【用法用量】6~9g。

【处方用名】杜仲、炒杜仲、杜仲炭、盐杜仲,皆付炒杜仲。注明"生"付未经炒制的杜仲。

厚　朴
Cortex Magnoliae

【来源】本品为理气药。系木兰科植物厚朴 *Magnolia officinalis* Rehd. et Wils. 或凹叶厚朴 *M.officinalis* Rehd. et Wils.的干燥干皮、根皮及枝皮。

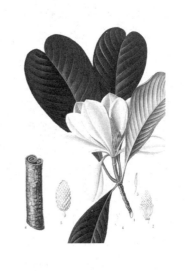

【炮制方法】

1.姜汁制厚朴一法:取生姜适量切为薄片与刮去粗皮的整块厚朴共置于铜锅中,加入清水淹没药面 3cm 左右,加盖文火煎煮,保持药液微沸,煮 2~3h,捞出,切丝,晾至半干,备用。过滤剩余煎液,弃除姜渣,将厚朴丝投入滤液中搅拌均匀,浸润,待滤液全部被药料吸尽,干燥,即得。

姜汁制厚朴二法:将厚朴块与生姜片置于锅中,加适量水文火煎煮,待药料被煮透、汤液被吸尽,取出,趁热切丝,干燥,即得。

2.药汁制厚朴:①主料:厚朴 15kg。②辅料:绿豆衣 120g,藿香 250g,鲜生姜 1000g,广木香 250g,枳实 500g,母丁香 60g,紫苏叶 250g。制备方法:将刮去粗皮的厚朴与辅料同置于锅中,加入清水没过药面 3cm,浸泡约 24h,然后加盖煎煮,保持药液微沸,煎煮 3~4h,将厚朴筒捞出,展平后数层码放在一起,切片,备用。滤取剩余煎液,弃除姜渣,将饮片投入滤液中浸泡,至浸液全部被吸尽,干燥,即得。

【操作要领】

1.姜汁或药汁制厚朴时,煎煮中应勤加搅拌,以使药物组织软化一

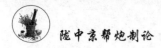

致。煮软后应趁热切制,否则放凉质地变硬则难以切制。

2.姜汁或药汁浸泡厚朴片(丝)时应充分搅拌,使药汁或姜汁能够被药料全部吸收。

3.每100kg厚朴用鲜生姜片10kg。炮制成品规格以紫褐色、姜汁或药汁均匀分布于饮片中为标准。

【炮制研究】厚朴主含厚朴酚和异厚朴酚等,另含有1%左右的挥发油。其中,厚朴酚对于水浸应激性溃疡等所致的胃溃疡有抑制作用,对组织胺所致十二指肠痉挛亦具有一定的抑制作用。另外,厚朴酚及挥发油能够刺激味觉,反射性地引起唾液和胃液的分泌,使胃肠蠕动加快,从而起到健胃的效果,此与中医所谓"厚朴温胃而去呕胀"的论述是完全吻合的。生姜主含姜辣素和挥发油等,味辛、性温,具有温胃散寒、镇吐止呕作用。厚朴经姜汁制后可增强其健胃、除胀及止呕作用。药汁制厚朴所用辅料大部分含有挥发性成分,具有促进胃液分泌、加快胃肠蠕动的生物活性,经辅料料制后其健胃效果更为显著,并可协同厚朴起到综合性治疗作用。

【化学成分】厚朴主含厚朴酚(Magnolol)、异厚朴酚(Isomagnolol)、和厚朴酚(Honokiol)、四氢厚朴酚(Tetrahydromagnolol)等。尚含厚朴醛(Magnal- dehyde)B、C、D、E,厚朴木脂素(Magnolignan)A、B、C、D、E、F、G、H、I,丁香脂素(Syringaresinol)等。亦含挥发油,油中主要成分为桉叶醇(Eudesmol)、α-蒎烯(α-Pinene)、β-蒎烯(β-Pinene)、对聚伞花烯(p-Cymene)等。此外,还含生物碱,如木兰箭毒碱(Magnocura- rine)等。凹叶厚朴主含厚朴酚、四氢厚朴酚、异厚朴酚、β-桉叶醇及生物碱等。

【药理作用】

1.对胃肠道的作用

厚朴所含挥发油味苦,能刺激味觉反射性地引起唾液、胃液分泌以及胃肠蠕动加快。因此,具有健胃助消化作用。厚朴生品、姜制品均具有抗胃溃疡作用,姜制后抗胃溃疡作用加强,但清炒品抗胃溃疡作用不明显。和厚朴酚、厚朴酚是抑制胃黏膜溃疡的生物活性成分,厚朴酚对幽门结扎、水浸应激性等所致胃溃疡均有抑制效果,对组胺所致十二指肠痉挛亦有一定的抑制作用。厚朴酚能明显抑制麻醉大鼠因静脉注射四肽胃泌素及氨甲酰甲胆碱所致的促进胃酸分泌作用。厚朴酚的抗溃疡、抗分泌作用,可部分归于它的中枢抑制作用,此与阿托品、甲氰咪胍及二甲基前列腺素E2 的作用不同。厚朴酚的抗溃疡作用不是通过神经末梢作用,而是通过中枢性(分泌)的抑制作用产生。厚朴煎剂对离体兔肠管和支气管呈兴奋作用,煎剂浓度在 1:166 时对小鼠离体肠管呈兴奋作用,而在浓度加大到1:100 时转为抑制;对豚鼠离体肠管的作用与小鼠基本一致,但兴奋作用不明显,而抑制作用更强。

2.抗病原微生物作用

体外实验证明,厚朴煎剂对葡萄球菌、溶血性链球菌、肺炎球菌、百日咳杆菌等革兰阳性菌,以及炭疽杆菌、痢疾杆菌、伤寒杆菌、副伤寒杆菌、霍乱弧菌、大肠杆菌、变形杆菌、枯草杆菌等革兰阴性杆菌均具有抗菌作用。

实验表明,同其他 61 种中药相比,厚朴对白色葡萄球菌、枯草杆菌、大肠杆菌及伤寒杆菌的作用最强, 其对白色葡萄球菌和枯草杆菌的作用为杀菌作用。在试管内,厚朴对金黄色葡萄球菌的抑制作用较黄连、黄芩、大黄为强。煎剂(1:1)稀释至 1/640 时,其抑菌作用仍强于金霉素,煎剂的抗菌作用不因加热而破坏。厚朴煎剂对堇色毛癣菌、同心性毛癣菌、红色毛癣菌等皮肤真菌具有抑制作用。对致龋病原菌——变形链球菌——的实验表明,厚朴口服毒性既小且有高效快速杀菌作用。另外,厚朴煎剂对小鼠实验性病毒性肝炎有某些改善实质性病理损害的作用, 在体外尚能杀死猪蛔虫。厚朴酚对革兰阳性菌、耐酸性菌、类酵母菌和丝状真菌等,均具有显著的抗菌活性。其抗枯草杆菌的活性比硫酸链霉素高,抗须发癣菌活性比两性霉素 B 高,抗黑曲霉菌活性与两性霉素 B 相同,抗龋齿菌的活性强于典型的抗菌生物碱小檗碱。但是,厚朴酚对人体大肠杆菌无明显抑制作用。

3.松弛骨骼肌的作用

实验研究表明,厚朴碱具有明显的骨骼肌松弛作用,且无快速耐受现象。厚朴碱浓度为 30%时,能使大鼠膈肌收缩幅度减小 40%左右。当浓度增加为 40%时,大鼠膈肌的收缩幅度接近于停止状态。有报告指出,厚朴

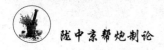

碱静注与筒箭毒碱静注相似,其可能属于非去极化型的肌肉松弛剂。

从日本和厚朴中分离的厚朴酚和异厚朴酚,具有中枢性肌肉松弛作用,较大剂量时能使小鼠的翻正反射消失。实验表明,厚朴酚及异厚朴酚腹腔注射均能抑制伸肌反射,但该作用能被大剂量士的宁拮抗。其属箭毒样肌松作用较美乃新(Mephenesin)为强,具有特殊而持久的肌肉松弛作用。

4.对中枢神经的作用

厚朴的乙醚浸膏具有明显的镇静作用,腹腔注射可抑制小鼠的自发性活动,亦能对抗由于甲基苯丙胺或阿扑吗啡所致的兴奋作用。厚朴酚及和厚朴酚也具有显著的中枢抑制作用。厚朴酚的中枢抑制作用机制是通过抑制多触突反射而引起肌肉松弛,抑制脊髓兴奋性传导物质的前体谷氨酸的作用,而产生的脊髓抑制作用。

5.对心血管的作用

厚朴煎剂对蟾蜍离体心脏具有抑制作用。厚朴碱注射给药,在低于肌松剂量时有明显降压作用,该作用不能被抗组胺药所拮抗。静注给药的降压维持时间为10~15min,肌内给药的降压维持时间则可达1h以上。厚朴花的酊剂水溶物给麻醉猫、兔静注或肌注,均具有降压作用,并能使心率加快。

6.其他作用

厚朴煎剂对豚鼠支气管平滑肌具有兴奋作用。和厚朴酚、厚朴酚对由ADP、DAF和纤维蛋白酶等致聚剂诱导的血小板聚集和ATP释放,均具有显著抑制作用。厚朴的甲醇提取物和厚朴酚,对体内二期致癌实验引起的小鼠皮肤肿瘤具有明显的抑制作用。

【性味归经】苦、辛,温。归脾、胃、肺、大肠经。

【功能主治】燥湿消痰,下气除满。用于湿滞伤中,脘痞吐泻,食积气滞,腹胀便秘,痰饮喘咳。

【用法用量】3~9g。

【处方用名】厚朴、川朴、姜厚朴、油厚朴,皆付姜制厚朴。注明"药汁制"付药汁制厚朴。

【备注】厚朴商品药材因采收的部位、厚薄及形状不同,可分为筒朴、靴角朴、根朴和枝朴等。筒朴系厚朴树主干的干皮,经加工后卷制为双卷筒状,形似"如意",故又称为"如意卷厚朴"或"如意朴"。靴角朴系靠近根部的干皮,经加工后其形状如靴,故名"靴角朴"。根朴系根皮经加工后卷制成的单或双卷,多劈破,其形弯曲如鸡肠,故名"鸡肠朴"。枝朴系从粗枝上剥取的皮,呈单卷状,长 10~20cm,厚 1~2cm。

上述厚朴断面皆有点状闪光结晶(厚朴酚类成分)。商品药材以皮粗肉细,内深紫色,油性大,香味浓,味苦、辛且微甜,咀嚼无残渣者为佳。其中,以四川和湖北所产质量最为上乘,谓之"紫油厚朴"。浙江所产称为"温朴",质量亦佳。此外,福建、江西、广西、甘肃和陕西等地亦出产。

黄　柏
Cortex Phellodendri

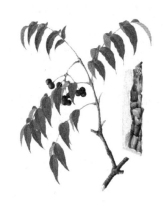

【来源】本品为清热燥湿药。系芸香科植物黄檗 *Phellodendron amurense* Rupr.和黄皮树 *P.hinense* Schneid.的干燥树皮。前者习称"关黄柏",后者习称"川黄柏"。

【炮制方法】

1.黄柏:将整块黄柏刮去粗皮,喷淋清水,闷润 6~8h,取出,晾至半干。再重复喷淋清水,闷润,直至药料中水分内、外滋润一致,切丝,晾干,即得。

2.盐黄柏:取净黄柏丝,加入适量盐溶液混合搅拌均匀,闷润,使盐水全部浸入药料内部,备用。将锅预热后投入黄柏丝,以文火加热拌炒,待黄柏丝微干、显火色时出锅,晾干,即得。

3.酒黄柏:将黄柏丝置于容器内,喷洒适量黄酒,搅拌均匀,闷润,至酒液全部被吸尽、药物滋润一致时,投入预热的锅内用文火加热拌炒,待药物微干、显深黄色,可嗅到黄酒与药料的混合气味时出锅,晾凉,即得。

4.黄柏炭:将锅预热后投入黄柏丝,先用文火,后改为武火加热连续拌炒,至药物表面呈焦黑色、内部焦褐色时出锅,或者喷淋少量清水,灭除火星,出锅,晾干,即得。

【操作要领】

1.切制黄柏前可喷淋适量清水闷润使之软化,不需用水浸泡。因为,黄柏主含季铵型生物碱——小檗碱,其水溶解度较大,如果浸泡用水量过多就会造成生物活性成分的大量流失,从而导致药效降低。

2.炒制盐黄柏和酒黄柏的过程中,火力不宜太强,以免炒焦。每100kg黄柏用食盐2kg,用适量清水溶化。每100kg黄柏用黄酒20kg。以上两种炮制成品规格以略显火色,较原色稍深为标准。

3.炒制黄柏炭时一定要存性,不能使药物灰化。炮制成品规格以外表焦黑色、断面焦褐色,存性为标准。

【炮制研究】黄柏味苦、性寒,偏走下焦。故刘潜江在《本草述》中曰,盐水炒黄柏可增强滋肾水,泻膀胱湿热之功。王好古在《汤液本草》中认为,黄柏酒炒可借酒力使药效上达,如欲治上焦头面及手梢皮肤之疾,则多以酒炒为宜。汪昂在其《本草备要》中云,黄柏炭能够止血,可用于治疗月经崩漏不止以及赤、白带下。

现代中药化学研究证明,黄柏中主含小檗碱、黄柏碱和棕榈碱等。有人对黄柏炮制前后小檗碱含量及其抑菌效果进行了对比实验,即取5种黄柏的加工炮制品,即生黄柏(水浸后切丝)、清炒黄柏、盐水炒黄柏、酒炒黄柏、黄柏炭作为实验材料,结果如下:

1.黄柏炮制前、后小檗碱含量的比较

对上述5种炮制品进行了小檗碱的显微化学反应、毛细管象观察以及小檗碱的含量测定,以未经炮制的原料黄柏作为对照品。

(1)原料黄柏中的针状和棒状黄色簇晶,分布于皮层及韧皮部的薄壁组织内,各种炮制品(黄柏炭除外)均有少数结晶存在,其分布位置不定。

（2）毛细管象观察，黄柏炭内的小檗碱全部被破坏。

（3）用改进的硅乌酸滴定法测得小檗碱含量为：原料黄柏1.39%，生黄柏0.71%，酒炒黄柏0.71%，盐水炒黄柏0.64%，清炒黄柏0.65%，黄柏炭则无生物碱反应。

上述结果说明，原料黄柏经水浸泡切丝后，其组织中的小檗碱有转移的现象，小檗碱已损失近1/2；盐水炒、酒炒、清炒对小檗碱含量影响不大；黄柏炭由于经过高温炒制，其中小檗碱损失殆尽。故认为，中医利用黄柏炭炭素的吸附作用治疗出血及崩漏而不用于治疗痢疾，是具有一定道理的。

2.黄柏炮制前后的抑菌作用

分别取生黄柏和酒炒黄柏1:1水煎液做抑菌实验，菌种分别为新成型、宋内氏、弗氏、Ⅱa、Ⅲ、Y2痢疾菌株，副伤寒杆菌乙、丙、白色念珠菌、大肠杆菌、克雷伯氏肺炎杆菌、绿脓杆菌、奇异变形杆菌、金黄色葡萄球菌以及炭疽杆菌等。结果证明，黄柏除对痢疾杆菌具有抑制作用外，对炭疽杆菌和白色念珠菌也有一定的抑制作用。其中，生黄柏和酒炒黄柏抑菌效果极其相似。

【化学成分】黄柏所含主要成分为小檗碱（Berberine），另含黄柏碱（Phello dendrine）、木兰花碱（Magnoflorine）、药根碱（Jatrorrhizine）、掌叶防己碱（巴马亭，Palmatine）、N-甲基大麦芽碱（Candicine）、蝙蝠葛碱（Menisperine）等。此外，尚含黄柏内酯（Obaculactone）、黄柏酮（Obacunone）、黄柏酮酸（Obacunonic acid），以及7-脱氢豆甾醇（7-Dehydrostigmasterol）、β-谷甾醇（β-Sitosterol）、菜油甾醇（Campesterol）、青荧光酸（Lumicaeruleic acid）、白鲜交酯（Dictamno- lide）等。此外，黄柏树皮含小檗碱、木兰花碱、黄柏碱、掌叶防己碱等多种生物碱，尚含内酯、甾醇及黏液质等。

【药理作用】

1.抗菌作用

黄柏抗菌生物活性成分为小檗碱。黄柏煎剂或醇浸剂体外实验，对金黄色葡萄球菌、白色葡萄球菌、柠檬色葡萄球菌、肺炎双球菌、脑膜炎双球

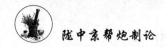

菌、草绿色链球菌、霍乱弧菌、白喉杆菌、痢疾杆菌以及绿脓杆菌等,均具有抑制作用。对大肠杆菌、伤寒杆菌几乎无效,亦有报道对大肠杆菌有效者。就生药而言,黄连抗菌作用较黄柏强1倍。体外实验黄柏对结核杆菌也有抑制作用,且对耐链霉素、对氨基水杨酸、异烟肼的结核菌株亦有效。在用豚鼠接种人型结核菌做实验治疗时,其口服或注射的疗效均差。对接种牛型结核菌的豚鼠,从黄柏提取的盐酸结晶物做肌肉注射具有一定疗效。

据称,黄柏用于结核患者的治疗,其临床症状及X线检查均有好转,且效果优于黄连。黄柏的抗菌作用原理,与其对细菌呼吸及RNA合成的强烈抑制有关。

在试管中,黄柏煎剂或浸剂对多种常见的致病性皮肤真菌,如堇色毛癣菌、絮状表皮癣菌、犬小芽孢子菌、许兰毛癣菌及奥杜益小孢子菌等,均有不同程度的抑制作用。其水煎剂还能杀死钩端螺旋体(剂量需较黄连大1倍),在体外对阴道滴虫也具有一定的抑制作用。

2.对心血管系统的作用

药根碱对心肌的作用与小檗碱相似,具有正性肌力作用和抗心律失常作用,其正性肌力作用与细胞外Ca^{2+}内流有关,而不涉及细胞内Ca^{2+}的释放。药根碱10mg/kg静脉注射,对大鼠心肌缺血和复灌引起的心律失常均有对抗作用,可使心肌缺血和复灌期间心律失常的开始时间推迟、持续时间缩短,并使复灌期间室性心律失常的发生率和动物死亡率降低。

黄柏对麻醉动物静脉或腹腔注射,可产生显著而持久的降压作用,颈动脉注射较静脉注射的作用更强,其降压效果可能是中枢性的。对季铵型的黄柏碱加以改变后合成的叔胺型化合物昔罗匹林(Xylopinin),也具有明显的降压作用,其降压作用强度及持续时间随剂量增大而增强,在1~2颈椎间切断脊髓时,其降压作用消失,因之也证明其降压作用属于中枢性。当阿托品化、切断双侧迷走神经、给予苯海拉明、六烃季胺或摘除双侧颈动脉窦时,对降压作用无明显影响。但给予妥拉唑啉、双苄胺及利血平等,能减弱其降压作用。此外,昔罗匹林有较强的抗肾上腺素样作用,能拮抗因压迫颈动脉、窒息、电刺激大内脏神经引起的升压反应,亦能使去甲肾上腺素及肾上腺素的升压作用翻转，并能抑制注射肾上腺素或电刺激颈上交感神经节引起的瞬膜收缩反应。

3.对中枢神经系统的作用

黄柏碱或昔罗匹林对中枢神经系统具有抑制作用,小鼠的自发活动、各种反射均受到抑制。给予未麻醉家兔昔罗匹林,脑电波可出现高振幅慢波。

4.对消化系统的作用

黄柏中小檗碱以外的提取成分皮下注射或灌胃给药,对乙醇性溃疡、幽门结扎性溃疡、阿司匹林溃疡以及约束水浸应激溃疡,均具有显著抑制作用。皮下注射或十二指肠给药,可明显抑制胃液量、总酸度和胃蛋白酶的活性。但是,灌胃给药只能抑制胃蛋白酶的活性。50%的黄柏甲醇提取物 po1g/kg ,对大鼠盐酸—乙醇溃疡具有显著抑制作用,其作用强度大于小檗碱和黄连碱。在带有胰瘘的家兔身上,黄柏具有促进其胰腺分泌的作用。

5.其他作用

黄柏碱有轻度的箭毒样作用,对蛙腹直肌紧张度无影响,但能抑制乙酰胆碱引起的收缩反应。对离体兔肠黄柏可增强其收缩,使收缩幅度增加,其所含小檗碱也能增加收缩幅度。黄柏酮可增强其张力及振幅,黄柏内酯则能使肠管弛缓。

黄柏内酯在接近致死量(0.05~0.1g/kg)时,可降低兔血糖,黄柏酮无此作用。另外,黄柏保护血小板之作用尚待证实。黄柏对孑孓、家蝇具有杀灭作用,黄柏与萱草根同服可降低后者对小鼠的毒性,黄柏尚能促进小鼠抗体的形成。

【性味归经】苦,寒。归肾、膀胱经。

【功能主治】清热燥湿,泻火除蒸,解毒疗疮。用于湿热泻痢,黄疸,带下,热淋,脚气,骨蒸痨热,盗汗,遗精,疮疡肿毒,湿疹瘙痒等。盐黄柏滋阴降火,用于治疗阴虚盗汗,梦遗滑精;酒黄柏泻上焦之火,主治口舌生疮;黄柏炭收敛止血,用于治疗肛肠痔漏,妇女经血崩漏不止等。

【用法用量】3~12g,外用适量。

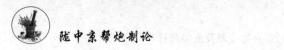

【处方用名】黄柏、川黄柏、黄檗、东黄柏,皆付生黄柏。注明"盐"或"炒"付盐黄柏,注明"酒"付酒炒黄柏,注明"炭"付黄柏炭。

第三章 花及果实种子类药材

槐　　花
Flos Sophorae Lmmaturus

【来源】本品为止血药。系豆科植物槐 *Sophora japonica* L.的干燥花及花蕾。前者习称槐花,后者习称槐米。

【炮制方法】

1.槐花:将原药中梗、叶及杂质去净,阴干,即得。

2.炒槐花:将净槐花投入预热的锅中,用微火徐徐加热拌炒,炒至药物由原来的浅黄色变成微焦黄色,嗅到槐花固有的气味时出锅,晾凉,即得。

3.槐花炭:将锅预热后投入净槐花,用中火加热拌炒,炒至焦褐色、存性时,喷淋适量清水灭除火星,出锅,干燥,即得。

【操作要领】

1.炒槐花时火力要弱,炒制程度应适中,避免焦化。炮制成品规格以深黄、挂火色,无焦黑点为标准。

2.槐花体轻、质软,故炒炭过程中不宜用强火,以免灰化。炮制成品规格以焦褐色,保持原花瓣的形态,存性为标准。

【炮制研究】槐花主含芸香苷(芦丁),为其生物活性成分,芸香苷分解酶与之共存。槐花经微火炒制后使酶失去了活性,故成分能够得以保存。另外,有关实验对槐花炮制后的化学成分及其性质进行了分析研究,结果为:炒槐花因炮制时加热温度较低,所含成分基本与生品相同,仅部分氨基酸(或肽)类、糖类成分受到破坏,鞣质成分含量略有增加。生槐花经炒制后,所含成分容易透过生药组织而溶出。因此,可以提高煎剂中的成分溶出率,同时又破坏了鼠李糖转化酶,从而避免了芦丁成分被酶解。

槐花炭由于炮制温度较高,其中的绝大部分芦丁、氨基酸(或肽)类等成分因热而破坏,但鞣质含量明显增加,约为生槐花的 4 倍,并且发现鞣质转化温度与芦丁的分解温度(105℃~192℃)很相近。故认为,槐花炒炭后鞣质含量的增加系芦丁的分解转化而来,生药中芦丁含量越高,则制炭后鞣质转化率越高。由于鞣质具有收敛止血作用,因此中医将槐花炭作为止血用药较为合理。

相关药理实验证明,槐花炭煎液给小鼠灌胃,能明显缩短出血时间和凝血时间,其止血和凝血作用可能与其鞣质含量有关。槐花炭能缩短大鼠创伤性出血的时间并减少出血量,去掉芦丁的槐花溶液对大鼠创伤性出血亦有显著的止血作用。芦丁对皮肤负压下生成的点状出血和实验性肺出血,均具有明显的抑制作用。此外,芦丁给兔灌胃对实验性冻伤具有预防作用。

【化学成分】生槐花中主要含芸香苷(芦丁 Rutin)或其化合物,另含有蜡、绿色素、树脂、缩合鞣质、色素、蛋白质(或黏液质)、氨基酸(或肽)、糖和维生素 A 等。炒槐花基本与生槐米相同,仅部分氨基酸(肽)或糖受到破坏,鞣质含量略有增加。从干花蕾中分离的三萜皂苷,水解后得白桦脂醇(Betulin)、槐花二醇(Sophoradiol)以及葡萄糖、葡萄糖醛酸(Glucuronic acid)。从花蕾中亦得槐花米甲素、乙素和丙素。其中,甲素是和芦丁不同的黄酮类,乙素和丙素为甾醇类。槐花中的芦丁在酸或酶的作用下可水解为槲皮素(Quercitrin)。

【药理作用】

1.对心血管系统的作用

槐花液对离体蛙心有轻度兴奋作用,对心传导系统具有阻滞作用。芸香苷、槲皮素及槲皮苷,亦能增加离体及在位蛙心的收缩量及输出量,并能减慢心率。槲皮素可扩张冠状血管,改善心肌循环。此外,芸香苷能使蟾蜍下肢及兔耳血管收缩。槐花液、槐花酊剂,对麻醉犬、猫有暂时显著的降压作用,芸香苷及其制剂具有降压作用,槲皮素亦能短时间降压。

2.调节血脂的作用

槲皮素皮下注射 10mg,能有效地降低实验性高胆固醇血症大鼠肝、主动脉及血中的胆固醇含量,并增加胆固醇-蛋白复合物的稳定性,对实验性动脉硬化症有预防和治疗作用。

3.对毛细血管的作用

芸香苷及其苷元槲皮素,能保持毛细血管的正常抵抗力,减少血管通透性,可使因脆性增加而出血的毛细血管恢复正常的弹性。槲皮素能增强豚鼠、大鼠皮肤毛细血管的抵抗力,降低血管通透性,其对毛细血管的稳定性较芸香苷强 1/3。连续大量应用芸香苷及槲皮素,可阻止由于减压而引起的鼠肺出血。

4.抗炎作用

芸香苷及槲皮素能抑制大鼠因组胺、蛋清、5-羟色胺、甲醛、多乙烯吡咯酮引起的脚爪浮肿以及透明质酸酶引起的足踝部浮肿。芸香苷能显著抑制大鼠创伤性浮肿,并能阻止结膜炎、耳郭炎、肺水肿的发生。对兔因芥子油引起的结膜水肿,仅有轻微的抑制作用。如果将芸香苷溶于丙二醇中,预防炎症的效果则更佳。芸香苷静脉注射,能抑制兔因马血清而引起的皮肤、关节过敏性炎症。芸香苷硫酸酯的钠盐,能加速狗因注射松节油引起的后肢血栓性静脉炎的恢复。

5.解痉、抗溃疡作用

槲皮素能降低肠、支气管平滑肌的张力,其解痉作用较芸香苷强 5 倍。芸香苷能降低大鼠的胃运动功能,并能解除氯化钡引起的小肠平滑肌痉挛。皮下注射芸香苷 5~10mg/kg,能显著降低大鼠因结扎幽门引起的胃溃疡病灶数,对反射性胃溃疡的效力较凯林强。槐花液(含芸香苷甚微)注入兔肠腔内,能刺激肠黏膜使渗出液增加。

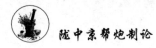

6.抗病原微生物作用

槐花水浸剂(2:5),在试管内对堇色毛癣菌、许兰黄癣菌、奥杜盎小芽孢癣菌、羊毛状小芽孢癣菌、星形奴卡菌等皮肤真菌,均有不同程度的抑制作用。在试管内,芸香苷和槲皮素对某些细菌具有抗菌作用,对病毒亦表现抑制作用。

7.其他作用

芸香苷对 X 线照射具有保护作用。槐花含有血球凝集素,对血球有凝集作用。另外,大剂量槐花酊剂可引起某些中枢反射机能的抑制。一般认为,芸香苷口服不能吸收,因而不能确定其口服是否具有治疗作用。但亦有报告指出,口服后尚能吸收。

【性味归经】苦,微寒。归肝、大肠经。

【功能主治】凉血止血,清肝泻火。用于便血,痔血,血痢,崩漏,吐血,衄血,肝热目赤,头痛眩晕。

【用法用量】5~9g。

【处方用名】槐花、炒槐花,皆付炒槐花。注明"生"付未经炮制的槐花,注明"炭"付槐花炭。

金 银 花
Flos Lonicerae

【来源】本品为清热解毒药。系忍冬科植物忍冬 *Lonicera japonica* Thunb.的干燥花蕾。

【炮制方法】

1.金银花:取原药拣去杂质及梗叶,筛除灰屑,即得。

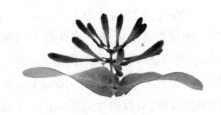

2.金银花炭:将锅微预热后投入金银花,用微火加热拌炒 10~15min,至药物外表由苍黄变为焦黄略兼黑色、存性且保持原药物形态时,喷淋少许清水以灭除火星,出锅,干燥,即得。

【操作要领】

1.金银花加工规格以纯净无杂质为标准。

2.炒制金银花炭时宜用微火,防止灰化。炮制成品规格以焦黄略黑,保持药物原有形态,存性为标准。

【炮制研究】金银花主含绿原酸、异绿原酸和黄酮类化合物等,具有广谱抗菌作用和显著的解热效果。金银花炭具有凉血、止血作用,用于治疗血痢及肠炎。因此,炭品中所含生物活性成分及含量是否与生品接近,是决定炮制品药效的关键。有关实验研究通过点温仪测定金银花的炒炭温度,观察不同温度下炮制品的质量。以其成分绿原酸含量作为指标,用层析法和紫外分光光度法测定不同温度条件下炮制品中的成分变化,以探讨金银花炒炭的最佳温度和炒制时限。结果显示:金银花制炭温度 180℃~190℃,炒制9min 为宜。从薄层层析图谱上发现,金银花制炭后各样品所含主要成分与生品一致,只是层析斑点大小随着炒炭温度的升高而减小。因此,为降低绿原酸的损失量,炒炭温度以 180℃~190℃为宜。

【化学成分】金银花花蕾中含有木樨草素(Luteolin)、肌醇(Inositol)和皂苷,并分离出绿原酸(Chlorogenic acid)和异绿原酸(Isochlorogenic acid)等成分,系金银花抗菌主要生物活性成分。 金银花所含挥发油中有 30 多种成分,经提取分离出了芳樟醇(Linalool)和(-)-顺-2, 6, 6-三甲基-2-乙烯基-5-羟基四氢吡喃【(-)-Cis-2, 6, 6-tri- methyl-2-ethenyl-5-hydroxytetra-pyrane】。另外,还鉴定出蒎烯(Pinene)、1-己烯(1-hexene)、顺-3-己烯醇-1(Cis- 3-hexenol-1)、顺-2-甲基-2-乙烯基-5(α-羟基异丙基)四氢呋喃【Cis-2-me- thyl-2-ethenyl-5(α-hydroxyisopropyl)tetra-hydrofuran】、反-2-甲基-2-乙烯基-5(α-羟基异丙基)四氢呋喃【Trans-2-methyl-2-etheny-l-5(α-hydroxyisopropyl)tetrahydrofuran】、香叶醇(Citro- nellol)、α-松油醇(α-Terpineol)、苯甲醇(Benzyl alcohol)、苯乙醇(Benzyl ethyl alcohol)、香荆芥酚(Carvacrol)及丁香油酚(Eugenol)等多种

成分。

【药理作用】

1.抗病原微生物作用

体外实验表明,金银花对多种致病菌如金黄色葡萄球菌、溶血性链球菌、大肠杆菌、痢疾杆菌、霍乱弧菌、伤寒杆菌及副伤寒杆菌等,均有一定抑制作用。对肺炎球菌、脑膜炎双球菌、绿脓杆菌、结核杆菌亦有效。水浸剂比煎剂作用强,叶煎剂比花煎剂作用强。若与连翘合用,抗菌范围还可互补,与青霉素合用能加强青霉素对耐药金黄色葡萄球菌的抗菌作用,这可能是在抑制细菌体内蛋白质合成上具有协同的作用。有人认为,绿原酸和异绿原酸是金银花主要的抗菌生物活性成分。另有实验证明,木樨草素也具有较强的抗菌作用。该品水浸剂在体外对铁锈色小芽孢癣菌、星形奴卡氏菌等皮肤真菌等,具有不同程度的抑制作用。金银花水煎剂(1:20)在人胚肾原单层上皮细胞组织培养上,对流感病毒、孤儿病毒、疱疹病毒具有抑制作用。藤的水溶液也有延缓孤儿病毒所致的细胞致病的作用。试管实验表明,金银花及其藤的煎剂对钩端螺旋体均有抑制作用。将忍冬藤和千里光配伍,做腹腔注射和皮下注射,据称有治疗和预防钩端螺旋体病的效果。ip 金银花注射液 7.5g/kg,能使接受 LD_{90} 的绿脓杆菌内毒素或绿脓杆菌的小鼠存活半数以上。静脉注射金银花蒸馏液 6g/kg,对绿脓杆菌内毒素中毒的兔有治疗作用。未治疗的动物体温和白细胞总数明显下降,而给药组动物体温略有升高,白细胞虽有增加,但分类没有明显变化,且静脉注射金黄注射液(金银花、黄芩等量制成)7.5g/kg,对家兔绿脓杆菌内毒素中毒也有一定对抗作用,可减轻中毒症状和死亡数。

2.抗炎和解热作用

ip 金银花提取液 0.25g/kg,能抑制大鼠角叉菜胶性脚肿。另有报道,金银花注射液 30~40g/kg 能减轻蛋清性脚肿程度。ip 金银花提取液 8g/kg,2 次/d,连续 6d,对大鼠巴豆油性肉芽囊也有明显抗渗出和抗增生作用。早期报道,金银花具有明显的解热作用,但用霍乱菌苗、马铃薯杆菌、枯草浸液等给家兔耳静脉注射致热,未证实金银花煎剂 5g/kg 灌胃具有退热作用,认为这可能和使用的金银花制剂剂量或家兔的耐受性不同有关。

3.加强免疫机能作用

金银花煎剂稀释至 1:1280 的浓度时，仍能促进白细胞的吞噬功能。小鼠 ip 金银花注射液，也有明显促进炎性细胞吞噬功能的作用。

4.中枢兴奋作用

经电休克、转笼等多种实验方法证明，口服绿原酸后可引起大鼠、小鼠等动物中枢神经系统兴奋，其作用强度为咖啡因的 1/6，二者合用无相加及增强作用。

5.降血脂作用

给大鼠灌胃金银花 2.5g/kg，能减少肠内胆固醇吸收，降低血浆中胆固醇含量。体外实验也发现，金银花可和胆固醇结合，但四妙勇安汤(金银花、玄参、当归、甘草)治疗家兔实验性动脉粥样硬化，却未观察到有降血脂和降主动脉壁胆固醇的作用。

6.抗内毒素作用

用鲎实验法测定内毒素含量，300%金银花(忍冬)注射液以 1:64~1:2 稀释，体外实验无论用凹片法或试管法，均明显降低试液中的内毒素含量。其中，1:8~1:2 的稀释管与阴性对照管一样呈液态，阳性对照呈凝胶状。金银花(忍冬)蒸馏液 6g/kg 静脉注射，对绿脓杆菌内毒素 2.8mg/kg 静脉注射引起的兔体温下降、白细胞数下降均具有对抗作用。金银花(忍冬)蒸馏液 7.5g/kg 或 ip 液 2.5g/kg，对 ip 绿脓杆菌内毒素 65mg/kg 的小鼠具有保护作用，减少了小鼠死亡率。

7.其他作用

体外筛选实验研究认为，金银花的水及乙醇浸液，对肉瘤 180 及艾氏腹水癌有明显的细胞毒作用。金银花提取物口服，对大鼠实验性胃溃疡具有轻度预防效果。口服大剂量绿原酸能增加胃肠蠕动，促进胃液及胆汁分泌。绿原酸及其分解产物，对大鼠离体子宫具有兴奋作用。此外，绿原酸尚能轻微增强肾上腺素及去甲肾上腺素对猫和大鼠的升压作用，但对猫的瞬膜反应无影响。

【性味归经】甘,寒。归肺、心、胃经。

【功能主治】清热解毒,消散风热。用于痈肿疔疮,喉痹,丹毒,血热毒痢,风热感冒,温病发热。生用散热解毒,清心、骨之热,为治疗外感风热及温病之良药。炒炭后取其凉血、止血之功,用于治疗血痢肠炎等。

【用法用量】6~15g。虚寒泄泻及阴疮痈疽者慎用!

【处方用名】金银花、银花、二花、双花、忍冬花,皆付未经炮制的金银花。注明"炭"付金银花炭,注明"藤"付金银花藤。

【备注】金银藤又称为忍冬藤,其作用和花基本相似,并且具有清经络风热,解经络疼痛的作用。有关实验认为,用热水泡服金银花较之煎剂疗效显著,因此可制成袋泡剂。

菊 花

Flos Chrysanthemi

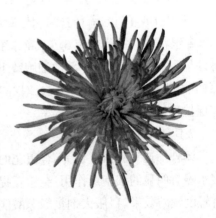

【来源】本品为辛凉解表药。系菊科植物菊 *Chrysanthemum morifoli um* Ramat 的干燥头状花序。按其产地和加工方法不同,分为"亳菊""滁菊""贡菊""杭菊"。

【炮制方法】

1.菊花:取原药拣净梗叶,筛去灰屑,即得。

2.菊花炭:将锅预热后投入菊花,用微火加热拌炒,至药物表面呈焦黑、内部焦褐色,存性且保持原有生药形态时,喷淋适量清水以灭除火星,出锅,干燥,即得。

【操作要领】菊花炭炒制时应勤加搅拌,避免炒制不匀或灰化。炮制成品规格以表面焦黑、内部焦褐色,存性为标准。

【炮制研究】菊花含有挥发油、生物碱以及苷类等成分。其中,黄酮苷类成分有木樨草素—7 葡萄糖苷、大波斯菊苷及刺槐苷等。药理研究证明,黄酮苷类成分具有降低毛细血管通透性的作用。菊花经制为炭品后具有碳素的吸附样作用,故可增强其收敛止血作用。炮制菊花炭的意义及其实际药用价值,将有待深入研究。

【化学成分】菊花含挥发油,其成分主要为龙脑(borneol)、樟脑(camphor)、菊油环酮(chrysanthenone)。此外,还含木樨草素-7 葡萄糖苷(luteolin-7-glucoside)、大波斯菊苷(cosmosiin)即芹菜素-7-O-葡萄糖苷(apigenin-7-O-glucoside)、刺槐苷(acacetin-7-Orhamnoglucoside)、芹菜素(apigenin)、芹菜素-7-O-鼠李葡萄糖苷(apigenin-7-O-rhamnoglucoside)、刺槐素-7-O-葡萄糖苷(acace-tin-7-O-glucoside)、槲皮素-3-O-半乳糖苷(isorhamnetin-3-O-galactoside)、木樨草素-7-O-鼠李葡萄糖苷(luteolin-7-O-galactoside)、木樨草素-7-O-鼠李葡萄糖苷(luteolin-7-O-rhamnogside)、木樨草素(luteolin)、β-榄香烯(β-elemene)、百里香酚(thymol)、二十一烷(heneicosane)、二十三烷(tricosa-ne)、二十六烷(hexacosane)等。

【药理作用】

1.对心血管的作用

菊花的酚性成分可以增加豚鼠离体心脏冠脉流量,提高小鼠对减压缺氧的耐受能力,并对家兔的心、肝、肾功能无明显毒性作用。菊花的总提取物对离体心脏、心肌细胞均显示正性肌力作用。杭白菊具有抗乌头碱诱发的大鼠心律失常以及氯仿诱发的小鼠心律失常作用。

2.抗病毒作用

国外研究者发现,菊花对单纯性疱疹病毒(HSV1)、脊髓灰质炎病毒和麻疹病毒等,均具有不同程度的抑制作用。此外,菊花还具有抗艾滋病的作用,能抑制 ZV 反转录酶和 HLV 复制的活性。

3.抗衰老作用

菊花能增强谷胱甘肽过氧化降低,明显延长家蚕寿命。还可提高小鼠心脑耐缺氧作用,延长其生存时间以及清除自由基的能力。有研究发现,菊花提取物对生物膜的超氧阴离子自由基损伤具有明显保护作用,主要是通过直接进入细胞膜的甘油酯起保护作用。这一新的发现使菊花有望开发成为新的功能性食品,尤其在抗衰老食品中发挥其作用。

4.抗炎作用

有研究者发现,菊花提取物能影响小鼠毛细血管的通透性,增加毛细血管抵抗力,从而具有抗炎作用。近年来国外学者研究发现,从菊花中分离得到的三萜烯二醇、三醇及其相应的棕榈酸酯和肉豆蔻酸酯,对诱发的小鼠耳水肿具有明显的抗炎作用。

5.抗肿瘤作用

从菊花中分离得到的蒲公英赛烷型三萜烯醇类,对由 TPA 引起的小鼠皮肤肿瘤有较显著的抑制作用。另外,从菊花中分离得到的 15 个三萜烯二醇及三醇,对由 TPA 诱发产生的 BVEA 早期抗原均有明显的抑制作用。其中,6 个化合物对常见肿瘤,如肺癌、结肠癌、肾癌、卵巢癌、脑癌以及白血病等 60 种人类肿瘤细胞,进行体外细胞毒活性实验发现,化合物 arnidiol 对白血病 HL60 细胞具有极其显著的细胞毒活性,GI50 为 $0.47\mu mol/L$。

【性味归经】甘,苦,微寒。归肺、肝经。

【功能主治】散风清热,平肝明目。用于风热感冒,头痛眩晕,目赤肿痛,眼睛昏花等。菊花炭凉血、止血,且兼化瘀之功,常用于鼻衄,牙龈肿痛出血等。传统医学认为,疏散风热用杭黄菊(黄菊花),平肝明目用滁菊花(白菊花),疗疮解毒用野菊花。

【用法用量】5~9g。

【处方用名】菊花、甘菊花、白菊花,皆付菊花。注明"炭"付白菊花炭,注明"杭"付杭菊花,注明"黄"付杭黄菊花,注明"白"付滁菊花、亳菊花、贡菊花、杭白菊,注明"野"付野菊花。

【备注】菊花分为家种和野生两种,其中野菊花为清热解毒药,性味归经及功能主治皆与家菊有别。另外,种植的商品菊花其性状有如下差异:

1.白菊:呈不规则的球状或者压扁状,直径约 2cm,花瓣多紧密,花序的绝大部分为白色舌状花,长约 18mm,宽约 3mm,中央为极少数短小的淡黄色管状花。主产安徽亳县,故称亳菊,其品质最佳。另有怀菊(河南)、祁菊(河北)、川菊(四川)等,亦属白菊类,但质量较次。

2.滁菊:呈球状,形较小,瓣紧密。白色舌状花,长约 15mm,宽约 3mm,中央黄色管状花。主产安徽滁县,品质亦佳。

3.贡菊:形似滁菊,瓣细而厚。白色舌状花,长 10~12mm,宽约 2mm,中央有少数黄色管状花,主产安徽歙县,亦称徽菊;浙江德清所产称为德菊。

4.杭菊:又名白茶菊,呈不规则压扁状,朵大,瓣宽而疏。舌状花较少,类白色,长约 22mm,宽约 6mm,中央有少数深黄色管状花。该品种主产于浙江。

5.杭黄菊:又名黄甘菊,形与杭白菊相似,其舌状花黄色至淡棕色。该品种亦主产于浙江。

蒲　黄
Pollen Typhae

【来源】本品为活血止血药。系香蒲科植物水烛香蒲 *Typha angusti-folia* L.、东方香蒲 *T.orientalis* Presl 或同属植物的干燥花粉。

【炮制方法】

1.蒲黄:取原药筛析为粉末,去净杂质,即得。

2.炒蒲黄:将锅预热后投入净制

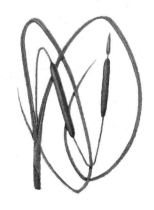

蒲黄,用文火加热拌炒,待刺激性浓烟完全散失、药物呈黄褐色时出锅,晾凉,即得。

3.蒲黄炭:将锅预热,投入筛析的净蒲黄,用文火加热拌炒,待刺激性浓烟完全散失,烟雾由浅转深、由青转灰浓,药物呈焦黄色时,喷淋适量清水以灭除火星,略炒片刻,出锅。随之装入陶器罐内,在罐口覆盖湿纸,放置 2~3d,冷却后取出,干燥,即得。

【操作要领】

1.炒蒲黄成品规格以黄褐色粉末,无结块,不炭化为标准。

2.蒲黄炭复燃性很强,制成炭品后须多喷淋一些清水,晾晒时要置于较宽阔的场地中,勤加查验,以防复燃。成品放置 2~3d 方可入库。炮制成品规格以焦黑色粉末、无结块、存性不灰化为标准。

【炮制研究】蒲黄含黄酮类化合物、挥发油以及鞣质和硬脂酸等成分。所含黄酮类成分具有降低毛细血管通透性的作用,鞣质类具有收敛止血功效。药理实验证明,蒲黄能够缩短凝血时间,经制为炭品后增加了碳素样的吸附收敛作用,从而可进一步增强其收敛止血作用。蒲黄炒炭后的止血机理,则有待于进一步研究。

【化学成分】蒲黄主含黄酮类成分。线叶香蒲、宽叶香蒲、长苞香蒲、狭叶香蒲中含柚皮素（Naringenin）、异鼠李素（Isorhamnetin）、槲皮素（Quercetin）、异鼠李素-3-O-（2G-α-L-鼠李糖基）-芸香糖苷【Isorhamnetin-3-O-（2G-α-L-rhamnopyranosyl）- rutinoside】、槲皮素-3-O-（2G-α-L-鼠李糖基）-芸香糖苷【Quercetin-3-O-（2G-α-L-rhamnopy- ranosyl）-rutinoside】、异鼠李素-3-O-芸香糖苷（Iso-rhamnetin- 3-O-rutinoside）、异鼠李素-3-O-新橙皮糖苷（Isorhamnetin-3-O-neohesperido- side）、山奈酚-3-O-新橙皮糖苷（Kaempferol-3- O-neohesperidoside）等。亦含有甾醇类如 α-香蒲甾醇（α-Typhasterol）、α-谷甾醇（α-Sitosterol）、β-谷甾醇（β-Sitosterol）、β-谷甾醇棕榈酸酯（β-Sitosterol palmitate）等。

此外, 尚含有机酸类。长苞香蒲含棕榈酸（Palmitic acid）、硬脂酸（Stearic acid）、花生油烯酸（Arachidonic acid）、香草酸（Vanillic acid）、香蒲酸（Typhic acid）等。宽叶香蒲花粉中含甲酸（Formic acid）、乙酸（Acetic acid）、丙酮酸（Pyroracemic acid）、乳酸（Lactic acid）、苹果酸（Malic acid）、琥珀酸（Succinic acid）、柠檬酸（Citric acid）等。还含有 20 多种无机成分，如钾、磷、锌、硫、镁、钙等。

【药理作用】

1.对心血管系统的作用

蒲黄醇提取物对蟾蜍离体心脏，低浓度时增强其收缩力、高浓度时则抑制，而且可使兔及豚鼠离体心脏心率减慢，较大剂量时抑制心脏并停搏于舒张期。略低于心肌抑制量的蒲黄醇提取物，能使未致纤颤或经电刺激至纤颤的离体兔心冠脉流量分别增加 35%~43%。注射垂体后叶素使冠脉收缩后，蒲黄的这一作用更为明显，冠脉流量可增加 76%。同时，心电图亦有改善。蒲黄提取液对离体兔心有明显增加冠脉流量的作用，动物实验表明，蒲黄对家兔的心肌损害具有防护作用，能使心肌梗死范围缩小，病变减轻。有报告认为，蒲黄抗血小板凝聚作用，可能是其抗心肌缺血的作用机制之一。蒲黄水煎剂及以蒲黄为主的复方心舒Ⅲ号水煎剂，均可使金黄地鼠夹囊微循环小动脉血流速度加快、毛细血管开放数增加。蒲黄能提高小鼠耐低气压缺氧的能力，改善心肌的营养性血流量，肌注效果优于口服。

蒲黄的水提、醇沉制剂经阳离子树脂交换的部分（以下简称阳离子树脂处理部分），具有多方面的心血管作用，如使狗主动脉压升高、中心静脉压降低，心率增快，心电图 T 波改善，心功能指数提高，但其搏出量无明显变化。注入丙烯心得安以阻滞肾上腺素能 β-受体之后，使狗心肺制备心率增快的作用被取消，输出量仍明显增加，其他作用亦存在。此提示阳离子树脂处理部分具有正性肌力作用及正性频率作用，后者与肾上腺素能 β-受体有关。静脉注射阳离子树脂处理部分，可使麻醉狗心率减慢，这一负性频率作用可被阿托品或六甲溴胺取消。此提示阳离子树脂处理部分通过神经节或中枢抑制心率，这一作用掩盖了阳离子树脂处理部分对心肌直接的正性频率作用。

股动脉注射蒲黄醇提取物 0.03g（生药）/kg，能使麻醉狗股动脉血流量增加，外周阻力系数平均下降 62.7%，6-氨基嘌呤为降外周阻力的成分之一。在整体狗后肢股动脉恒量灌流的情况下,股动脉注射阳离子树脂处理部分 0.05g/10~15kg 和股静脉注射 1.0g/10~15kg,可使麻醉狗后肢血管阻力分别平均下降 30.9%~38.9%,从而认为,阳离子树脂处理部分有降低麻醉狗后肢血管阻力的作用。此外,蒲黄提取物对兔耳血管亦有扩张作用。

蒲黄煎剂、醇提取物及阳离子树脂处理部分,静脉注射均可使麻醉猫、兔、狗血压下降和心率减慢。在注入阿托品或六甲溴胺,以阻滞 M-胆碱能受体或神经节之后,蒲黄的降压、减慢心率、降低后肢血管阻力等作用,均被部分或全部取消。

2.降低血脂和防治动脉粥样硬化的作用

动物实验表明,蒲黄具有降低血清胆固醇作用,在抑制动脉硬化斑块形成方面似有一定作用,蒲黄能防止高脂喂饲动物的血胆固醇水平增高。蒲黄对家兔胆道排出胆固醇的影响实验表明, 口服蒲黄具有抗食饵性高胆固醇血症的作用,有抑制胆固醇从胆道排出的作用。实验结果提示,蒲黄的抗食饵性高胆固醇血症,是通过抑制食物中的胆固醇和胆汁的胆固醇从肠道的吸收来实现,而不是通过增加胆固醇的排出量来实现的。观察蒲黄在防治家兔实验性动脉粥样硬化(As)中对前列腺素代谢的影响,发现蒲黄不仅能有效地抑制家兔食饵性高胆固醇血症的形成, 尚能提高血浆 6-酮-PGF1α 水平。尽管蒲黄并不能抑制血小板聚集,亦不能降低血浆 MDA 水平,但 As 病变明显减轻。而阿司匹林虽能明显抑制血小板聚集和血浆 MDA 水平,但由于它同时抑制动脉壁 PGI2 合成,该组病变明显加重。结果提示,动脉壁 PGI2 生成的能力或 PGI2/TXA2 值,是防治动脉粥样硬化的关键性因素。实验同时证明,血浆和血小板 cAMP 水平并非决定血小板聚集的绝对因素。

蒲黄煎液及其提取物总黄酮、有机酸及多糖等,对 ADP、花生四烯酸及胶原诱导家兔体内、外血小板聚集功能,均具有明显抑制作用。其中,以总黄酮作用最强,说明黄酮类化合物为蒲黄抗血小板聚集的主要成分。有人认为,蒲黄总黄酮抗血小板聚集作用,可能与抑制磷酸二酯酶活性、升高血小板内 cAMP,使细胞内钙离子浓度降低有关。

研究发现,蒲黄水提取物及其复方失笑散具有促纤溶作用,说明它能直接分解纤维蛋白,不依赖纤溶酶系统的存在,其促纤溶的活性成分可能是低分子物质。实验性颈静脉血栓模型的家兔口服蒲黄水浸液后,24h血栓溶解率显著增加,血浆纤维蛋白原和血浆纤溶酶原含量无明显变化。代表血液优球蛋白溶解时间的血纤维溶解活力,在服药2~5h内显著增强。

体外实验表明,蒲黄浸膏或其有机酸粗制品,在pH值为4与2时具有较强的抗凝、促纤维溶解和溶血作用。当pH调至6时,这两种制剂的促纤溶和溶血作用消失,抗凝作用亦减弱,用多种有机酸做对比实验的结果亦与之类同。因此认为,蒲黄的抗凝、促纤溶作用可能是非特异性的,是氢离子影响血液蛋白质结构与功能的结果。

3.对平滑肌的作用

蒲黄煎剂、酊剂及乙醚浸液,对豚鼠、大白鼠、小白鼠的离体子宫,均表现为兴奋作用,大剂量则可致痉挛性收缩。醇提取物可使家兔已孕离体子宫出现节律性收缩,使未孕离体子宫紧张性增强。蒲黄对未孕子宫比对已孕子宫作用明显,使产后子宫收缩力加强或紧张性增加。对麻醉狗、家兔的在位子宫及家兔子宫瘘管的实验表明,蒲黄制剂静脉注射亦有兴奋子宫的作用。蒲黄注射液对豚鼠、小白鼠中期引产有明显效果,腹腔注射最低有效量为2~3g/kg。

蒲黄提取物可使离体兔肠蠕动增强,使兔、大白鼠及豚鼠离体十二指肠紧张度上升,节律收缩加强。但是,均可被阿托品阻断。蒲黄中所含异鼠李素,对小白鼠离体肠管有解痉作用,其强度为罂粟碱的57%。

4.促凝血作用

体外实验表明,蒲黄煎剂对人血有促凝作用。蒲黄水浸液或5%乙醇浸液给兔灌服,均能使凝血时间明显缩短。10%煎剂给兔灌胃,亦有缩短血液凝固时间的作用,在用药后第一天尤其明显。生蒲黄口服能缩短兔的凝血时间和小鼠的止血时间,如焙成炭药后口服,其作用较生品有所增强。蒲黄提取物给兔皮下注射,能使血小板数增加、凝血酶原时间缩短。蒲黄粉外用于创面,对麻醉犬实验性股动脉出血具有止血作用。有人认为,蒲黄中所含的异鼠李素是促凝和止血的生物活性成分。

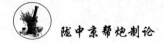

5.抗炎作用

蒲黄水煎剂浓缩外敷,对大鼠下肢烫伤具有明显的消肿作用,亦可提高兔皮内注射伊文思蓝的消散速度。给大鼠 ip 蒲黄水煎、醇沉制剂,对蛋清性脚肿有一定的消肿作用,并能降低大、小鼠局部注射组胺引起的血管通透性。有报告认为,蒲黄的消肿原理是改善局部循环,促进重吸收和降低毛细血管的通透性所为。

6.其他作用

1:100 的蒲黄制剂,在试管内有抑制结核杆菌生长的作用。100%煎剂给皮下注射接种结核菌的豚鼠灌胃,具有一定的治疗效果。蒲黄醇提取物静脉注射,对麻醉犬具有一定的利胆作用。

动物实验证明:蒲黄具有抑制免疫细胞的作用,对体液免疫亦有影响,尚有抑制抗体生成和抑制免疫器官生长的作用。蒲黄对吞噬功能的作用比较复杂,在对吞噬细胞吞噬功能的实验中发现,小剂量(25g/kg 体重)蒲黄,能使大鼠外周血嗜中性粒细胞吞噬指数明显降低,剂量增大时无此作用;中剂量(50g/kg)蒲黄,能显著抑制大鼠腹腔巨噬细胞吞噬百分率和吞噬指数;而大剂量(100g/kg)则显著增强吞噬功能。临床试验表明,蒲黄提取物对慢性特异性溃疡性结肠炎,具有满意的疗效,此效果与蒲黄对体液免疫功能调节有关。

【性味归经】甘,平。归肝、心包经。

【功能主治】止血,化瘀,通淋。用于吐血,衄血,咯血,崩漏。外伤出血,经闭痛经,脘腹刺痛,跌仆肿痛,血淋涩痛等。生蒲黄偏于利小便,清心、腹之热;炒蒲黄止血散瘀;蒲黄炭性涩而收敛,止血作用更强。

【用法用量】5~9g;外用适量,涂敷患处。孕妇慎用。

【处方用名】蒲黄、香蒲、炒蒲黄,皆付炒蒲黄。注明"炭"付蒲黄炭,注明生付未经炮制的蒲黄。

酸 枣 仁
Semen Ziziphi Spinosae

【来源】本品为养心安神药。系鼠李科植物酸枣 *Ziziphus spinosa* Hu 的干燥成熟种子。

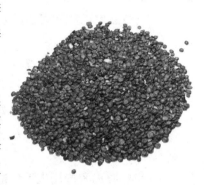

【炮制方法】

1.酸枣仁:取原药加入适量清水连续搅拌,酸枣仁则随着水液的旋转而漂浮于水面之上;将之迅速捞出,弃去沉降于容器底部的破核及种皮。按上法反复操作,即得完整饱满的酸枣仁。如果还有核、皮混杂其中,可再行挑拣。干燥,即得。

2.炒酸枣仁:将锅预热,投入净制酸枣仁,用文火加热拌炒,至药物微鼓起,表面呈紫棕色,且可嗅到固有的香气时,出锅,晾凉,即得。

3.焦酸枣仁:将锅预热,投入酸枣仁,先用文火,后改为武火加热拌炒,至药物表面呈焦黑色、且可嗅到焦香气味时,出锅,晾凉,即得。

【操作要领】

1.炒制酸枣仁过程中火力不需太强,拌炒要迅速,药料受热要均匀。药物炒至由紫红色变为紫棕色时即可。炮制成品规格以挂火色、鼓胀、无焦黑点为标准。

2.焦酸枣仁炒至表面焦黑为度,避免炭化。炮制成品规格以焦黑色、鼓胀、外表带有焦黑点为标准。

【炮制研究】《本草拾遗》载:"酸枣仁睡多生使,不得眠炒熟。"王好古曰:"治胆虚不眠寒也,炒服;治胆实多睡热也,生用。"今人临床遵循用之有效。生枣仁疏导胆热,使中焦和畅;炒枣仁收敛津液,治胆虚不眠及虚汗等症,可使胆气不约脾土,中焦和畅;焦枣仁苦味增强,焦苦入心,故治失眠更有效。

现代研究表明,酸枣仁在清炒前、后,其安神镇静成分酸枣仁苷 A、酸枣仁苷 B 和酸枣仁黄酮等,含量基本未发生变化。因此,在临床上生、炒酸枣仁均可用于养心安神。有人为了探讨生、熟酸枣仁的安神镇静作用,进行了相关实验研究,结果如下:

1.生、炒酸枣仁对蛙无镇静安眠作用,对于咖啡因或士的宁中毒亦无拮抗作用。

2.生、炒酸枣仁的水煎液给予动物口服,对于小白鼠、豚鼠、兔及犬均有镇静安眠作用,乙醚和氯仿提取后的残渣水煎液则无效果。

3.生、炒酸枣仁对于实验性动物的癫痫无抑制作用。

4.生、炒酸枣仁散用于治疗 87 例失眠患者,睡眠时间均有不同程度的延长。

5.5 例嗜睡患者服用生枣仁散,无醒睡作用,未见睡眠时间缩短。

综上所述,认为生、炒酸枣仁的疗效与作用基本相同。生、炒酸枣仁的水煎液成分与作用相同,其生物活性成分能溶于水。乙醚及氯仿提取后所剩余的残渣水煎出物,无镇静催眠作用。

【化学成分】酸枣仁含三萜类化合物,如白桦脂酸(Betulic acid)、白桦脂醇(Betulin),亦含酸枣仁皂苷(Jujuboside),苷元为酸枣仁苷元(Jujubogenin),水解得到香果灵内酯(Ebelin lactone),此为皂苷的第二步产物。从酸枣仁中尚得到胡萝卜苷(Daucosterol)、当药素(Swertisin)。酸枣仁中尚含有多量脂肪油、蛋白质和大量的 cGMP 样活性物质,并且提取出 cAMP。亦含阿魏酸(Ferulic acid)、植物甾醇(Phytosterol)和大量的维生素 C。

【药理作用】

1.镇静、催眠作用

酸枣仁对小鼠、大鼠、豚鼠、猫、兔及犬等,均具有镇静催眠作用。实验表明,酸枣仁煎剂给大鼠灌服或腹腔注射,无论在白天或夜间,无论是正常状态或是咖啡因引起的兴奋状态,均可表现出镇静催眠作用。酸枣仁对动物自发活动或被动运动均有明显抑制作用,其作用随剂量加大而增强。酸枣仁与多种镇静催眠药有明显的协同作用,灌服酸枣仁煎剂可明显延长戊巴比妥钠所致小鼠的睡眠时间,增加阈下剂量戊巴比妥钠所致小鼠翻正反射消失动物数。给兔皮下注射能协同硫喷妥钠的麻醉作用,使阈下剂量的硫喷妥钠产生麻醉等。给猫 ip 酸枣仁煎剂 3g/kg,对吗啡引起的狂躁症状具有对抗作用。此外,酸枣仁尚可显著减少小鼠防御性条件反射的反应次数。有报告指出,酸枣仁皂苷为其镇静的生物活性成分,其中的黄酮亦是酸枣仁的活性成分之一。

酸枣仁虽具有明显的镇静催眠作用,但其本身即使在很大剂量下也不能引起动物麻醉。连续服用酸枣仁 6d,可使小鼠睡眠逐渐变浅、维持时间缩短。至第 6d 时已不能使动物进入睡眠,提示长期连续应用时可出现耐受性,但此耐受性与异戊巴比妥无交叉耐受现象,形成的耐受性在停药 1 周后即可消失。实验证明,生酸枣仁对鼠无兴奋作用,生及炒熟的酸枣仁均能抑制中枢神经系统而发挥镇静作用。然而,炒后能使角质化或木栓化的种皮受热炸裂或变得疏松,水分易于渗入,生物活性成分易于浸出。但亦有报告指出,酸枣仁久炒油枯后其镇静作用即消失。

2.抗惊厥、镇痛及降温作用

酸枣仁水溶提取物能明显降低戊四氮引起的惊厥率和死亡率;对士的宁所致惊厥则仅能延长惊厥的潜伏期和死亡时间,对死亡率无明显影响。但亦有报告认为,给小鼠 ip 酸枣仁煎剂 5g/kg,可明显降低士的宁的致死率。酸枣仁对兔因咖啡因或电击所致惊厥,无明显保护作用。实验表明,酸枣仁煎剂 5g/kg 对小鼠具有明显镇痛作用(热板法)。酸枣仁煎剂 2.5g/kg、5g/kg 给大鼠 ip 或 40g/kg 给猫灌服,均具有降低体温作用。

3.对心血管系统的作用

酸枣仁水提取物对乌头碱、氯仿、氯化钡诱发的实验动物心律失常具有对抗作用,尤其对乌头碱所致心律失常既有预防、亦有治疗作用。对在体兔心率亦有抑制作用,切断家兔迷走神经不能消除酸枣仁水提取物减慢心率的作用。对异丙肾上腺素兴奋豚鼠心功能的影响实验中,未发现酸枣仁水提取物对 β1-受体有阻断作用,提示酸枣仁水提取物不通过兴奋

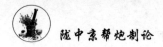

迷走神经或阻断 β1-受体而起作用。酸枣仁水提取物能明显抑制离体蛙心心率和收缩力,说明酸枣仁可能对心脏具有直接作用。

4.抗高血压及降血脂作用

酸枣仁总苷能显著降低正常大鼠及高脂饲养大鼠的血清胆固醇,升高高密度脂蛋白,表明其通过降低血脂和调理血脂蛋白,可能对动脉硬化的形成和发展具有抑制作用。以炒熟的酸枣仁饲喂大鼠,每日 20~30g/kg,术前、术后各给 1d,对大鼠肾性高血压形成有抑制作用。酸枣果肉粉 10g/kg 喂饲 3 个月,对家兔实验性动脉硬化有明显减轻作用,并降低血清总胆固醇、低密度脂蛋白和甘油酯。ip 酸枣仁总苷 64mg/kg,连续 20d,能显著降低正常及高脂饲养大鼠的血清胆固醇,升高高密度脂蛋白。表明其可能通过降低血脂和调理血脂蛋白,对动脉硬化的形成和发展起抑制作用。

5.治疗烫伤作用

酸枣仁乙醇提取液 5g/kg,能提高烫伤小鼠的存活率,并延长其存活时间。

【性味归经】甘、酸,平。归肝、胆、心经。

【功能主治】补肝宁心,敛汗生津。用于虚烦不眠,惊悸多梦,体虚多汗,津伤口渴。炒酸枣仁收敛津液,用于治疗胆虚不眠及虚汗等症;焦酸枣仁焦苦入心,主治失眠。

【用法用量】9~15g。

【处方用名】酸枣仁、炒枣仁,皆付炒酸枣仁。注明"生"付未经炒制的酸枣仁,注明"焦"付焦酸枣仁。

马钱子(番木鳖)
Semen strychni

【来源】本品为通络止痛药。系马钱科植物马钱 *Strychnos nux-vomica* L.的干燥成熟种子。

【炮制方法】

1.烫马钱子:去净原药材中的杂质,备用。将细沙土置于锅内,用武火加热拌炒至灵活滑利状态时,投入马钱子连续拌炒,烫至马钱子体积膨胀、表面绒毛由灰白色渐为棕褐色、外表呈现裂纹时出锅,筛去沙土,晾凉,刮除绒毛,即得。

2.油炸马钱子:将马钱子置于容器中加适量清水浸泡,待被泡涨后刮去表面绒毛,切片,晒干,备用。取麻油适量,置锅内加热至沸腾,投入马钱子进行煎炸,待马钱子外表呈棕红色、质膨松时捞出,晾凉,即得。

【操作要领】

1.烫制马钱子时火力要掌握适中,勤加搅拌,以免焦化。如果沙土温度过高,可酌加适量新沙土以调整温度。炮制成品规格以荫物膨胀、呈棕褐色,外表有部分裂纹为标准。

2.油炸制马钱子的过程中宜用文火慢炸,以免油温过高而致药物外焦而内生。麻油煎炸用量为药料量的1/2为宜。炮制成品规格以药物鼓起、外表呈棕褐色,并有部分裂纹为标准。

【炮制研究】马钱子中含有多种生物碱,其主要成分为番木鳖碱(士

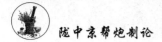

的宁），具有极强的毒性。内服一般多入丸、散，例如九分散、跌打丸、疏风定痛丸中均含该品。传统炮制用沙烫或油炸以减低其毒性；也有用童尿泡、甘草水泡等方法，旨在通过长时间浸泡以降低药物中番木鳖碱的含量。有人采用醋酸水代替传统浸泡法，使生物碱与有机酸结合生成醋酸盐，以增强番木鳖碱的水溶解度，从而达到降低药物毒性的目的。另外，有人认为绒毛的毒性大，经查考，历代本草有关马钱子去皮、毛的记载很少，仅《本草纲目》载"仁无毒"。清《串雅》有用泉水浸胀，然后刮去皮毛的记载。相关实验研究曾对马钱子皮毛及去皮毛、带皮毛药物中番木鳖碱含量进行了测定，结果如下：

1.马钱子皮毛含番木鳖碱为 0.793%，去皮、毛种仁经 240℃~250℃沙烫 100s，番木鳖碱含量为 1.853%。实验证明，马钱子皮毛毒性大的说法不成立。

2.炮制温度与马钱子中番木鳖碱含量多寡有关，将带有皮毛的马钱子与去皮毛的马钱子种仁，同置于 230℃~240℃沙烫 160s，其番木鳖碱含量分别为 1.573%和 1.571%；将带皮毛的马钱子烫制温度升高到 275℃~300℃，烫 160s，番木鳖碱含量为 1.487%。

为了说明不同炮制方法对马钱子中番木鳖碱含量的影响，有人对生品和 4 种炮制品分别进行了番木鳖碱的定量分析，结果如下：

品种含量	炮制方法	番木鳖碱
生品		1.579%
炮制品Ⅰ	将马钱子用清水浸泡 10d，每日换水 1 次。刮去毛，用香油炸至一敲即开，药物内部呈淡黄色为度，再用麸皮吸附去油，即得。	1.344%
炮制品Ⅱ	将马钱子用清水浸泡 5d，每日换一次水。刮去毛，晾干，沙土炒 30min，至一砸即裂，外皮焦黑、内部棕黄色，即得。	1.066%
炮制品Ⅲ	将马钱子用温水浸泡 7d，每天换水 1 次。刮去毛，切为薄片，晾干，用香油炸为棕色，每日换 1 次草纸，吸尽油，即得。	1.022%
炮制品Ⅳ	将马钱子用清水浸泡 7d，每天换水 1 次，刮去毛。切成细条片状，晒干，用香油炸为棕红色，麦麸皮吸去油，呈干燥状态，即得。	0.549%

上述结果说明,水浸泡时间、水温、油炸时间以及油温、炮制品规格等条件不同,各炮制品中番木鳖碱的含量差异较大。因此,对于马钱子的加工炮制方法应制定统一的操作标准,并制定出炮制品中番木鳖碱的最佳治疗量和最低毒性剂量标准。

表中所列第 4 种炮制品,番木鳖碱是符合药用含量限度的,但在炮制过程中如何做到恰到好处才能符合标准限度,尚需进一步深入探讨。

马钱子经炮制后,士的宁和马钱子碱的含量显著减少,而转变生成的异士的宁及其氮氧化合物、异马钱子碱及其氮氧化合物的含量显著增加。这是由于士的宁和马钱子碱在加热过程中醚键断裂开环,转变成其异型结构和氮氧化合物。被转化的这些生物碱毒性变小且保留或增强了某些生物活性,从而降低了马钱子的毒性。

【化学成分】马钱子主要成分为生物碱,其中含番木鳖碱(Strychnine 士的宁)、伪番木鳖碱(Pseudostrychnine)、马钱子碱(Brucine 布鲁生)、伪马钱子碱(Pseudobrucine)、番木鳖次碱(Vomi- cine)、奴伐新碱(No-vacine)、α-可鲁勃林(α-Colubrine)、β-可鲁勃林(β-Colubrine)、土屈新碱(Struxine)等。尚含异番木鳖碱(Isostrychnine)、番木鳖碱氮氧化物(Strychnine N-oxide)、异番木鳖碱氮氧化物(Isostrychnine N-oxide)、异马钱子碱(Iso- brucine)、马钱子碱氮氧化物(Brucine N-oxide)、4-羟基-3-甲氧基番木鳖碱(4-Hydroxy -3-methoxystrychnine)、4-羟基-番木鳖碱(4-Hydroxy-strychnine)、异马钱子碱氮氧化物(Isobrucine N-oxide)、2-羟基-3-甲氧基番木鳖碱(2-Hydroxy-3-methoxystrychnine)、15-羟基番木鳖碱(15-Hydroxystrychnine)、原番木鳖碱(Protostrychnine)等。此外,还含有番木鳖苷(Loganin 或 Loganoside)、绿原酸(Chlorogenic acid)等。

士的宁、马钱子碱在高温下容易氧化分解,且随炮制温度的增高及时间的延长而降低。因此,在炮制品中士的宁和马钱子碱的含量均较生品为低。但是,在相同的条件下,马钱子碱较士的宁更易分解破坏。加热后士的宁、马钱子碱及其氮氧化物,均转变成为相应的异构体。

【药理作用】

1.对中枢神经系统的作用

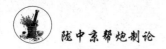

马钱子所含的士的宁对整个中枢神经系统都有兴奋作用，首先兴奋脊髓的反射机能，其次兴奋延髓的呼吸中枢及血管运动中枢，并能提高大脑皮层感觉中枢的机能，特别是对脊髓有高度选择性。

研究表明，士的宁能兴奋脊髓的反射机能。脊髓对士的宁有高度的敏感性，治疗剂量士的宁不仅能阻断脊髓中闰绍细胞(Renshaw Cell)对运动神经元的抑制，亦能阻断中枢抑制性递质甘氨酸对脊髓中间神经元及运动神经元的突触后抑制，从而使神经冲动在脊髓和神经元中易于传导，并能提高脊髓反射兴奋性。因此，可缩短脊髓反射时间、增大反射强度，且不破坏脊髓中枢的交互抑制过程。给蛙皮下注射 0.02%硝酸士的宁溶液 0.5mL，可见其反射兴奋提高，轻触皮肤即可引起动物震颤。给截除大脑的猫静脉注射 0.01%硝酸士的宁 0.2mg/kg，也可见其反射性增高。但中毒剂量的士的宁能破坏脊髓中枢的交互抑制过程，可出现强直性惊厥。由于脊髓兴奋性的提高，故亦增加骨骼肌和内脏平滑肌的紧张度。因此，对肌无力、遗尿症以及性衰弱等均有效。

士的宁对延髓具有兴奋作用，能提高血管运动中枢的兴奋性。给箭毒麻醉的犬静脉注射硝酸士的宁 2mg/kg，血压立刻升高并长时间持续在高水平，但若破坏动物的延髓，则血压随即下降，增大士的宁剂量血压亦不再上升。士的宁能提高呼吸中枢的兴奋性，使呼吸加深、加快，在上述中枢被抑制时，其作用更加明显。士的宁尚可兴奋迷走神经中枢而使心动徐缓，对咳嗽中枢也有一定的兴奋作用。

士的宁能增强大脑皮层的兴奋和抑制过程，小剂量的士的宁能加强皮质的兴奋过程，促使处于抑制状态的患者苏醒，且能提高味觉、触觉、听觉及视觉等感受器官的功能。对于实验性神经官能症的狗和猴，治疗剂量的士的宁能促使其兴奋和抑制过程之间的正常关系的恢复。接近中毒剂量的士的宁，则在短暂的提高兴奋过程后即发生超限抑制现象。此外，士的宁尚可兴奋植物神经中枢，增进胃肠蠕动和食欲，刺激骨髓活跃造血机能，故可缓解再生障碍性贫血。

2.镇痛作用

马钱子碱具有显著的镇痛作用，小鼠醋酸扭体法表明，其镇痛作用弱于哌替啶,但持续时间较之长约4倍。小鼠热板法亦表明,马钱子碱在一定剂量和时限内均有明显镇痛作用,而士的宁无明显镇痛作用。

3.对消化系统的影响

病人肠瘘管直接测验证明,士的宁对人体胃肠平滑肌无兴奋作用,但因其具有强烈苦味,可刺激味觉感受器反射性地增加胃液分泌,故可促进消化机能及增进食欲。动物(羊)实验表明,适量马钱子粉内服可兴奋瘤胃,能治疗前胃弛缓;用量过大则抑制瘤胃蠕动,使前胃弛缓加重。

4.对呼吸系统的作用

马钱子碱的作用为士的宁的1/8。据报道,马钱子碱对氨水及二氧化硫引起的小鼠咳嗽具有较强的镇咳作用,其强度超过可待因,且口服较腹腔注射作用显著。小鼠酚红排泌法证明,马钱子碱40mg/kg有明显的祛痰作用,强度与氯化铵无显著差别,平喘作用较弱。动物实验表明,当用药时间延长、用量增加时,能加强家兔抗组胺的作用。

5.对病原微生物的作用

马钱子水煎剂(1:2)在试管内对许兰黄癣菌、奥杜盎小芽孢癣菌等皮肤真菌,均有不同程度的抑制作用。体外实验表明,0.1%的马钱子碱能完全抑制流感嗜血杆菌、肺炎双球菌、甲型链球菌和卡他球菌的生长。

6.其他作用

高浓度马钱子煎剂能抑制淋巴细胞的有丝分裂,低浓度时则能促进细胞的有丝分裂。

马钱子碱对感觉神经末梢有麻痹作用,5%~10%马钱子碱溶液可使口腔黏膜麻醉。在离体肌肉神经标本上,极大剂量的马钱子碱和士的宁均可阻断神经肌肉传导而呈现箭毒样作用,在整体动物上此种作用被全身性惊厥掩盖。

【性味归经】苦,温;有大毒。归肝、脾经。

【功能主治】通络止痛,散结消肿。用于风湿顽痹,麻木瘫痪,跌仆损伤,痈疽肿痛,小儿麻痹后遗症,类风湿性关节炎等。

【用法用量】0.3~0.6g,炮制后入丸、散。不宜生用或多服、久服,孕妇禁用!

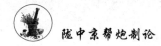

【处方用名】马钱子、番木鳖、马前子,皆付烫制马钱子或油炸马钱子。生品一般不入药。

青 皮
Fructus Aurantii Immaturus

【来源】本品为理气药。系芸香科植物橘 *Citrus reticulata* Blanco. 及其栽培变种的干燥幼果或未成熟果实的果皮。5—6月收集自落的幼果,晒干,习称"个青皮";7—8月采收的未成熟果实,在果皮上纵剖成四瓣延至基部,晒干,习称"四花青皮"。

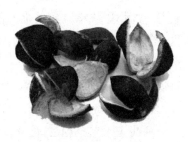

【炮制方法】

1.取中等个子的青皮,拣去杂质,加入适量清水浸泡,春、秋季节浸泡约4h,夏季浸泡约2h,冬季浸泡约8h。捞出,闷润,春、夏、秋季节闷润3~4h,冬季闷润约10h(可根据季节、气温以及药物个子大、小不同,灵活掌握闷润时间)。待药料中水分内、外滋润一致,切厚片,干燥,即得。

2.醋青皮:取适量米醋淋入饮片中,搅拌均匀,浸润约2h,至醋被药物吸尽为度。将锅预热后投入青皮饮片,用文火加热拌炒,至显火色,并嗅到青皮与米醋的混合气味时出锅,晾凉,即得。

3.青皮炭:将锅预热投入青皮饮片,先用文火,后用武火加热拌炒,至药物表面呈焦黑、内部焦褐色时,喷淋适量清水,略加拌炒,出锅,干燥,即得。

【操作要领】

1.炒制醋青皮时宜用微火,炒制时间不可太长,药物至微干即出锅。

每100kg青皮用米醋15kg。炮制成品规格以挂火色,外表无焦黑点为标准。

2.炒制青皮炭时火力不宜太强,炮制品须存性。炮制成品规格以外表乌黑、断面焦褐色,存性为标准。

【炮制研究】中医传统经验认为,青皮生用性烈,辛散破气,疏肝兼有发汗作用,体虚而多汗者不宜使用。经醋炒制后则缓和了其辛烈之性,减弱了发汗之力,从而不至于损伤人体正气。醋炒青皮味酸、入肝,可泻肝木过旺,增强疏肝止痛,消积化滞之功;炒炭后入血分,以黑胜红,具有止血之效。

药化分析研究表明,青皮主要含有挥发油以及黄酮苷类成分。其中,挥发油具有发汗解表,祛风、理气、止痛作用。中医所谓青皮的"燥性",可能是指挥发油而言的。青皮经用米醋炒制可降低其挥发油的含量,从而既降低了药物的副作用,又保持了其治疗作用。米醋还可起到协同药效的作用。青皮经炒为炭品后具有碳素的吸附样作用,故可加强黄酮苷类成分降低毛细血管通透作用和止血效果。另外,关于青皮炭的止血效果强弱和临床药用价值,尚有待深入研究。

【化学成分】青皮含升压生物活性成分左旋辛弗林乙酸盐(synephrine acetate),尚含天冬氨酸(aspartic acid)、谷氨酸(glutamic acid)、脯氨酸(proline)、甘氨酸(glycine)、丙氨酸(alanine)、胱氨酸(cystine)、缬氨酸(valine)、亮氨酸(leucine)、异亮氨酸(isoleucine)、苯丙氨酸(phenylalanine)、组氨酸(histidine)、精氨酸(arginine)、酪氨酸(tyrosine)等。

橘及其栽培变种的干燥成熟果皮含挥发油1.198%~3.187%,其中主要成分为柠檬烯(limonene),尚含β-月桂烯(β-myrcene)、a及β-蒎烯(Pinene)、a-松油烯a-terpinene)、a-侧柏烯(a-thujene)、香桧烯(sabiene)、辛醛(octanal)、a-水芹烯(a-phellandrene)、对-聚伞花素(p-cymene)、a-罗勒烯(a-ocimene)、γ-松油烯(γ-terpinene)、异松油烯(terpinolene)、芳樟醇(linalool)、3,7-二甲基-7-辛烯醛(3,7-dimethyl-7-octenal)、4-松油醇(4-terpineol)、a-松油醇(a-terpineol)、癸醛(decanal)、香茅醇(citronellol)、

4-叔丁基苯甲醇【4-(1,1-dimethylethyl)-benzene-emethanol】、紫苏醛（perillaldehyde）、香荆芥酚（carvacrol）、a-金合欢烯（a-farnesene）以及苯甲醇（benzyl alcohol）、橙花醇（nerol）、橙花醛（neral）、辛酸（octanol）、百里香酚（thymol）、香茅醛（citronellal）、水化香桧烯（sabinenehydrate）等。还含黄酮类成分 5,7,4′-三甲氧基黄酮（5,7,4′-trimethoxy flavone）、5,7,8,3′,4′-五甲氧基黄酮（5,7,8,3′,4′-pentamethoxy flavone）、5,7,8,4′-四甲氧基黄酮（5,7,8,4′-tetramethoxy flavone）、5-羟基-7,8,4′-三甲氧基黄酮（5-hydroxy-7,8,4′-trimethoxy flavone）、5,4′-二羟基-7,8-二甲氧基黄酮（5,4′-dihydroxy-7,8-dimethoxy flavone）、5,6,7,3′,4′-五甲氧基黄酮（5,6,7,3′,4′-pentamethoxy flavone 甜橙素）、5-羟基-6,7,3′,4′-四甲氧基黄酮（5-hydroxy-6,7,3′,4′-tetramethoxy flavone）、5,6,7,8,3′,4′-六甲氧基黄酮（5,6,7,8,3′,4′-hexamethoxy flavone），以及川陈皮素（nobiletin）、5-羟基-6,7,8,3′,4′-五甲素基黄酮（5-hydroxy-6,7,8,3′,4′-pen-tamethoxy flavone）、5,7,4′-三羟基-6,8,3′-三甲氧基黄酮（5,7,4′-trihydroxy-6,8,3′-trimethoxy flavone 苏达齐黄酮）、5,6,7,8,4′-五甲氧基黄酮（5,6,7,8,4′-pen-tamethoxy flavone 福橘素）、5-羟基-6,7,8,4-四甲氧基黄酮（5-hydroxy-6,7,8,4′-tetramethoxy flavone）、4′-羟基-5,6,7,8-四甲氧基黄酮（4′-hydroxy-5,6,7,8-tetramethoxyflavone）、5,4′-二羟基-6,7,8-三甲氧基黄酮（5,4′-dihydroxy-6,7,8-trimethoxy flavone 黄姜味草酸）、橙皮苷（hesperidin）、新橙皮苷（neohesperidin）、米橘素（citromitin）、5-O-去甲米橘素（5-O-desmethyl citromitin）。另含 β-谷甾醇（β-sitosterol）、柠檬苦素（limonin）、阿魏酸（ferulic acid）、5,5'-氧联二亚甲基—双-(2-呋喃甲醛)【5,5'-oxydimethylene-bis(2-furaldehyde)】。

【药理作用】

1.祛痰、平喘作用

青皮所含挥发油具有祛痰作用，其生物活性成分为柠檬烯。给麻醉猫静脉注射自青皮甲醇浸膏中分离的对羟福林草酸盐 lmg/kg，可完全对抗组胺引起的支气管收缩，作用持续约 lh。对豚鼠离体气管也有较强的松弛作用，具有对抗组胺收缩气管的作用，但持续时间均较短。

2.对平滑肌的作用

青皮注射液能降低离体豚鼠胃、肠、胆囊及小鼠子宫的紧张性收缩，并使膀胱平滑肌兴奋。对于乙酰胆碱引起的豚鼠离体胃肠、家兔在体胃平滑肌以及氨甲酰胆碱引起的胆囊收缩，具有显著的解痉作用。对组胺引起的豚鼠离体肠和水杨酸毒扁豆碱引起的家兔在体肠紧张性收缩，具有显著的抑制作用，并能对抗垂体后叶素引起的小鼠子宫紧张性收缩。对豚鼠在体膀胱及家兔主动脉条的兴奋效应，主要通过兴奋肾上腺素能 α 受体，且对主动脉的兴奋作用比去甲肾上腺素弱。可显著拮抗豚鼠肺因组胺引起的灌流量减少，并能解除组胺对支气管链的痉挛作用。亦能显著增加大鼠的胆汁流量，并使胆道张力增加。

3.升压作用

青皮水煎醇沉液给麻醉猫、兔、大鼠静脉注射，均有显著的升压作用，且能兴奋呼吸，短时间内反复给药可产生快速耐受性，其他途径给药则升压作用不明显。1g（中药）/kg 青皮注射液的升压性质及强度，大致与10mg/kg 去甲肾上腺素相似，但维持时间较长。以此剂量静脉注射，对多种实验性休克如失血性休克、外伤性休克、大肠杆菌内毒素休克、戊巴比妥钠或粉叶轮环藤总碱中毒性休克，以及犬因输入抗凝兔血引起的休克等，均具有治疗作用。对兔组胺性休克、兔和豚鼠马血清过敏性休克虽无治疗效果，但预先给药也有一定的保护作用。从乙酸乙酯提得的成分，15mg/kg 静脉注射亦有类似注射剂的升压效果。预先给予六烃季铵、利血平或心得安，不影响其升压作用，但可被妥拉唑啉或酚苄明阻断，表明青皮提取物为一种 α-受体兴奋药。

4.抗休克作用

对犬、猫、兔及大白鼠等多种动物的创伤性休克、输血性休克、中草药肌松剂（粉叶轮环藤总碱）过量引起的休克、内毒素休克以及麻醉意外和催眠药中毒等，用青皮注射液均取得显著疗效。对豚鼠和家兔的急性过敏性休克及组胺性休克，均具有一定的保护和预防作用。

【性味归经】苦、辛，温。归肝、胆、胃经。

【功能主治】疏肝破气，消积化滞。用于胸胁胀痛，疝气，乳核，乳痈，

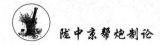

食积腹痛。醋炒去其燥性以缓和药性,炒炭用于止血。

【用法用量】3~9g。

【处方用名】青皮、个青皮、四花青皮、均青皮、醋青皮,皆付醋炒青皮。注明"生"付未经炮制的青皮,注明"炭"或"焦"付青皮炭。

巴　豆
Fructus Crotonis

【来源】本品为峻下药。系大戟科植物巴豆 *Croton tiglium* L.的干燥成熟果实。

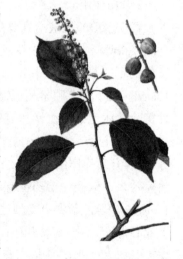

【炮制方法】

1.巴豆仁:将带皮的巴豆置于容器内,倾倒入煮熟的热米汤适量与巴豆搅拌均匀,捞出,置于强日光下进行暴晒或者用火烘烤,待巴豆外皮收缩并开裂后将之移入簸箕内,取木板一块,置于巴豆上面反复推搓,使巴豆外皮全部脱落,簸去巴豆皮,即得净仁。

2.巴豆霜:将净巴豆仁碾压成碎末,用吸油纸(呈文纸)包裹,其外再包一层粗麻布,置于压榨机内在温度较高的环境中压榨去油。重复压榨操作 2~3 次,至药物呈粉状,取出。然后除去麻布及吸油纸,取洁净吸油纸将药粉分别包裹,放置于 35℃~45℃热源处进行烘烤,以使吸油纸吸附渗出的油液,至巴豆粉中脂肪油含量为 18%~20%时,将粉末过筛,即得巴豆霜。

【操作要领】

1. 手工操作去巴豆皮后需用冷水洗净手,以免巴豆油中的毒性成分对皮肤造成刺激性伤害。切忌热水洗手,否则会增强巴豆油对皮肤的刺激作用。

2.在第一次压榨去油的过程中压力不要太大,以免脂肪油溅出而伤害人体。

3.巴豆霜制备时间宜在每年3—4月,或者7—8月。

4.压榨去油之前,需将榨油器烘烤热后再行压榨。第一遍榨油之前将榨油器烘烤至微热即可;第二、三遍逐渐升高温度,待榨油器被烤至滴上水珠嘶嘶作响时,即可放入巴豆施行压榨。

5.烘烤榨油器的过程中应保持室内空气流通,以避免对人体呼吸道黏膜及其他器官造成刺激性损害。

【炮制研究】巴豆仁中含50%~60%的巴豆油,具有很强的峻下作用和刺激性,尚含有溶解红血球及促使局部组织细胞坏死的巴豆毒蛋白。巴豆油毒性较强,人 po20 滴即可导致死亡。在压榨成霜的过程中由于处在高温条件下,不仅能使巴豆毒蛋白发生变性,又可促使大部分油脂渗出而被吸附,从而达到降低药物毒副作用之目的。南北朝医药学家陶弘景曾曰:"巴豆能泻人,新者佳,用之去皮心,熬令黄黑,捣如膏,乃和丸散。"其含义即加热可以破坏毒性成分,使药物的泻下作用减弱。如果与其他药料粉末混合将之稀释,可进一步降低其毒副作用。这里需要强调的是,熬炼巴豆的炮制方法不易控制巴豆油的含量。唐代《千金方》中记载:"以汤熟洗巴豆,研,新布绞去油。""巴豆霜"一词始见于金代医学家李杲的《兰室秘藏》一书,有"研烂以纸包压去油者,谓之巴豆霜。"目前,制备小剂量巴豆霜时,仍然采用李氏记载的方法。

对不同炮制方法所得巴豆霜,有人做了巴豆油的含量测定,其方法和结果如下:

1.炮制方法:①将巴豆去壳,粉碎,蒸制后研为细末,置于压榨机内反复压榨 3 次,直至油尽,取出,自然干燥,即得。②将巴豆直接置于压榨器内,压榨 4~5d,取出,即得。③将巴豆粉碎后直接压榨去油,置于火炕上用砖块压榨 3~4h,期间更换吸油纸 3~4 次,再蒸制 1 次,然后置于压榨器压榨至油尽为度。

2.结果:①经含量测定,采取的炮制方法不同,得到的巴豆霜含油量

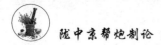

各异。一法巴豆霜含油量为23.55%,二法为18.4%,三法为18.01%。②根据2010年版《中国药典》(一部)巴豆含油量项下的规定,除一法外,二法和三法均符合巴豆霜含油量应为18%~20%的标准。

【化学成分】巴豆种子含巴豆油(Croton oil)34%~57%,其中含巴豆油酸(Crotonic acid)、巴豆酸(Tiglic acid)以及由棕榈酸(Palmitic acid)、硬脂酸(Stearic acid)、油酸(Oleic acid)、巴豆油酸(Crotonic acid)、巴豆酸(Tiglic acid)、亚麻酸(Linolenic acid)、肉豆蔻酸(Myristic acid)、花生酸(Arachidic acid)、月桂酸(Lauric acid)等组成的甘油酯。所含巴豆醇-12,13-二酯的含量约占巴豆油的4%,巴豆醇三酯含量约占巴豆油的4%。从油中亲水性巴豆醇二酯化合物中已分离得到11种辅致癌物质(Cocarcinogen),称为巴豆辅致癌物A1~A4(A组)及B1~B7(B组),巴豆醇酯是巴豆树脂中的主要成分。种子中尚含一种毒性球蛋白,称为巴豆毒素(Crotin)。另含巴豆苷(Crotonoside,2-羟基-6-氨基嘌呤核糖苷)、生物碱、β-谷甾醇、氨基酸和酶等成分。

【药理作用】

1.对消化系统的作用

po巴豆油05~1滴,即能产生口腔、咽部及胃部的灼热感,并有催吐作用。巴豆油至肠内遇碱性肠液水解后释放出巴豆酸,刺激肠黏膜使之发炎,增加分泌,促进蠕动,于0.5~3h内产生剧烈腹泻,且伴有剧烈腹痛和里急后重感。巴豆油能直接作用于肠肌,低浓度巴豆油乳剂使在位或离体兔小肠兴奋,浓度加大则主要表现为抑制作用。巴豆油酸给动物内服亦可促进肠蠕动,使肠黏膜充血,甚至引起肠坏疽;若直接注入肠腔,可收集到血性渗出液。将巴豆燃烟吸入,能促进胃肠蠕动和消除胀气。巴豆水剂由兔耳静脉给药,能中强度增加胆汁和胰液的分泌。

2.抗病原微生物及对其他生物的作用

体外抑菌实验证明,巴豆煎剂对金黄色葡萄球菌、白喉杆菌具有较强的抑制作用,对绿脓杆菌、流感杆菌亦有一定的抑制作用。给感染流行性乙型脑炎的小鼠皮下注射巴豆油制剂,能降低小鼠死亡率并延长其存活时间。巴豆酒浸后的水煎剂,对实验性鼠疟的发育具有抑制作用。巴豆浸出液能杀灭血吸虫的中间寄主钉螺以及姜片虫的中间寄主扁卷螺。此外,对田螺、鱼、虾、蚯蚓等生物亦有毒性作用。

【性味归经】辛,热;有大毒。归胃、大肠经。

【功能主治】峻下积滞,逐水消肿,豁痰利咽。用于寒积便秘,乳食停滞,下腹水肿,二便不通,喉风及喉痹等。

【用法用量】0.1~0.3g,多入丸、散。孕妇禁用! 不宜和牵牛子同用!

【处方用名】巴豆、江子、刚子、肥江子,皆付未去油的巴豆仁。注明"霜"付巴豆霜。

栀　子
Fructus Gardeniae

【来源】本品为清热泻火药。系茜草科植物栀子 *Gardenia jasminoides* Ellis.的干燥成熟果实。

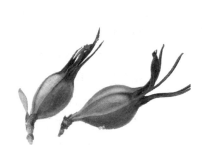

【炮制方法】

1.生栀子:除净原药材杂质,用碾子串碎,即得。

2.姜栀子:将串碎的栀子过筛,粗、细分开置热锅内用文火加热拌炒,至药物颜色加深、挂火色时,喷洒适量姜液,随喷随拌炒,至药物略干燥,出锅,干燥,即得。

3.炒栀子:将粗、细分档的碎栀子投入热锅内,用文火加热拌炒至微挂火色,出锅,晾凉,即得。

4.焦栀子:将粗、细分档的碎栀子投入热锅内,初用文火逐渐改用中火加热拌炒,待栀子皮呈焦黑色、仁呈焦褐色时,喷洒适量姜液,边喷淋边搅拌,略干出锅,干燥,即得。

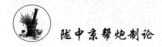

【操作要领】

1.栀子被串碎后应粗、细分档,再行炒制,待炒制后再将二者加以混合。

2.姜栀子和炒栀子须用文火炒制,以免焦化。炒制姜栀子时,姜液要喷洒均匀。姜栀子炮制成品规格以颜色加深,挂火色,辅料均匀为标准。每100kg栀子用鲜姜 6kg,加适量水煎煮 2 次,弃去姜渣,约得姜液 15kg(姜液与栀子先混合拌匀进行闷润,然后入锅拌炒亦可)。炒栀子炮制成品规格以药物颜色加深,微挂火色为标准。

3.炒制焦栀子时火力不宜太强,以免炭化。炮制成品规格以皮呈焦黑色、仁呈焦褐色,火色一致为标准。每 100kg 栀子用鲜姜 6kg,姜汁制法及用量同姜栀子。

【炮制研究】栀子苦、寒,归三焦经,故可泻三焦之火。一般治疗上焦和中焦之热多生用,清下焦之火多炒用。泻火多生用,止血多炒用。去心胸之热用栀子仁,去肌表之热则用皮,祛烦止呕用姜汁制。

有关实验研究以抑菌作为指标,对生栀子与焦栀子水煎浓缩液进行药理实验比较,其结果如下:

1.栀子对兔结扎总输胆管后血液中胆色素有轻度抑制作用,生栀子与焦栀子作用差别不大。

2.给兔子腹腔分别注射 1.5g 生栀子和焦栀子水煎液,进行对照实验,二者均有显著缩短凝血时间的作用。注射 0.75g 剂量时,生栀子仍然具有上述作用,而焦栀子失去作用。

3. 生栀子对因注射酵母液而引起发热的兔具有明显的解热作用,而焦栀子无此作用。

4.生栀子和焦栀子对金黄色葡萄球菌、绿色链球菌以及白喉杆菌的抑菌作用是相似的,对溶血性链球菌、肺炎球菌、伤寒杆菌和副伤寒杆菌的抑菌作用生栀子较焦栀子强,焦栀子对痢疾杆菌的抑菌作用较生栀子略强。

上述结果证明,无论凝血作用还是抑菌效果,生栀子均优于焦栀子。因此,对于栀子炮制规格的药用价值,有必要从实际效果和基础理论方面做一步研究。

【化学成分】栀子含黄酮类成分栀子素（Gardenin），三萜类化合物藏红花素（Crocin）、藏红花酸（Crocetin）及 α-藏红花苷元（α-Crocetin）。尚含环烯醚萜苷类，如栀子苷（Jasminoidin）、异栀子苷（Gardenoside）、去羟栀子苷（京尼平苷，Geniposide）、京尼平龙胆二糖苷（Genipingentiobioside）、山栀子苷（Shan- zhiside）、栀子酮苷（Gardoside）、鸡屎藤次苷甲酯（Scandoside methyl ester）、脱乙酰车叶草苷酸甲酯（Deacetylasperulosidic acid methyl ester）、京尼平苷酸（Geniposidic acid）等。此外，亦含有 D-甘露醇（D-mannitol）、β-谷甾醇（β-sitosterol）、二十九烷（Nonacosane）、熊果酸（Ursolic acid）等。

【药理作用】

1.利胆作用

栀子及所含环烯醚萜苷等具有利胆作用。其醇提取物和藏红花苷、藏红花酸，可使胆汁分泌量增加。其水提取物及醇提取物给家兔口服，对输胆管导出的胆汁量及固形成分无影响，但用同样制剂注射于家兔，15~30min 胆汁分泌开始增加，持续 1h 以上。给兔静脉注射藏红花素和藏红花酸钠后，其胆汁分泌量增加。对栀子主要成分京尼平苷利胆机制的研究表明，京尼平苷在消化道内给药时，因水解而生成京尼平。京尼平苷在门脉内给药时不呈利胆作用，这说明京尼平苷的利胆作用是通过其水解生成的京尼平而起效。京尼平在显著增加胆汁流量时，能使胆汁中胆汁酸浓度下降，但对胆汁酸的排泄量基本无影响。

栀子水煎剂或冲服剂给人口服后胆囊拍片证明，服药后 20min、40min 胆囊有明显的收缩作用。栀子能降低血清胆红素的含量，家兔总输胆管结扎后口服栀子水提取液，则血中胆红素减少，用药愈多减少愈显著。醇提取液亦有相同的作用，但较水提取液作用稍弱。栀子醇提取液注射于家兔，2h 血中胆红素较对照组稍增加，6h 后较对照组低，24~48h 后明显减少，藏红花素及藏红花酸钠亦有同样作用。给胆总管结扎的家兔注射醇提取液，24h 末梢淋巴液中胆红素减少，藏红花素及藏红花酸钠亦有同样作用。栀子可用于胆道炎症引起的黄疸，其退黄机制比较复杂。研究

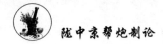

表明,栀子提取物对肝细胞无毒性作用。栀子能降低血清胆红素含量,但与葡萄糖醛酸转移酶无关。此外,栀子亦能减轻四氯化碳引起的肝损害。

2.对胃肠道和胰腺的作用

京尼平对胃机能可产生抗胆碱能性的抑制作用。京尼平经十二指肠给药,对幽门结扎大鼠呈胃液分泌抑制,胃液总酸度减小,胃液 pH 值上升。京尼平同样剂量静脉给药,对大鼠在体胃的运动能一过性抑制其自发运动及毛果芸香碱所致的亢进运动,并使胃张力减小。对于离体肠管,京尼平对乙酰胆碱及毛果芸香碱所致的收缩,呈弱的竞争性拮抗作用。

栀子能促进胰腺分泌,京尼平苷具有显著降低胰淀粉酶的作用,而其酶解产物京尼平增加胰胆流量作用最强,持续时间较短。对于胰腺炎,栀子具有提高机体抗病能力、改善肝脏和胃肠系统的功能,以及减轻胰腺炎等作用。

3.对中枢神经系统的作用

栀子醇提取物能减少小鼠自发活动,具有镇静作用。且与环己巴比妥钠有协同作用,能延长睡眠时间,对抗戊四氮的惊厥,但不能对抗士的宁的惊厥,却能减少其死亡率。有报道称,给小鼠 ip 栀子醇提取物,1h 后体温平均降低 3℃,大鼠 ip 栀子 200mg/kg,体温下降可持续 7h 以上。有人认为,栀子镇静、降温作用的生物活性成分是熊果酸,其能提高戊四氮所致的小鼠半数惊厥剂量,具有明显的抗惊作用。实验表明,熊果酸具有明显的中枢抑制作用,能明显降低大白鼠的正常体温。对东莨菪碱具有一定的协同作用,能减少小鼠自发活动和协同阈下剂量戊巴比妥钠的睡眠,能明显对抗戊四氮引起的惊厥,但未见有明显的镇痛作用。这一实验结果提示,熊果酸与氯丙嗪有相似之处。亦有报道指出,栀子水提物及去羟栀子苷能抑制小鼠的醋酸扭体反应,故认为有镇痛作用。

4.抗病原微生物作用

栀子对金黄色葡萄球菌、脑膜炎双球菌、卡他球菌等具有抑制作用。煎剂具有杀死钩端螺旋体及血吸虫成虫的作用,水浸液在体外对多种皮肤真菌具有抑制作用。另外,栀子乙醇提取物、水提取物、乙酸乙酯部分和京尼平苷,均具有一定的抗炎和治疗软组织损伤的作用。其提取物制成油膏剂,可加速软组织损伤的愈合。

5.对心血管系统的作用

栀子提取物能降低心肌收缩力,麻醉犬、鼠静注栀子提取物,可因心收缩容积及心排血量下降而导致血压下降。大鼠静注大剂量栀子甲醇提取物时,其心电图呈现心肌损伤和房室传导阻滞。

栀子的降血压作用部位在中枢系统,主要是加强了延脑副交感中枢紧张度所致。当切断两侧迷走神经后,栀子的降血压作用显著减弱或完全消失,阿托品亦可取消其降压作用。动物实验表明,栀子煎剂和醇提取物不论何种途径给药,都具有降压作用,静脉给药降压迅速,维持时间亦短暂。栀子的降血压作用对肾上腺素升压作用及阻断颈动脉血流的加压反射无影响,亦无加强乙酰胆碱的作用。栀子的降血压作用不是因组胺释放所引起,亦与传入神经纤维无关,对神经节无阻断作用。所以,给予抗组胺药如苯海拉明或静注普鲁卡因,都不能改变栀子的降血压效果。

6.其他作用

栀子具有一定的止血作用,生栀子的止血作用较焦栀子强。另外,去羟栀子苷对小鼠具有泻下作用。

【性味归经】苦、寒。归心、肺、三焦经。

【功能主治】泻火除烦,清热利尿,凉血解毒。用于热病心烦,血淋涩痛,血热吐衄,目赤肿痛,火毒疮疡,外治扭挫伤痛等。姜栀子除烦止呕;焦栀子凉血止血,用于血热吐衄,尿血及崩漏等。

【用法用量】6~9g。生品外用适量,研末调敷患处。

【处方用名】栀子、枝子、山栀子,均付炒栀子。注明"姜"付姜栀子,注明"生"付未经炮制的栀子,注明"焦"付焦栀子。

槟　榔
Semen Arecae

【来源】本品为驱虫药。系棕榈科植物槟榔 *Areca catechu* L.的干燥成熟种子。

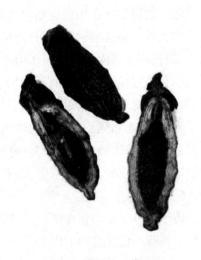

【炮制方法】

1.槟榔炮制方法一:将槟榔个子置于缸中,加入适量清水浸泡。根据药材个子大小灵活掌握浸泡时间,通常春、秋季浸泡 15d 左右,夏季浸泡 10d 左右,冬季浸泡 20~30d。待泡透后捞出,阴至半干且软硬适中时切为薄片,压平整,晾干,即得。槟榔炮制方法二:取槟榔个子,将之掩埋于阴凉处湿润的细沙土中浸润,至水分将槟榔组织内部润透,取出,洗净沙土,切制为薄片,压平,晾干,即得。

2.炒槟榔:将锅预热后投入槟榔片,用文火加热拌炒,待饮片表面花纹由红黄色变为紫棕色时出锅,晾凉,即得。

3.焦槟榔:将锅预热,投入槟榔片,先用文火,后改为中火加热拌炒,至饮片呈焦黄色时喷淋适量蜂蜜水,略加拌炒,待饮片显焦黄色光泽时出锅,晾干,即得。

【操作要领】

1.浸泡槟榔过程中无须换水,以避免药物变色。夏季浸泡过程中水液易酸败,故通常不宜在夏季操作。

2.炒槟榔宜用微火加热,以免炒焦。炮制成品规格以挂火色,无焦黑点为标准。

3.焦槟榔须先炒焦,再均匀喷淋入蜂蜜水。炒制过程中火力不宜太强,以免药物炭化。炮制成品规格以焦黄色、润泽,有焦黑点为标准。每100kg槟榔片用炼蜜5kg,加入适量沸水溶解。

【炮制研究】槟榔消导之力较猛,气虚或中气下陷患者服用后会导致克伐太过,有损伤正气之弊,故应慎用!本草载"经火热"则无作用。本品生用杀虫消积;炒制后可缓和药性,适用于体虚患者;炒焦则减弱了其沉降下坠之力,加之蜜制"甘缓益元",故用于治疗痢疾所致里急后重、腹中胀痛等症。

槟榔主含生物碱和鞣质类成分,其药理作用主要为槟榔碱具有的驱虫效果,故生物碱含量的高低,直接影响槟榔的驱虫作用。《中国药典》2010年版(一部)槟榔项下规定:以干品含醚溶性生物碱槟榔碱($C_8H_{13}NO_2$)计算,不得少于0.30%。生物碱含量除与槟榔果实成熟情况、药材品种以及品质等有关外,尚与药材的加工炮制方法相关。有人曾对生品和传统炮制品(水浸泡切片)分别做了醚溶性生物碱含量测定,结果为:水浸泡切片所含醚溶性生物碱为生品的75.3%。也就是说经过水浸泡切片后,槟榔中24.7%的生物碱已随水流失。因此,改用湿沙埋润法或冷压法软化切片,是较为合理的操作方法。

另外有人认为,浸泡槟榔用水量不多,药物种皮又系坚厚的石细胞组成,加之槟榔碱与鞣质结合成为难溶性复盐形式存在于药材组织内,故水浸泡对于槟榔碱的损失影响不大。另外,如果将槟榔直接粉碎为粗末入药,其驱虫作用强于水浸润切制的饮片。

【化学成分】槟榔含生物碱0.3%~0.6%,另含缩合性鞣质15%、脂肪14%及槟榔红色素(Areca red)等。生物碱主要为槟榔碱(Arecoline),含量0.1%~0.5%。其次为槟榔次碱(Arecaidine)、去甲基槟榔次碱(Guvacine)、去甲基槟榔碱(Guvacoline)、槟榔副碱(Arecolidine)、高槟榔碱(Homoarecoline)等。

另外,槟榔含脂肪油约14%,槟榔油的组成为月桂酸(Lauric acid)

19.5%、肉豆蔻酸(Myristic acid)46.2%、棕榈酸(Palmitic acid)12.7%、硬脂酸(Stearic acid)1.6%、癸酸(Capric acid)0.3%、油酸(Oleic acid)6.2%、亚油酸(Linoleic acid)5.4%、十二碳烯酸(Dodecenoic acid)0.3%、十四碳烯酸(Tetradecenoic acid)7.2%。槟榔所含自由氨基酸中脯氨酸(Proline)超过15%,酪氨酸(Tyrosine)、苯丙氨酸(Phenylalanine)和精氨酸(Arginine)超过10%,槟榔成熟后则非蛋白氮含量减少。槟榔内胚乳(Endosperm)尚含儿茶精(Cate-chin)、花白素(Leucoanthocyanidin)及其聚合物等。

【药理作用】

1.驱虫作用

槟榔碱是驱虫的生物活性成分,对猪肉绦虫有较强的瘫痪作用,能使全虫各部瘫痪。对牛肉绦虫则能使头部未成熟节片完全瘫痪,而对中段和后段的孕卵节片影响不大。在体外实验中,30%槟榔煎剂40min可使犬短小绦虫强直乃至死亡。po48.5mg槟榔碱铋碘化合物,对猫带形绦虫与犬复殖孔绦虫亦有驱虫作用。槟榔煎剂在小鼠驱出短小膜壳绦虫时,曾见驱出绦虫。此外,槟榔煎剂对鼠蛲虫也具有麻痹作用。槟榔与南瓜子均能引起绦虫瘫痪,配合使用具有协同作用。体外观察表明,槟榔对肝吸虫具有显著的麻痹作用,其抑虫的药理作用在于干扰肝吸虫的神经功能系统,属于外源增强抑制性神经递质作用,即拟胆碱作用。亦有报告指出,槟榔对猪蛔虫有杀虫作用。

2.抗病原微生物作用

槟榔水浸液(1:1)在试管内对堇色毛癣菌、许兰黄癣菌等皮肤真菌,具有不同程度的抑制作用。煎剂和水浸剂对流感病毒甲型有一定的抑制作用,抗病毒的作用可能与其所含的鞣质有关。

3.对胆碱受体的作用

槟榔碱与毛果芸香碱相似,可兴奋M-胆碱受体引起腺体分泌增加,特别是唾液分泌增加,滴眼时可使瞳孔缩小。可增加胃肠平滑肌张力,增加肠蠕动,使消化液分泌旺盛,食欲增加。可收缩支气管,减慢心率,并能引起血管扩张,血压下降。给兔侧脑室注射槟榔碱则出现抽搐、流涎、咀嚼、心率减慢、呼吸兴奋,但维持时间短暂。多数兔脑电呈双向反应,若与阿托品合用则脑电显示低幅快波并伴有痫样放电，而与东莨菪碱合用脑电完全显示高峰慢波。槟榔碱对中枢神经系统尚有拟胆碱作用，小鼠皮下注射 10mg/kg 氢溴酸槟榔碱衍生物，可引起流涎与震颤。猫注射小量槟榔碱可引起皮层惊醒反应，阿托品可减少或阻断这一作用。槟榔注射液对犬或猫的离体或在体胆囊，均具有明显收缩作用。若与大黄注射液合用，能增强胆总管收缩力，加速胆汁排出，提示有利于胆总管内结石的排出。槟榔对人体胆囊有一定的收缩作用，能促进胆囊的胆汁排出，不过其收缩作用的强度不很显著。槟榔可使兔心率减慢，亦能使冠状动脉和子宫平滑肌收缩，尚可增强阿托品对小鼠下肢血管的收缩作用。

4.其他作用

从槟榔中分离出来的聚酚化合物给小鼠腹腔注射，对移植性艾氏腹水癌具有显著抑制作用。给小鼠皮下注射槟榔碱可抑制其一般活动，可改善氯丙嗪引起的活动减少及记忆力损害。从槟榔中分离的多种酚性化合物，能够防止龋齿及牙龈炎的发生。此外，槟榔乙酸乙酯提取液对大鼠妊娠子宫能引起痉挛。亦有研究表明，槟榔对小鼠胚胎具有一定毒性，可延缓胎鼠的发育，特别是未经加工的槟榔影响更甚。连续服用槟榔，可增强致癌物质 4-硝基喹啉-1-氧化物和芴基乙酰胺引起的大鼠的癌变作用。

【性味归经】苦、辛，温。归胃、大肠经。

【功能主治】杀虫消积，降气行水，截疟。用于绦虫、蛔虫及姜片虫病，以及虫积腹痛，积滞泻痢，里急后重，水肿脚气，疟疾等。

【用法用量】3~9g，驱绦虫、姜片虫 30~60g。

【处方用名】玉片、槟榔、大腹子、大白，皆付槟榔片。注明"炒"付炒槟榔，注明"焦"付焦槟榔。

【备注】槟榔的果皮称为大腹皮，系利尿药。此外，槟榔尚有枣槟榔和马槟榔品种，前者为棕榈科植物槟榔未成熟的果实，将之置于木甑中隔水蒸透（蒸 4h 左右），然后点燃半干的柴火将之熏干，谓之"软榔干"；在2—3 月采摘的果实按上法炮制而成的谓之"硬榔干"。后者系白花菜科植物马槟榔的种子，为消导药。加工时击破硬壳，取出种仁，晒干，用时捣碎。马槟榔具有生津止渴功效，亦可单独含服。

麦 芽
Fructus Hordei Germinatus

【来源】本品为消导药。系禾本科植物大麦 *Hordeum vulgare* L. 的成熟果实经发芽干燥而成。

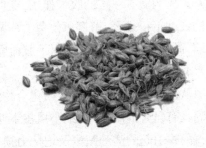

【炮制方法】

1.麦芽:将大麦去净杂质,置于容器内加适量水浸泡,春、秋季浸泡约 10h,夏季浸泡 6~7h(冬季一般不生产)。捞出,倾入竹篓或其他带有网孔的盛器中,上覆以湿物并盖严,每日进行查看,如干燥时可淋洒适量清水,使之保持湿润。春、秋季约 36h、夏季约 24h 即可发芽,待芽(须根)生长约 0.5cm 时,取出干燥,即得。

2.炒麦芽:将锅预热,投入大麦芽,用文火徐徐加热拌炒,至麦芽由浅黄色转变为深黄色,膨胀且透出焦香气味时出锅,晾凉,即得。

3.焦麦芽:将锅预热,投入大麦芽,先用文火,后改用中火拌炒,至麦芽鼓起,由浅黄色变为焦黄色,透出焦香气味时,喷淋少量清水,出锅,干燥,即得。

【操作要领】

1.麦在发芽过程中应经常察看,芽不能生长过长,否则会影响其药用效果。

2.炒麦芽时火力要弱,勤加搅拌,以免受热不均而焦、生不一。炮制成品规格以挂火色、鼓胀,无焦黑点为标准。

3.炒制焦麦芽时应注意火候,避免炭化。炮制成品规格以焦黄色、鼓胀,有焦黑点为标准。

【炮制研究】清代张锡纯经验认为,麦芽味咸入肾,而肾为肝母,麦芽发芽后生发之力正旺,故生麦芽可疏肝气以令条达。中医常用炒黄和炒焦品消导米面食积,而其消导作用当系淀粉酶。有人测定了麦芽炮制前、后淀粉酶分解淀粉的效力,以说明炒制程度对淀粉酶活力的影响,其结果如下:

1.大麦出芽与不出芽产品淀粉分解效力的比较:出芽完全的麦芽粉1.8g,20min 将3g淀粉完全分解;未出芽的麦芽粉1.8g,100min 未将3g淀粉全部分解。

2.麦芽炮制前、后淀粉活力的变化和比较:麦芽通常有3种炮制品规格,即生品、炒黄品、炒焦品。淀粉酶本身是一种含蛋白质的活性成分,在高温条件下会丧失活力。因此,炒黄、炒焦或用沸水煎煮,均对淀粉酶具有灭活作用。经测定炮制前、后麦芽及其粉剂与煎剂对淀粉的分解力,以比较淀粉的活力,结果为:1g麦芽粉可分解1.5g淀粉,而1g麦芽煎剂仅分解0.5g淀粉。1g生品麦芽可分解1.5g淀粉,炒黄品与生品分解淀粉力相同,而1g炒焦品其淀粉分解力在0.25g以下。

上述实验结果说明:

1.出芽产品对于淀粉的分解力较未出芽产品强,故未出芽产品消导食积的作用较出芽产品弱。因此,出芽产品符合药用标准。

2.麦芽粉剂分解淀粉的效力较煎剂高,故采取粉剂直接冲服的方法效果更佳。

3.生品与炒品作用基本相同,焦品则由于淀粉酶被破坏,使淀粉分解力显著降低。因此,传统炮制经验认为消米面食积生用或者炒用是有一定道理的。清代尤乘增著《药品辨义》中载:大麦芽"炒香开胃,以除烦闷,生用力猛,主消面食积滞……"然而传统经验认为,焦麦芽的消导作用较生品和炒品强,这与现代研究结果不符,将有待进一步加以论证。

【化学成分】麦芽主要含 α-及 β-淀粉酶(amylase)、催化酶(catalyticase)、过氧化异构酶(peroxidisomerase)等。另含大麦芽碱(hordenine),大麦芽胍碱(hordatine),A,B,白栝楼碱(candici-ne),腺嘌呤(ade-nine),胆碱(choline)、细胞色素(cytochrome)、蛋白质,氨基酸,维生素等。

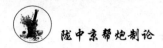

【药理作用】

1.助消化作用

麦芽含 α 和 β 淀粉酶,而淀粉是糖淀粉与胶淀粉的混合物。组成糖淀粉的葡萄糖分子以 α-1,4 苷键相连,且呈直链排列。胶淀粉是由若干个短直链缩合葡萄糖交叉排列。支链淀粉分子中除 α-1,4 苷键外还有 α-1,6 苷键。α 与 β 淀粉酶可水解 α-1,4 苷键,对 α-1,6 苷键无作用。β 淀粉酶能将糖淀粉完全水解成麦芽糖,α 淀粉酶则使之分解成短直链缩合葡萄糖(即糊精),后者可再被 β 淀粉酶水解成麦芽糖。因此,淀粉在 α 和 β 淀粉酶的作用下,可分解成麦芽糖与糊精。麦芽煎剂对胃酸与胃蛋白酶的分泌,似有轻度促进作用。

2.降血糖作用

麦芽浸剂口服可使家兔与正常人血糖降低。麦芽渣水提醇沉精制品制成的 5% 注射液给兔注射 200mg,可使血糖降低 40% 或更多,大多在 7h 后才恢复。

3.抗真菌作用

据报道,麦芽所含的大麦碱 A 和 B 具有抗真菌活性。

4.抑制催乳素释放

生麦芽煎剂 po100~200g/d,可使健康人睡眠或灭吐灵实验时催乳素释放高峰受到抑制,这可能与妇女服用生麦芽汤回乳有关。对单纯性乳溢症患者,可使乳溢消失或缓解,但灭吐灵实验反应高峰不受抑制。对有垂体催乳素瘤器质性病变的闭经及乳溢综合征则无效。

5.其他作用

麦芽所含的大麦碱其药理作用类似麻黄碱,1.0mg/kg 剂量即能增强豚鼠子宫的紧张和运动,且随着剂量的增加而增加。对新斯的明引起的猫支气管痉挛具有扩张作用,有效剂量为 0.5~1.0mg/kg,但对正常猫的作用很小。此外,尚具有对放射性的防护作用。

【性味归经】甘、平。归脾、胃经。

【功能主治】行气消食,健脾开胃,回乳催生。用于食积不消,脘腹胀痛,脾虚食少,乳汁郁积,乳房胀痛,妇女断乳等。生麦芽健脾和胃、通乳,用于脾虚食少,乳汁郁积;炒麦芽行气、消食、回乳,用于食积不消,妇女断乳;焦麦芽消食化滞,用于食积不消,脘腹胀痛。

【用法用量】9~15g,回乳炒用60g。

【处方用名】大麦芽、麦芽,皆付炒麦芽。注明"生"付生麦芽,注明"焦"付焦麦芽。

枳　实
Fructus Aurantii Lmmaturus

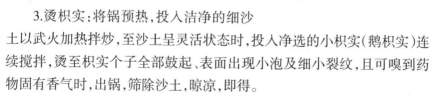

【来源】本品为理气药。系芸香科植物酸橙 *Citrus aurantium* L.的干燥幼果。

【炮制方法】

1.枳实:除去原药材杂质,清水洗净,闷润至透,切片,晾干,即得。

2.麸炒枳实:将锅预热,投入适量麦麸皮连续拌炒,待麸皮起浓烟时投入饮片,拌炒至饮片呈黄色,出锅,筛去麸皮,晾凉,即得。

3.烫枳实:将锅预热,投入洁净的细沙土以武火加热拌炒,至沙土呈灵活状态时,投入净选的小枳实(鹅枳实)连续搅拌,烫至枳实个子全部鼓起、表面出现小泡及细小裂纹,且可嗅到药物固有香气时,出锅,筛除沙土,晾凉,即得。

【操作要领】

1.麸炒枳实时火力须先强、后弱,操作要迅速,时间要短。饮片炒至黄色为度,避免焦化。炮制成品规格以挂火色,饮片呈黄色,无焦黑点为标准。每100kg饮片用麦麸皮10kg。

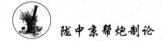

2.烫制枳实时宜用文火并勤加搅拌,如果沙土温度过高,可添加新砂调整砂温,避免焦化。炮制成品规格以体质膨胀且有部分裂隙,未焦煳为标准。

【炮制研究】枳实苦、辛,主降,为行气、破气、消积之品,药力甚猛,故体虚患者慎用,以免损伤元气。麸炒可缓和其破损元气之力,即陈嘉谟所曰"麦麸皮抑制酷性勿伤上膈"。"膈"乃上气海,宗气在此鼓动心、肺通行荣卫于周身,宗气若受伤则元气亦受损,故麸炒枳实可缓解其弊。另外,沙烫法多用于炮制小枳实,枳实经烫制不仅缓和了其行气和破气之力,并且易于粉碎和提高成分的水煎出率。

枳实主含挥发油,具有发汗解表、理气、祛风及开窍作用,这可能就是传统医学所谓行气、破气作用吧。由于挥发油在常温下自行挥发,枳实经过加热麸炒或沙土烫制后,不仅可使挥发油挥发量增高,还会对部分挥发性成分造成破坏作用。此外,麸皮或沙土也可吸收部分挥发性成分,于是达到缓和药性的目的。

【化学成分】枳实果实含挥发油,主要成分为d-柠檬烯约90%,并含有d-芳樟醇和邻氨基苯甲酸甲酯等。另含黄酮类约1%,主要为酸橙素(auranetin)、苦橙苷(aurantiamarin)、橙皮苷(hesperidin)、新橙皮苷(neo-hesperidin)、柚皮苷(naringin)、苦橙丁(aurantin)。另含辛弗林(synephrine),苦橙酸(aurantiamaric acid),柠檬苦素(limonin),N-甲基酪胺(N-methyltyramine),维生素 A、B、C 及枸橼酸等。

【药理作用】

1.对心血管系统的作用

枳实提取物、枳实注射液及其生物活性成分羟福林(辛福林)和 N-甲基酪胺等,具有强心,增加心排血量,收缩血管,提高总外周阻力,而使左室压力和动脉血压上升的作用。枳实和枳壳煎剂对离体蟾蜍心脏,低浓度时使其收缩增强、高浓度时使之收缩减弱,N-甲基酪胺亦能加强离体和在体心脏的收缩力。枳实、枳壳煎剂及枳壳乙醇提取液,给麻醉兔和犬静脉注射,具有明显的升压作用。对-羟福林和 N-甲基酪胺,是从枳实注射液中分离出的两种具有升压作用的生物活性成分。对-羟福林是直接 α-

受体兴奋剂,对于心脏 β-受体也具有一定兴奋作用,而 N-甲基酪胺的升压作用是通过释放体内儿茶酚胺的间接机制实现的,说明枳实注射剂同时兼有直接与间接两种升压机制。枳实注射液 1.5g/kg 与去甲肾上腺素 0.1mg/kg 的升压幅度大致相当,但枳实注射液升压持续时间比较长,并出现双峰形上升,然后徐缓下降,无肾上腺素之"后降压"作用,在升压的同时未出现去甲肾上腺素的暂时性呼吸抑制及心率加快作用,连续用药无快速耐受现象。但是,N-甲基酪胺可产生升压快速耐受性。

有报告指出,枳实对脑、肾及冠脉血流量有影响。在比较显著地增加冠脉血流量的同时,心肌耗氧量略有增加但不明显,不与冠脉血流量的显著增加相平行。其具有较强和较持久的升压、收缩周围血管和减少周围血循环量作用,且有选择性地降低脑、肾及冠脉阻力,增加主要生命器官血流量的作用,并有一定程度的缩小脾容积现象。在增加肾血流量的同时,尿量略有增加。枳实静脉给药后心率略有增加,异位心律失常现象一般出现不多。枳实还具有改善心肌代谢,加强心肌收缩功能、提高血压及增加脉压的作用。这些特点,对于治疗心源性休克具有一定意义。有研究证明,枳实注射液用于各种休克状态具有较满意的升压抗休克疗效。其中,生物活性成分 N-甲基酪胺较低浓度静脉灌注时, 在不明显增快心率的情况下,可使冠脉流量显著增加,冠脉阻力显著降低,同时,使心肌的耗氧量降低;尚可增加肾血流量,降低肾血管阻力,并且具有显著的利尿效应。这些作用对于抗休克都是十分有利的。研究表明,枳实及其生物活性成分对心血管系统的作用(强心、升压及对外周血管的作用),与其兴奋肾上腺素能 α-受体、β-受体以及促使内源性交感介质释放有关。而其中所含的对-羟福林与 N-甲基酪胺, 均具有直接和间接兴奋 α-受体和 β-受体的作用,相互配合可减少其升压快速耐受性。

对-羟福林作为拟肾上腺素药可直接兴奋 α-受体, 对心脏 β1-受体亦有一定兴奋作用, 其活性约为肾上腺素的 1/10~1/5。N-甲基酪胺是生物体内的一种代谢产物,其与酪胺相似,是通过促进释放内源性去甲肾上腺素的间接机制而产生效应的。将其静脉注射或动脉注射于麻醉犬,能显著增加肾、脑血管阻力,并可被酚妥拉明减弱,提示此作用是通过兴奋血

管 α-受体实现的。而其对下肢血管的阻力呈先降后升、以升为主的双向反应,当血管 α-受体和 β-受体被酚妥拉明与心得舒阻断后,则作用明显减弱。此表明降低和增加下肢血管阻力的作用,分别由兴奋 β2-受体和 α-受体引起。而其增强离体豚鼠心及在体兔心收缩力的作用,则可被心得舒拮抗,说明此作用是通过兴奋 β1-受体产生的。

2.对胃肠的作用

枳实与枳壳的水煎剂、酊剂及流浸膏,对小鼠和家兔的离体肠管及家兔的在体肠管均有抑制作用。水煎液使胃、肠瘘狗的胃肠收缩节律有力,呈兴奋作用,但抑制狗在体胃肠运动。枳实提取物对乙酰胆碱和组胺所致肠管收缩,具有明显的拮抗作用。

3.对子宫的作用

枳实与枳壳煎剂,对小鼠离体子宫不论已孕或未孕,主要呈抑制作用。对家兔离体或在体子宫,不论已孕或未孕,均呈兴奋作用。对子宫瘘亦有显著的兴奋作用,能使子宫收缩有力,紧张性加强,甚至出现强直性收缩。枳实热水提取物,对 5-羟色胺引起的大鼠离体子宫收缩具有拮抗作用。

4.对中枢神经的作用

枳实提取物具有明显的镇静作用,能使小鼠安静少动,其无催眠作用,但与戊巴比妥催眠有协同作用。枳实提取物能使小鼠因醋酸引起的疼痛反应减轻,能降低家兔由伤寒杆菌引起的体温升高。亦有报告指出,d-柠檬烯具有中枢抑制作用。

5.利尿作用

枳实和 N-甲基酪胺给犬静脉注射,均有明显增加尿量的作用。同时,血压与肾血管阻力明显增高。该利尿作用可能是通过抑制肾小管重吸收等作用而产生,与肾血流量及肾滤过量的变化无关。亦有报告认为,枳实通过强心、收缩肾血管及增高滤过压等,发挥排钠利尿的作用。

6.其他作用

研究表明,枳实中的新橙皮苷、柑橘苷具有抗炎症作用。枳实中的 d-柠檬烯对离体大肠、子宫和末梢血管具有收缩作用,对黏膜局部有刺激作用。尚能升高在体胆囊内压，促进胆汁分泌和奥狄氏括约肌亢进。

【性味归经】苦、辛、酸，温。归脾、胃经。

【功能主治】破气消积，化痰散结。用于积滞内停，痞满胀痛，泻痢后重，大便不通，痰滞气阻、胸痹、结胸，胃下垂，脱肛，子宫脱垂等。

【用法用量】3~9g。

【处方用名】枳实、小枳实、鹅枳实、炒枳实，皆付沙烫小枳实。注明"生"付未经炮制的枳实，注明"麸炒"付麸炒枳实。

【备注】商品枳实另有香圆枳实，为香圆 Citrus wilsonii Tanaka 的幼果。绿衣枳实，为枸橘 Poncirus trifoliate(L.)Raf.的幼果。

薏 苡 仁
Semen Coicis

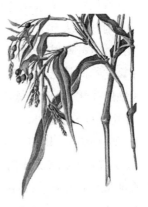

【来源】本品为渗湿利尿药。系禾本科植物薏苡 *Coix lachryma-jobi* L. var. *ma-yuen*(Roman)Stapf.的干燥成熟种仁。

【炮制方法】

1.薏苡仁：将原药筛去灰屑及杂质，用清水洗净，干燥，即得。

2.麸炒薏苡仁：火力先强、后弱将锅预热，然后均匀撒入适量麦麸皮连续拌炒，待麸皮呈焦黑色、散发出灰白色烟雾时，投入薏苡仁迅速拌炒，至药物被烟熏染、表面微黄色时出锅，筛去麸皮，晾凉，即得。

3.土炒薏苡仁：将锅预热，倾入伏龙肝(灶心土)细粉，用文火加热拌炒，待炒至灵活状态时，投入薏苡仁迅速拌炒，至药物表面挂土色、外表呈杏黄色时出锅,筛去土,晾凉,即得。

4.焦薏苡仁:将锅预热,投入薏苡仁用中火加热拌炒,至药物呈焦黄色时喷淋少许清水,出锅,干燥,即得。

【操作要领】

1.麸炒薏苡仁时火力应先强、后弱,操作要迅速,炒制时间宜短。炮制品须被麦麸烟雾均匀熏黄,避免焦化。炮制成品规格以挂火色、微黄,散发香气,无焦黑点为标准。每100kg薏苡仁用麦麸皮10kg。

2.土炒薏苡仁时火力宜微,伏龙肝粉经加热后应保持恒温,如果温度较低则药物表面挂不上土层,温度过高则易使药物焦化。炮制成品规格以挂土色,无焦黑点为标准。每100kg薏苡仁用灶心土20kg。

3.焦薏苡仁炮制成品规格以外表焦黄色、鼓胀,有焦斑为标准。

【炮制研究】传统医学认为,薏苡仁具有渗湿健脾之功,用麦麸皮或灶心土炒制可去其寒凉之性,缓和药性。同时,可增强醒脾健脾之功,用于治疗脾虚泄泻。炒焦其苦味增强,用于治疗脾虚便血。治疗肺痈、肠痈、五淋尿涩及热毒蕴盛者,则以生品为佳。

薏苡仁主含碳水化合物、薏苡仁内酯及薏苡仁油等,用麦麸皮炒制不仅可吸附并除去部分油酯类成分,缓和药物燥性,还可增强薏苡仁之谷香气,用于调理脾、肺气虚,治疗肺痿久咳等症。使用含硅酸盐、钙盐及多种碱性氧化物的灶心土炒制,既可吸收药物中部分油酯类成分,还可起到中和药性的作用,从而降低药物的刺激性。

【化学成分】薏米种仁含薏苡仁酯(coixenolide)、粗蛋白(13%~14%)、脂类(2%~8%)。其中,脂类中含三酰甘油(61%~64%)、二酰甘油(6%~7%)、一酰甘油(4%)、甾醇酯约9%、游离脂肪酸(17%~18%)。在三酰甘油中亚油酸(linoleic acid)含量达25%~28%,在游离脂肪酸中亚油酸含量27%~28%。游离脂肪酸还含有棕榈酸(palmitic acid)、硬脂酸(stearic acid)、顺-8-十八碳烯酸(cis-8-oc-tadecenoic acid 油酸)等。一酰甘油中含有抗肿瘤作用的 α-单油酸甘油酯(α-monoolein),甾醇酯中含有促排卵作用的顺式和反式阿魏酰豆甾醇(cis-、trans-feruloylstigmasterol)、顺式与反式阿魏酰菜油甾醇(cis-、trans-feruloylcampesterol)等。种仁尚含葡聚糖和酸性多糖 CA-1、CA-2,以及降血糖成分薏苡多糖(coixan)A、B、C。种子含 69 种挥发油成分,其中主要成分为己醛(hexanal)、己酸(hexanoic acid)、2-乙基-3-羟基丁酸己酯(2-ethyl-3-hydroxy-hexylbutrate)、γ-壬内酯(γ-nonalactone)、壬酸(nonanoic acid)、辛酸(octanoic aid)、棕榈酸乙酯(ethylpalmitate)、亚油酸甲酯(methyllinoleate)、香草醛(vanillin)及亚油酸乙酯(ethyllinoleate)等。

【药理作用】

1.镇静、镇痛及解热作用

薏苡素具有较弱的中枢抑制作用,对小鼠和大鼠有镇静作用,并能与咖啡因相拮抗。给大鼠尾部电刺激法实验中,具有镇痛作用,强度与氨基比林相似。尚有解热作用,对 T.T.G.细菌制剂精制复合多糖类型发热的解热作用较好,对二硝基酚引起的发热则无明显作用。对多突触反射有暂时性的抑制作用,但不能降低士的宁或戊四氮的致死作用。

2.对呼吸功能的影响

薏苡仁油中所含棕榈酸及其酯,小剂量对于呼吸中枢产生兴奋,大剂量则呈麻痹,能使肺血管显著扩张。

3.对心血管的作用

薏苡仁油低浓度对蛙的离体心脏呈兴奋作用,高浓度则呈麻痹作用。对兔耳壳血管灌流,低浓度时使血管收缩,高浓度则使之扩张。给家兔静脉注射,能使之血压下降。薏苡素对离体蟾蜍心脏具有抑制作用,使其收缩振幅减低,频率减慢,但对兔耳血管无影响。给家兔静脉注射,能引起血压下降。

4.对肌肉的作用

薏苡仁油低浓度对蛙的骨骼肌和运动神经末梢具有兴奋作用, 高浓度则呈麻痹作用, 亦能减少在体及离体蛙肌肉的挛缩, 并缩短其疲劳曲线。薏苡素对横纹肌具有抑制作用,能抑制蛙神经肌肉标本的电刺激引起的收缩反应及大鼠膈肌的氧摄取和无氧糖酵解,并能抑制肌动球蛋白-三磷酸腺苷系统的反应。

5.对肠管及子宫的作用

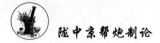
薏苡仁油低浓度时对家兔离体肠管呈兴奋作用,高浓度时先呈一时性兴奋而后麻痹;能使家兔及豚鼠的子宫紧张度增加,振幅增大,此兴奋作用可被肾上腺素所翻转。另外,薏苡素对家兔肠管的运动具有抑制作用。

6.其他作用

薏苡素皮下注射可使血糖略有下降。实验证明,薏苡仁对癌细胞具有抑制作用。

【性味归经】凉,甘、淡,归脾、胃经。

【功能主治】健脾渗湿,蠲痹止泻。用于水肿,脚气,小便不利,湿痹拘挛,脾虚泄泻,肺痈、肠痈,扁平疣等。

【用法用量】9~30g。

【处方用名】薏苡仁、薏米、苡仁,皆付麸炒薏苡仁。注明"生"付未经炮制的薏苡仁,注明"土炒"付土炒薏苡仁,注明"焦"付焦薏苡仁。

白　扁　豆
Semen Lablab Album

【来源】本品为补气药。系豆科植物扁豆 *Dolichos lablab* L.的干燥成熟种子。

【炮制方法】

1.白扁豆:除去原药材杂质,洗净,干燥,捣碎,即可。

2.炒扁豆:将锅预热,投入净扁豆用文火加热拌炒,至药物呈微黄、挂火色时出锅,晾凉,即得。

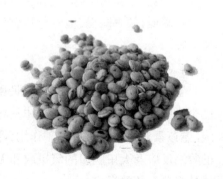

3.扁豆仁(光扁豆):取净白扁豆,投入温水浸泡 15~30min 或置于沸水中浸煮,待扁豆皮被浸胀与种仁分离时,捞出投入凉水中片刻,然后捞出置于簸箕内,用扁圆形的洁净瓦片往复推压搓动,使扁豆种皮与仁分离,簸去种皮,干燥,即得。

4.扁豆皮(扁豆衣):取上述分离的扁豆种皮,干燥,即可。

5.土炒扁豆:取伏龙肝(灶心土)细粉,入锅内用中火加热拌炒,待土呈灵活滑利状态时投入净扁豆,用文火加热拌炒,至药物表面呈黄色、挂土时出锅,筛去土,晾凉,即得。

【操作要领】

1.扁豆去皮操作在浸泡或煎煮中应掌握浸、煮程度,以种仁与种皮能够相互分离为度。

2.清炒或土炒扁豆时宜用文火,勤加搅拌,避免焦煳。清炒扁豆成品规格以挂火色,无焦斑为标准。土炒扁豆成品规格以深黄、挂土色,不焦煳为标准。每 100kg 白扁豆用灶心土 25kg。

【炮制研究】白扁豆甘,温,补脾而不滋腻,芳香化湿而不燥烈,为和中、消暑、除湿之上品。中医经验认为,治暑湿宜生用,补脾胃宜炒用,化湿浊用扁豆衣,清暑热、止泻痢、治妇女带下用扁豆花,土炒则可增强健脾之功。明代缪希雍在《炮制大法》中曰:“扁豆紫花者良,炒去壳打碎,解酒、河豚及一切草木毒,生嚼及煮汁饮。”说明扁豆专长于解毒,尤其对酒、鱼及植物中毒有效。

扁豆主要含蛋白质、碳水化合物、无机元素以及酶抑制物和血球凝集素 A、B 等成分。药理实验证明,血球凝集素 A 混于食物中饲养大白鼠,会抑制其生长,甚至引起肝脏区域性坏死。因此,血球凝集素 A 是白扁豆中的毒性成分。但是,经过加热其毒性明显下降。故清炒扁豆尤其是土炒扁豆的炮制方法,对于破坏血球凝集素 A、降低药物毒副作用具有重要作用。

【化学成分】白扁豆种子含油约 0.62%,其中主要成分棕榈酸(palmitic acid)约含 8.33%,亚油酸(linoleic acid)约含 57.95%,反式油酸(elaidic acid)约含 15.05%,油酸(oleic acid)约含 5.65%,硬脂酸(stearic

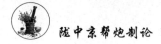

acid)约含 11.26%，花生酸(arachidic acid)约含 0.58%，山萮酸(behenic acid) 约含 10.40%。此外，尚含葫芦巴碱 (trigonelline)、蛋氨酸(methionone)、亮氨酸(leucine)、苏氨酸(threonine)、维生素(vitamin)B1 及 C、胡萝卜素(carotene)、蔗糖(sucrose)、葡萄糖(glucose)、水苏糖(stachyose)、麦芽糖(maltose)、棉籽糖(raffinose)、L-2-哌啶酸(L-pipecolic acid)、毒性植物凝集素(phytoagglutinin)以及甾体化合物等。

【药理作用】

1.抗菌、抗病毒作用

用 100%的白扁豆煎剂，以平板纸片法实验，证明对痢疾杆菌具有抑制作用。对食物中毒引起的呕吐、急性胃肠炎等，具有解毒作用。此外，白扁豆水提物对小鼠 Columbia SK 病毒具有抑制作用。

2.对免疫功能的影响

实验研究证明，20%的白扁豆冷盐浸液 0.3mL，对活性 E-玫瑰花结的形成具有促进作用，可增强 T 淋巴细胞的活性，提高细胞的免疫功能。

3.毒副作用

白扁豆中含有红细胞非特异性植物凝集素(phytoagglutinin)，系难溶于水的凝集素，具有抗胰蛋白酶活性的作用，可抑制实验动物生长。另外，尚含一种酶，具有非竞争性抑制胰蛋白酶的活性的作用，加热可降低其活性。在 10mg/kg 浓度时，由于抑制了凝血酶(thrombin)，可使枸橼酸血浆的凝固时间由 20s 延长至 60s。

【性味归经】甘，微温。归脾、胃经。

【功能主治】健脾化湿，和中清暑。用于脾胃虚弱，食欲不振，大便溏泻，湿浊带下，暑湿吐泻，胸闷腹胀等。炒扁豆健脾化湿，用于脾虚泄泻，妇人白带等。

【用法用量】9~15g。

【处方用名】白扁豆、扁豆，皆付未经炮制的扁豆。注明"仁"付扁豆仁，注明"皮"或"衣"付扁豆衣，注明"花"付扁豆花，注明"炒"付清炒扁豆，注明"土炒"付土炒扁豆。

第四章　动物矿物及其他类药材

血　余　炭

Crinis Carbonisatus

【来源】本品为止血药。系用人发制成的碳化物。

【炮制方法】取人头发除净杂质，用清水洗涤后浸入碳酸氢钠水溶液中煎煮 1~2h，除去油垢。然后入清水中洗净，干燥，备用。将上述洁净的人发

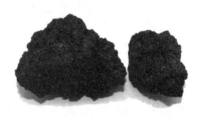

置于锅内，上反扣以较小的铁锅，两锅口结合处垫以数层纸，再用黄泥封固，在上锅背压以重物或贴附白纸数条。先用文火，其后改为武火加热煅制 3~4h，至水滴于锅上立即沸腾汽化或贴附的白纸条呈焦黄色时，即为煅透，停止加热，冷却后取出，即得。

【操作要领】加热煅制过程中如果出现漏气，应立即用黄泥补封，以免空气倒流入锅造成药料灰化。炮制成品规格以焦黑色、质轻、呈蜂窝状为标准。

【炮制研究】李时珍《本草纲目》中载："发者，血之余……故方家呼发为血余。"人发中含角质蛋白和脂类等成分，传统医学将之制为炭品用于止血。有关炮制实验研究对血余炭的止血作用以及所含成分进行了分析，结果如下：

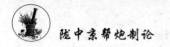

1.用血余炭煎剂给狗和兔灌服,测定其血凝时间。狗由 7min 缩短为 90s,兔由平均 90s 缩短为 20s。

2.将煎液滴于犬和兔眼内,可观察到黏膜由红变白,血管收缩。

3.测定血余炭煎剂中含有大量的钙离子和铁离子,如果将钙离子和铁离子从中除去,其凝血作用则减弱。

4.相关报告指出,由于炮制条件不同,血余炭药理活性和性质亦有变化,血余炭(350℃炮制品)口服止血作用最强,煎剂(300℃以下炮制品)注射则表现为中枢兴奋作用。

以上实验结果说明,血余炭确有缩短凝血时间的作用,可使黏膜毛细血管收缩。其止血作用除与碳素的吸附作用有关外,炭品中的凝血因子钙离子及铁离子起着主要的作用。

【化学成分】血余中的主要成分为一种优角蛋白(Eukeratin)。含水分 12%~15%,灰分 0.3%,脂肪 3.4%~5.8%,氮 17.4%,硫 5.0%,亦含黑色素。灰分中含有金属元素,含量依次为钙>钠>钾>锌>铜>铁>锰>砷。将血余炮制为血余炭后,其中有机成分破坏炭化,无机成分同原药料。

【药理作用】

1.止血作用

实验研究表明,血余炭具有一定的止血作用,血余炭水煎液或醇提取液对大鼠及小鼠腹腔给药,能明显缩短出血时间。血余炭粗晶液对大鼠腹腔给药可加速大鼠的血凝作用,并可诱发大鼠血小板聚集,缩短狗和兔的凝血时间。有报告指出,血余炭粗晶对 ADP 诱导的大鼠血小板聚集具有增强作用,尚能明显降低大鼠血浆 cAMP 的含量,提示血余炭粗晶具有促内源性系统凝血功能,其止血原理与血浆中 cAMP 含量有关。亦有报告指出,血余炭粗晶液对 ADP 诱导的大鼠血小板聚集有增强作用,对血小板黏附率有增加趋势,可明显降低血小板内环核苷酸含量,并具有一定的抗炎作用。

2.抗菌作用

血余炭煎剂对金黄色葡萄球菌、伤寒杆菌、甲型副伤寒杆菌及福氏痢疾杆菌等,均具有较强的抑制作用。

【性味归经】苦,平。归肝、胃经。

【功能主治】止血,化瘀。用于吐血,咯血,衄血,尿血,崩漏下血,外伤出血等。

【用法用量】4.5~9g。

【处方用名】血余、血余炭、发炭,皆付血余炭,本品不生用。

龟　板
Plastrum Testudinis

【来源】本品为养阴药。系龟科动物乌龟 *Chinemys*（*Geoclemys*）*reevesii*（Gray）的腹甲。

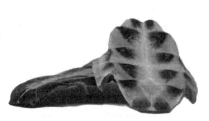

【炮制方法】

1.龟板炮制方法一:将乌龟宰杀,将带有残肉的龟甲置于水缸内,加入米汤或面汤淹没甲块,盖严缸口,然后置于空旷之处浸泡。夏季浸泡 30d,春、秋季节浸泡时间适当延长。待浸泡至皮、骨分离,甲表面皮膜脱落时捞出,用清水冲洗干净(最好利用下雨天,置于屋檐下用雨水冲洗干净),除净皮膜,干燥,即得。龟板炮制方法二:将带有残肉的龟板置于地下挖掘的坑内,铺一层龟板、再覆盖一层土,如此反复铺置数层,最后覆土掩埋,在地面上圈土为池,每日灌水沤制。夏季沤约 30d 即可使骨、肉分离。取出,用清水冲洗干净,干燥,即得。

2.炙龟板:取细沙土,过筛,除去较大的石子及杂质,置于锅内用武火加热至 100℃以上,待沙土呈灵活滑利状态时投入净制龟板,加热拌炒。待沙温升至 200℃左右、龟板烫至浅黄且挂火色时出锅,筛除沙土,将龟板乘热投入米醋中淬制 5~10min,捞出,干燥,即得。

【操作要领】

1.浸泡龟板过程中会产生腐败异味,对环境造成污染,因此需在空旷人稀之处进行操作。

2.炙龟板前应将板甲大、小分档,以免炒制不均匀。开始炒制时火力要小,勤加拌炒,以免焦边,若沙土过热可添加新沙以调整温度。炮制成品规格以微黄色,折之酥脆,无焦黑斑为标准。每100kg龟板用米醋30kg,沙烫后入醋淬。

【炮制研究】龟板含碳酸钙、蛋白质及骨胶原等成分,质地坚硬且有腥味。经过沙烫和醋淬后不仅可提高其所含成分的水煎出率,还可起到矫味、矫臭的作用。

未炮制的龟板带有大量残肉、筋膜,炮制之前必须将之除净。相关实验研究采用蛋白酶和酵母菌酶解去肉法,其操作如下:

1.蛋白酶法:取带有皮肉的龟板250g,加入清水没过龟板浸泡5d,然后放出浸液,加入蛋白酶水溶液(8.3g/1000mL)浸没龟板,置于35℃~37℃的环境中,每隔1~2h搅拌1次,放置16h后捞出,用清水将皮肉冲洗干净,晒干至无异臭,即可。

2.酵母菌法:取带皮肉的龟板250g,加水浸泡2d,放出浸液,加入卡氏罐酵母菌300mL,再添加清水没过龟板,放置5d将龟板捞出,用水冲洗干净残肉,晒干至无臭,即可。

通过上述实验证明,采用蛋白酶法虽操作时间较短,但温度较难控制,对于龟板所含骨胶质成分也会造成破坏,故该法不太理想。采用酵母菌法去除皮肉较彻底,全部操作过程需7~8d,较之传统操作时间明显缩短,对龟板成分亦无明显影响,且设备简单,适合于大生产。

【化学成分】龟板含动物胶、角蛋白(Keratin)、脂肪(Fat)、钙和磷等,亦含天门冬氨酸(Asparagic acid)、苏氨酸(Threonine)、丝氨酸(Serine)、谷氨酸(Glutamic acid)、脯氨酸(Proline)、甘氨酸(Glycine)、丙氨酸(Alanine)、半胱氨酸(Cysteine)、缬氨酸(Valine)、蛋氨酸(Methionine)、异亮氨酸(Isoleucine)、亮氨酸(Leucine)、酪氨酸(Tyrosine)、苯丙氨酸(Phenylalanine)、赖氨酸(Lysine)、组氨酸(Histidine)、精氨酸(Arginine)、色氨酸(Tryptophane)等18种氨基酸。此外尚含蛋白质(Protein)、碳酸钙(Calcium carbo-nate)、氧化钙(Calcium oxide)、氧化镁(Magnesium oxide)、五氧化二磷(Phosphorus pentoxide)以及钠、钾、铁的氧化物,微量元素锶、铁、铜等。其中,二氧化硅(Silicon dioxide)的含量最高。另外,研究证明龟上甲

总氨基酸的含量相对低于龟下甲。

【药理作用】

1.对免疫功能的作用

实验证明,龟鹿补肾口服液及丸剂给小鼠口服,可提高其网状内皮系统的吞噬功能,显著增加吞噬指数和吞噬系数。亦有使正常及免疫抑制状态下小鼠的脾脏、胸腺增重的作用,对环磷酰胺引起的末梢白细胞减少具有一定的保护作用。

2.抗肿瘤作用

可以提高机体抗肿瘤的免疫能力,其提取物对肉瘤 S180 艾氏腹水瘤和腹水型肝癌均具有抑制作用。

3.对生殖系统的作用

实验证明,龟板对大鼠、豚鼠、家兔及人的离体子宫,均具有明显的兴奋作用。对家兔的在体子宫亦有兴奋作用,可使子宫收缩加强。龟板兴奋子宫的特点是对子宫角和子宫体有明显的选择性,主要增强子宫收缩力。随着剂量的增加,在一定程度上亦增加子宫收缩频率和张力。子宫一般呈节律性收缩,不易引起强直性收缩。此外,龟鹿补肾口服液及丸剂给小鼠口服,可显著增加幼鼠睾丸、子宫的重量,促进小鼠的生长发育,亦能明显增加去势雄鼠前列腺、包皮腺及精囊腺的重量。对"肾阳虚"小鼠的体重减轻、肾上腺及胸腺的萎缩,均具有明显的预防作用。

4.对动物"阴虚"症候群病理模型的作用

对甲亢动物模型的耗氧量增加以及异丙肾上腺素引起的血浆 cAMP 峰值明显升高的实验证明,用龟板、生地合剂灌胃,可使小鼠耗氧量及 cAMP 值的升高或降低接近正常范围。龟上、下甲煎液(100%)给大鼠灌胃,可使甲亢型阴虚大鼠体重增加,饮水量减少,尿量增加,血浆黏度及血清 T3、T4 含量均降低,并具有对抗大剂量 T3 造成的甲亢阴虚大鼠胸腺明显萎缩,及甲状腺、肾上腺、脾脏重量减轻的作用。

5.其他作用

龟鹿补肾口服液与丸剂给小鼠灌胃,均可显著延长小鼠常压下耐缺氧的存活时间,并能明显延长戊巴比妥钠所致之睡眠时间。

【性味归经】咸、甘,微寒。归肝、肾、心经。

【功能主治】滋阴潜阳,益肾强骨,养血补心。用于阴虚潮热,骨蒸盗

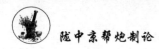

汗,头晕目眩,虚风内动,筋骨痿软,心虚健忘等。

【用法用量】9~24g。先煎。

【处方用名】龟板、败龟板、玄武板、炙龟板、龟甲,皆付炙龟板。注明"生"付去净皮肉的生龟板。

【备注】龟板和鳖甲的加工炮制方法相同,故二者可同时交叉操作。

蟾　酥
Venenum Bufonis

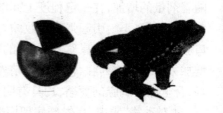

【来源】本品为外用药。系蟾蜍科动物中华大蟾蜍 *Bufo bufo gargarizans* Cantor 或黑眶蟾蜍 *Bufo melanostictus* Schneider 的干燥分泌物。

【炮制方法】

1.酒蟾酥:将蟾酥去净杂质,捣碎,置于碗或瓷盆内,加入适量白酒浸泡,经常搅拌,待蟾酥溶为稠糊状时取出,摊开晾干,研为细粉,即得。

2.乳蟾酥:将捣碎的蟾酥置于瓷盆内,加入适量鲜牛乳,搅拌混匀,然后于温暖处放置 5~7d,每天搅拌 2 次,待牛乳被蟾酥全部吸收、呈稠膏状时,取出晒至半干,低温烘干,研为细粉,即得。

【操作要领】酒制或者乳制蟾酥处在低温环境时,应放置于温暖处使之发酵。牛乳制蟾酥容易产生酸败现象,应勤加搅拌和检查,待药物呈灰白色稠膏状时即为发酵完全。每 10kg 蟾酥用白酒或牛乳 20kg。

【炮制研究】蟾酥有毒,作用峻烈,对皮肤和黏膜具有强烈刺激作用,故李时珍有"其汁不能入目,令人赤肿盲"之说。雷敩《炮炙论》中载:"每修事一个,用牛酥一分,炙尽为度。"根据蟾酥的性质分析,其质地坚韧,不仅难以粉碎,且在粉碎过程中容易造成粉尘飞扬,伤害操作者的身体健康。因此,采用可以溶解蟾酥的乙醇或牛乳进行浸润,可使药物组织结构变得松软且易于粉碎,并可减少药料粉尘飞扬。

【化学成分】蟾酥中含有大量的蟾蜍毒素类物质,该类物质均有强心活性,在化学上属甾族化合物(Steroids)。其C17上再接一α-吡喃酮基,凡具有此种结构的物质,总称为蟾蜍二烯内酯(Bufadienolide),系蟾蜍浆液,为蟾酥的主要生物活性成分。蟾酥中所含的蟾蜍二烯内酯有蟾蜍它灵(Bufotalin)、华蟾蜍精(Cinobufagin)、华蟾蜍它灵(Cinobufotalin)、蟾蜍灵(Bufalin)、远华蟾蜍精(Telocinobufagin)、日本蟾蜍它灵(Gamabufotalin,亦名日本蟾蜍苷元Gamabufo- genin)、去乙酰华蟾蜍它灵(Desacetyl cinobufotalin)、惹斯蟾蜍苷元(Resibu fogenin)、华蟾蜍它里定(Cinobufotalidin)、蟾蜍它里宁(Bufotalinin)、华蟾蜍精醇(Cinobufaginol)、沙蟾蜍精(Arenobufagin)、异沙蟾蜍精(Bufarenogin)、去乙酰华蟾蜍精(Desacetyl cinobufagin)、去乙酰蟾蜍它灵(Desacetyl bufotalin)、蟾蜍它里定(Bufotalidin,即嚏根草苷元Hellebrigenin)、惹斯蟾蜍精(Resibufagin)等。中国蟾蜍中分离出的华蟾蜍毒素(Cinobu- fotoxin)经酸水解后产生华蟾蜍精、辛二酸(Suberic acid)和精氨酸,辛二酸可与蟾蜍苷元结合。从蟾酥中曾分离出华蟾蜍精、惹斯蟾蜍苷元、蟾蜍灵和日本蟾蜍它灵的3-辛二酸酯。

蟾蜍浆液及蟾酥中的苷元,都是具有强烈药理作用的甾族化合物。然而浆液及蟾酥中尚有不少药理作用不明显的甾族化合物,如胆甾醇(Cholesterol)、7α-羟基胆甾醇(7α-Hydroxy- cholesterol)、β-谷甾醇(β-Sitosterol)、菜油甾醇(Campesterol)等,通常它们亦与蟾蜍苷元合称为蟾蜍甾族化合物(Bufosteroids)。蟾蜍浆液及蟾酥中尚含有一定药理作用的吲哚系碱类成分,如5-羟色胺(Serotonine)、蟾蜍色胺(Bufotenine)、华蟾蜍色胺(Cinobufotenine)、蟾蜍特尼定(Bufotenidine)、蟾蜍硫堇(Bufothionine)、去氢蟾蜍色胺(Dehydrobufo- tenine)、色胺(Try ptamine)。此外,蟾蜍浆液尚含有肾上腺素(Adrenaline)、γ-氨基丁酸(γ-Aminobutyric acid)、辛二酸等,从蟾酥中还分离出吗啡(Morphine)成分。

【药理作用】

1.强心作用

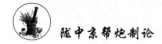

蟾毒配基类和蟾蜍毒素类化合物均有强心作用，但蟾毒配基类化合物作用更为明显，其化学结构与强心作用有一定的关系。对猫离体心脏乳头肌标本蟾毒灵及日蟾毒它灵的强心作用，其最低有效浓度为 $10^{-8}g/mL$。脂蟾毒配基、华蟾毒精的强心作用，其最低有效浓度为 $10^{-7}g/mL$。华蟾毒与化蟾毒精的作用相似，以适宜浓度灌注蛙心可使其停止于收缩期，给麻醉猫、狗静脉注射引起心搏减慢，收缩振幅变大，心律不齐，继而心动过速而死亡。对麻醉狗所得的心电图呈现 P-R 间期延长，心室率变慢，异性节律，期外收缩，束支传导阻滞以及 T 波变平或倒置，继而因室性心动过速、室性纤颤而死亡。故认为蟾毒配基对心脏的作用系通过迷走神经中枢或末梢，并可直接作用于心肌。与洋地黄相比，可能因无糖基存在，蟾毒配基与蟾毒的强心作用较弱并缺乏持久性，因此无积蓄作用，亦有报告精氨酸能延长其强心作用。六神丸的强心作用提示，它能加强心肌功能，随着剂量的变化而呈现反向转向的调节效应，对改善局部组织和修复是有益的。实验证明，蟾毒配基及蟾毒的强心作用主要表现在增大心肌收缩力，增加心搏出量，减低心率，消除水肿与呼吸道困难。在日本，它主要作为呼吸兴奋剂用于临床，在中国则以兴奋呼吸、升压药物用于临床。其增强心肌收缩力的作用不是反射性的，而是直接作用于心肌细胞的结果。多数研究者认为，蟾毒配基能加强心肌收缩力是由于蟾毒配基抑制心肌细胞膜上的 Na^+-K^+、ATP 酶，从而使心肌细胞内的 Na^+ 浓度相对增高，Ca^{2+} 则通过 Na^+-Ca^{2+} 交换而进入心肌细胞，结果使心肌收缩力加大。亦有实验证明，蟾酥能增加人体单核白细胞的环磷腺苷的水平，而由于环磷腺苷的增加，提高心肌磷酸化酶激酶的活性，在磷酸化酶激酶的作用下，使无活性的磷酸化酶 b 转变成有活性的磷酸化酶 a。因此，促进糖原分解，促使产生更多的 ATP，而 ATP 作为心肌收缩的原动力，可使心肌充分发挥作用。

2.对呼吸、血压的作用

蟾蜍灵、华蟾蜍精、惹斯蟾蜍苷元、华蟾蜍它灵及日本蟾蜍它灵静脉注射（$0.05\mu g/kg$），均可引起麻醉兔的呼吸兴奋和血压上升，其呼吸兴奋是中枢性的。惹斯蟾蜍苷元除对兔外，对猫也能兴奋呼吸，作用比尼可刹米、戊四氮、洛贝林等强，并能拮抗吗啡的呼吸抑制。其升高血压的作用以蟾蜍灵最强，次之为华蟾蜍精、惹斯蟾蜍苷元、华蟾蜍它灵，而以日本蟾蜍它灵最差。惹斯蟾蜍苷元的升压作用主要是末梢性的，但亦有中枢性成分。正常人静脉注射蟾蜍它灵 0.25~0.5mg,升高收缩压而不影响舒张压,说明主要由于心脏兴奋。在麻醉狗身上还可看到在血压上升时内脏血管收缩,此作用不受肾上腺素阻断剂的影响。蟾蜍色胺与蟾蜍它灵不同,它能引起肾上腺素释放,且使动物对肾上腺素更加敏感。蟾蜍特尼定与其相似,但由于其毒性很强,超过 5μg/kg 即可引起兔血压下降。在蛙腹直肌、脊髓猫、竖毛肌轴索反射及离体兔肠标本上,均可证明其具有烟碱样作用,而且比烟碱本身还强。华蟾蜍色胺能兴奋神经节,故能升高麻醉猫及去脑狗的血压。

3.对 Na+、K+–ATP 酶的抑制作用

蟾蜍皮肤分泌液对 Na+、K+–ATP 酶具有强烈的抑制作用,这是由于 Na+ 和 K+ –ATP 酶位于细胞膜上,Na+在膜内侧与酶结合促进酶与 ATP 反应,使酶在膜内侧磷酸化,这时酶产生构象变化,与钠结合的部位转向膜外侧。磷酸化的酶对 Na+亲和力降低,而对 K+亲和力增高,因而在膜外侧释放 Na+,而与 K+结合。K+与磷酸化的酶结合后促进酶的脱磷酸化,因而酶的构象又产生变化,与 K+结合的部位转向膜内侧,使 K+在膜内侧被释放。这样,在 Na+、K+、Mg2+的参与下,Na+被排出、K+被带入细胞。此外,蟾酥的表面麻醉作用机理也可能与其抑制 Na+、K+–ATP 酶有关。

4.对中枢神经系统的兴奋作用

蟾酥在短暂的降压之后引起血压升高,实验证明,短暂降压作用是由于对迷走神经的兴奋,而升压作用则系直接作用于心肌。脂蟾毒配基、蟾毒灵及华蟾毒精,均具有显著的呼吸兴奋和升压等中枢兴奋作用。其中,脂蟾毒配基已作为呼吸兴奋剂使用,商品名 Respigon。脂蟾毒配基对小鼠的半数惊厥剂量(CD50)及半数致死量分别为 10.52mg/kg 及 20.80mg/kg(LD/CD=1.98),脂蟾毒配基的 LD/CD 值高于其他呼吸兴奋剂如尼可刹米、戊四氮及山梗菜碱等。脂蟾毒配基对患者的呼吸中枢及血管运动中枢有直接的兴奋作用,还具有强心、升高血压的持久作用。因此,可用于中毒、溺水、昏迷引起的呼吸衰竭、休克、呼吸困难及气逆等。

5.升压作用

以前认为,蟾酥的升压作用主要来自蟾酥的强心作用,即对心脏的直接作用。而现在认为,蟾酥的升压作用主要来自周围血管的收缩,部分来自它的强心作用。从蟾毒色胺静脉注射能提升血压,局部应用时对血管无

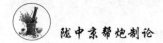

收缩作用这一点来看,说明其作用是通过儿茶酚胺的释放来实现的。有实验表明,蟾酥与山莨菪碱适当合用对血管阻力基本不变,血压仍然升高,并可使脉压变大。提示升压作用除血管因素外, 还可能与心搏输出量有关。

6.局麻作用

蟾酥及所含成分具有局麻作用,80%蟾酥醇提物具有表面麻醉作用,在兔角膜及人舌实验中,作用比丁卡因慢而持久。其中,以蟾毒灵局麻作用最强,较可卡因大 30~60 倍,且无刺激作用。华蟾毒精及华蟾毒它灵约为蟾毒灵的 1/6,日蟾毒它灵约为 1/20。0.1%~0.5%华蟾毒精溶液局部应用能引起舌头麻木,其局麻作用点可能为感觉神经末梢感受器,对神经纤维作用很弱,不饱和内酯环的存在和 C3 位的羟基对局麻作用似乎是必需的。蟾酥水剂表面麻醉的最低有效浓度为 0.5%,其麻醉时间比同浓度地卡因强 1 倍,局麻作用机理与肌细胞的缓慢除极和释放乙酰胆碱的机理有关。

7.抗肿瘤与抗辐射作用

蟾毒内酯类物质对小鼠肉瘤 180、兔 BP 瘤、子宫颈癌 14、腹水型肝癌等均有抑制作用。在机体能抑制人的颧上、下颌未分化癌,以及间皮癌、胃癌、脾肉瘤和肝瘤等肿瘤细胞的呼吸。延长患精原细胞瘤、腹水癌和肝癌小鼠的生存期,试管中对白血病细胞有抑制作用。据相关实验报告,华蟾素对动物移植性肿瘤具有抑制作用, 尤其是对小鼠肝癌有较明显的抑制作用。蟾酥能不同程度地防治化疗和放疗引起的白细胞下降,对已下降者应用蟾酥可回升,且不再下降。蟾酥制剂具有类似肾上腺素作用,能增强机体对放疗和化疗的耐受力,对 X 线局部照射具有保护作用,可能是该品抗肿瘤的重要机制之一。蟾毒配基的抗肿瘤作用以嚏根草苷元–3 醋酸对大鼠 W256 抑制率达 75%,但治疗指数低。利用美兰氏试管法与细胞呼吸器法,研究蟾酥与蟾皮制剂对髓外白血病细胞的作用,观察到能抑制糖酵解和细胞呼吸过程。另有报道称,从植物分离出的与蟾毒内酯结构相似的强心苷和苷元对 Hala-S3 肿瘤细胞以及乌本苷对艾氏腹水癌具有抑制作用,这种抗肿瘤作用被认为是抑制 Na^+–K^+–ATP 酶使细胞内 K^+浓度下降,从而不能维持核酸合成所必需的 K^+浓度所致。有人通过溶血空斑形成细胞(PFC)实验,E–花环形成细胞(E–RFC)实验,聚集 IgG 抑制 E–

RFC 恢复实验,以及单核、巨噬细胞吞噬功能实验,发现蟾酥制剂具有增高小鼠脾脏溶血空斑形成细胞(PFC)活性率,促进巨噬功能以及增高血清溶菌酶浓度等作用。此种增加 B 细胞的作用,可能是蟾酥抗肿瘤的重要机制。蟾酥水溶性总成分,在体外培养下对恶性神经胶质瘤细胞 1μg/mL 浓度时仍有抑制作用;10μg/mL 浓度以上,对中国金仓鼠恶性转化细胞(BHLB4)有明显抑制作用;1μg/mL 在初加入时对 BHLB4 细胞具有抑制作用,但很快 BHLB4 细胞就适应生长。急性毒性实验半数致死量为60.71mg,无刺激性,不溶血,亚急性毒性实验未见病变。因此,认为该品可能通过人体必需微量元素及肽类而起作用。该品优于全蟾酥及其脂溶性成分,安全无毒。在临床上对抗炎、抗结核和抗癌方面起到明显疗效,可代替全蟾酥。

8.抗炎作用

蟾酥甾醇类物质能抑制血管通透性,对金黄色葡萄球菌和甲型溶血性链球菌感染的家兔,皮下注射蟾酥注射液 9mg/kg 能阻止病灶扩散,使周围红肿消退,抑菌效果明显、迅速。对一些抗生素不敏感或对抗生素已产生耐药性的化脓性疾患,该品亦有抑制效果。用甲醛液滤纸片法观察到蟾酥有抑制肉芽形成的效果,其皮下注射的半效抑制量(ID50)为 159mg/kg,醋酸氢化可的松的 ID50 为 35.7mg/kg,对受醋酸刺激的组织血管通透性亢进具有抑制作用。强心配糖体可使血管收缩,故对烧伤及创伤等外科疾患,与抗感染药合用可收到良好的抗炎效果,且能抑制毛细血管通透性增高,减少炎性渗出,有益于消除肿胀。另据报道,蟾酥制剂能激活小鼠腹腔游走的巨噬细胞,提高其吞噬能力,抑制被激活的巨噬细胞和处理抗原,又能直接杀死细菌和抑制细菌生长。

9.对平滑肌的作用

蟾酥能收缩冠状动脉血管,减少冠脉血流量,兴奋肠管平滑肌,使其收缩振幅增大,频率加快,阿托品与吗啡可对抗此种作用。蟾毒精类(Bufagins)和水溶性吲哚胺类化合物,能兴奋兔、豚鼠离体肠管和子宫平滑肌,用国产蟾酥制剂做抗炎实验时,曾使孕兔流产。蟾酥水提液对豚鼠在体和离体支气管均呈收缩作用,但蟾蜍季胺对狗支气管无影响。

10.对心肌缺血的影响

体外实验证明,蟾酥可使纤维蛋白原液的凝固时间延长,其抗凝血作用与尿激酶类似,可使纤维蛋白溶酶活性化,从而增加冠状动脉灌流量。蟾酥对血栓形成导致的冠状血管狭窄引起的心肌梗死等,能增加心肌营养性血流量,改善微循环,增加心肌供氧。蟾酥制剂和毒毛旋花子苷 K,均能增进麻醉犬的心肌收缩力及作用时间,在给药早期蟾酥组中各项参数上升率比毒 K 组明显提高。结果提示,蟾酥对心肌具有双重正性变力效应。实验结果表明,蟾酥对急性心肌缺血具有一定保护作用,故可用于血栓诱发的缺血性心脏障碍预防和治疗。

11.抗病原微生物作用

甾醇类物质能抑制血管通透性,对金黄色葡萄球菌和甲型溶血性链球菌感染的家兔,皮下注射蟾酥注射液能够阻止病灶扩散,使周围红肿消退,抑菌效果明显、迅速。对一些抗生素不敏感或对抗生素已产生耐药性的化脓性疾患,该品亦有抑制效果。用甲醛液滤纸片法观察到蟾酥有抑制肉芽形成的效果,对受醋酸刺激的组织血管通透性亢进具有抑制作用。

12.抗内毒素休克作用

用大剂量大肠杆菌内毒素粗制品,注入狗静脉内造成内毒素休克,蟾酥与山莨菪碱均有一定的抗休克作用,二者合用可使疗效明显提高。疗效可能系两者共同作用,从而较好地抑制弥散性血管内凝血,减少纤维联结素消耗,改善血液流变性及红细胞膜功能。在内毒素注后 1~6h 内,三个实验组对动脉压均有较好的恢复作用,但至 9h 后仅有蟾山合液组明显地高于盐水组($P<0.05$)。根据家兔与狗内毒素休克实验,无论从动物存活率、存活时间、输液滴药后动脉血压维持程度以及股动脉血流速度来看,都是蟾山合液的疗效优于单纯蟾酥或单纯山莨菪碱。蟾酥对内毒素休克犬的血浆纤维素与总补体的含量有明显影响,发现内毒素休克犬存活时间与纤维素的基础水平具有非常显著意义。内毒素注射后 10h 血浆纤维素和总补体含量均减少,其中血浆纤维素减少程度与空白对照组之间的差异具有显著意义。

13.对免疫功能的影响

动物实验证明,蟾酥制剂具有增高小鼠脾脏溶血空斑形成细胞(PFC)活性率、促进巨噬细胞吞噬功能以及增高血清溶菌酶浓度的作用。对细胞免疫皮试、巨噬细胞活力测定、玫瑰花结实验及淋巴细胞转化率等,均有不同程度提高。蟾酥水溶性总成分具有增强网状内皮系统吞噬功能,提高机体的非特异性免疫的作用。蟾酥具有类似免疫或提高免疫功能的作用,可能在于整个机体功能的调节,表明该品抗结核机制似与通过细胞免疫调节有关。但是,血清免疫球蛋白 G 及 M 含量变化无明显规律性。

14.镇咳作用

预先皮下注射蟾蜍色胺,对 5-羟色胺喷雾引起的豚鼠气管痉挛具有明显保护作用。对于蛋清致敏的豚鼠离体子宫或回肠,蟾蜍色胺具有抗过敏作用。蟾酥煎剂对小白鼠 SO_2 所致的实验性咳嗽有镇咳作用,但祛痰效果较差。

15.对血小板聚集功能的影响

给实验性家兔 ip 蟾酥,盐水组注入前、后微量分析试剂与标准均无明显改变($P>0.05$),但蟾酥注入后较注入前具有显著差异($P<0.05$),并且最大聚集抑制率和聚集速度抑制率,均是蟾酥组高于盐水组,说明蟾酥对血小板聚集程度与速度具有抑制作用。据国外报道,蟾酥能减轻弥漫性血管内凝血的发生或许也与血小板聚集释放受到抑制有关。

16.吸收与排泄

蟾蜍类强心成分蟾蜍它灵和去乙基蟾蜍它灵,口服容易吸收,口腔黏膜及胃中亦能吸收。其作用的出现与消失都较洋地黄快,蓄积性很少,猫经口给予与静脉注射的致死量之比为 4:1。蟾蜍特尼定在体内的解毒相当快,蟾蜍灵引起房室阻断的作用比洋地黄毒苷消失得快,惹斯蟾蜍苷元则更快。

【性味归经】辛、温,有毒。归心经。

【功能主治】解毒止痛,开窍醒神。用于痈疽疔疮,咽喉肿痛,中暑吐泻,腹痛,神昏,手术麻醉等。

【用法用量】0.015~0.03g,多入丸、散,外用适量。孕妇慎用!

【处方用名】蟾酥、光蟾酥、明蟾酥,皆付酒制或乳制蟾酥粉。注明"生"付未经炮制的蟾酥,但生品一般很少入药。

【备注】小量蟾酥可采用酒制的方法,浸泡软化较为迅速。如果蟾酥量较大,则可采取乳制的方法。如果蟾酥粉尘对人黏膜组织造成伤害,不妨试用李时珍所曰"以紫草汁洗点即消"的方法。

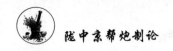
紫 河 车

Placenta Hominis

【来源】本品为助阳药。系健康
人的干燥胎盘。

【炮制方法】取新鲜呈紫红色的
胎盘，用清水反复冲洗干净表面的
污血和杂质，取尖锐的皂刺或针将
胎盘上的血管刺破，用水揉搓冲洗
数次。然后，入清水中浸泡，反复换
水，直至血液全部溶出、胎盘呈乳白
色且不易看到红色血丝时，即可。

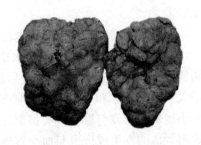

另取花椒或碾碎的皂角刺和金银花，用纱布包裹加水煎煮，过滤，将
胎盘置于滤液中浸泡 12~24h，捞出，用清水冲洗干净，淋去水分，绷在竹
圈上悬挂于阴凉通风处晾干。入药前拌入黄酒适量，置笼内蒸 30min，待
胎盘收缩如圆饼状、呈黄白色时取出，干燥，即得。

【操作要领】胎盘漂泡时间一般需要 1~2d，每 100 具胎盘用花椒
150g 或皂刺和金银花各 500g，蒸制用黄酒 1.5kg。

【炮制研究】紫河车主要由蛋白类成分构成，具腥味，因此有碍服用，
在用于配制丸、散时亦难粉碎。经过反复漂洗、药液浸泡和黄酒蒸制后，不
仅消除了部分异味，达到了矫味、矫臭的效果，并使蛋白脱水、脱脂而完全
固化，从而易于干燥及粉碎。

【化学成分】紫河车中含有干扰素(Interferon)以及巨球蛋白(β−抑制
因子)，亦含有与血液凝固有关的成分。其中，有类似凝血因子XII的纤维蛋
白稳定因子、尿激酶(Urokinase)抑制物和纤维蛋白溶酶原活化物。紫河车

中含有的激素为促性腺激素 A 与 B、催乳素、促甲状腺激素、催产素样物质,多种甾体激素如雌酮、雌二醇、雌三醇、孕甾酮、雄甾酮、去氧皮质甾酮、11-去氢皮质甾酮(化合物 A)、可的松(化合物 E)、17-羟皮质甾酮(化合物 F)等。紫河车催乳素与人垂体生长素的化学结构相关,有免疫交叉反应。有报告认为,紫河车催乳素具生长激素样作用。亦有报告指出,胎盘激素在垂体切除大鼠身上无生长激素样作用。人胎盘中还含有多种有应用价值的酶,如溶菌酶(Lysozyme)、激肽酶(Kininase)、组胺酶(Histaminase)、催产素酶(Oxytocinase)等。另外,还含有红细胞生成素、磷脂及数种多糖。从紫河车的酸性抽提物中,还得到较多量的松弛大鼠十二指肠和降大鼠血压的成分,其性质与前列腺素 E1(Prostaglandin E1)相同。

【药理作用】

1.抗感染作用

胎盘 γ-球蛋白含有麻疹、流感等抗体以及白喉抗毒素等,可用于预防或减轻麻疹等传染病。因系蛋白质,故口服无效,必须注射。胎盘 γ-球蛋白中还含有干扰素, 可用于预防或控制病毒感染。胎盘中尚含有溶菌酶,可防止小鼠(ip)由肠炎沙门氏菌、鼠伤寒沙门氏菌、弗氏痢疾杆菌的内毒素引起的死亡,对内毒素造成大鼠的伤害也具有一定的保护作用。但是,对大肠杆菌引起的内毒素血症无作用。

2.增强机体抵抗作用

给小鼠口服紫河车粉,能减轻其结核病变,而在试管中反能促进结核杆菌的生长,故认为其作用主要在于增加机体抵抗力。脱脂后紫河车的盐酸水解产物给大鼠腹腔注射,对四氯化碳及乙硫基丁氨酸(Ethionin)引起的肝脂肪沉着,具有明显的抑制作用。给小鼠皮下注射紫河车提取物,可使其游泳时间延长。对大鼠肌内注射,对某些实验类型(利血平性、紧张性、结扎幽门下部等)的实验性胃溃疡,亦具有预防及治疗作用。

3.激素样作用

紫河车在生理上能产生绒毛膜促性腺激素,对卵巢作用很小,但对睾丸则有兴奋作用。此外,也能产生雌激素及孕激素。紫河车中可能含有此类激素,因而具有这些激素样的药理作用。绒毛膜促性腺激素是蛋白质类物质,口服无效,需要注射。哺乳期幼兔注射紫河车提取物,似有促进其发育的作用。对胸腺、脾脏、子宫、阴道、乳腺等,均能显著促进其发育,对甲

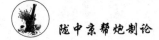

状腺、睾丸等也有促进作用。然而,对脑垂体、肾上腺、卵巢、胰腺、肝、肾等几无影响。紫河车中含有多种酶系统参与甾体激素的代谢,例如对雌激素及黄体酮的代谢。紫河车分泌的绒毛膜促性腺激素,具有促进乳腺和女性生殖器官发育的功能。

4.对血凝的影响

紫河车中含有所谓尿激酶抑制物,能抑制尿激酶对纤维蛋白溶酶原的活化作用,此可解释妊娠时纤溶活性之降低。据测定,妊娠时子宫肌层中纤维蛋白溶酶原活化物与尿激酶抑制物的比例为 1:3.4,而胎盘中二者之比例高达 1:1197。紫河车中含有低分子量的凝血因子Ⅻ(一种糖蛋白),故可用于治疗由于Ⅻ因子缺乏的出血患者。此种凝血因子不仅能稳定纤维蛋白凝块、促进创伤愈合,在动物实验中还具有抗组织胺的作用。

5.其他作用

在动物离体实验中,紫河车提取物能促进受抑制心脏的恢复。胎盘蛋白中含有肾素样的升压物质,在血液循环的调节上其意义尚待进一步阐明。紫河车中尚含某种糖蛋白成分,在体外实验中能抑制淋巴细胞中DNA 的合成,但不影响细胞的活力。另外,大剂量紫河车提取物能抑制去氧麻黄碱引起的发热。冷藏紫河车的胃蛋白酶消化液、水提取液及 70%丙酮提取物,用瓦氏呼吸器测知能促进肝、心、脑等数种组织的呼吸及酵母菌的呼吸,冷藏者较非冷藏者作用强。紫河车血清对离体豚鼠子宫具有兴奋作用,类似垂体后叶激素。紫河车绒毛膜抽出液对癌症患者皮内反应较健康人显著,具有一定的诊断价值。

【性味归经】甘、咸,温。归心、肺、肾经。

【功能主治】温肾补精,益气养血。用于虚劳羸瘦,骨蒸盗汗,咳嗽气喘,食少气短,阳痿遗精,不孕及少乳等。

【用法用量】2~3g,研末吞服。

【处方用名】紫河车、人胞、胎盘、混元衣,皆付经加工炮制的紫河车。

鹿　角　霜
Cornu Cervi Pantotrichum

【来源】本品为助阳药。系鹿科动物梅花鹿 *Cervus nippon* Temminck 或马鹿 *C.elaphus* L.雄鹿已骨化的角熬制鹿角胶后剩余的角块。

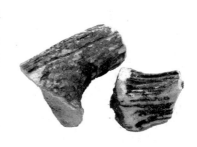

【炮制方法】将鹿角用水洗净，截为小段，置铜锅内加适量清水煎煮，并随时添加水液以补充蒸发的水分，待煎液稠厚时过滤。在锅内加入清水重复煎煮约 48h，直至鹿角中胶质及其他水溶性成分完全溶出，过滤，合并滤液，加热浓缩，添加辅料制备成鹿角胶。残存质轻而松脆、色灰白的鹿角渣，则为鹿角霜，干燥，即可。

【操作要领】炮制成品规格以灰白色、质轻、疏松的块状物，触舌具有吸湿性为标准。

【炮制研究】有关鹿角霜的炮制方法，早在唐代孟冼所著《食疗本草》一书中就有记载："鹿角寸断，泥裹于器中，大火烧一日，如玉粉也。"所得成品即鹿角霜。元代释断洪《澹寮集验秘方》中的斑龙丸所用鹿角霜，系将鹿角"煅红"后的炮制品。利用提取鹿角胶剩余的角渣制取鹿角霜，最早始于元代和明代。胡濙的《卫生易简方》一书中曰："鹿角……以东流水桑柴火煮七日，旋旋添水，入醋少许，捣成霜用，其汁加无灰酒熬成胶用。"这里所指的鹿角霜，是制取鹿角胶后剩余的固体残渣（副产品）。鹿角霜、鹿角胶及鹿茸虽然皆系鹿角类品种，但其所含成分不尽相同，故功效亦迥异。

鹿角主要成分为碳酸钙、胶质、磷酸钙以及氮化物等，经水煎煮其所含有机类成分基本溶解于水液中。剩余的骨渣中主要为磷酸盐和碳酸盐，故其味咸、微苦涩,具有黏舌感。其中钙离子作为凝血因子,具有止血和收敛作用,因之传统医学将此多用于固崩止血和涩精,这亦符合制霜药用之目的。

【化学成分】鹿角霜主要含磷酸钙、碳酸钙、氮化物及胶质等。此外,尚含天冬氨酸(aspartic acid)、苏氨酸(threonine)、丝氨酸(serine)、谷氨酸(glutamic acid)、脯氨酸(proline)、甘氨酸(glycine)、丙氨酸(alanine)、缬氨酸(valine)、异亮氨酸(isoleucine)、亮氨酸(leucine)、苯丙氨酸(phenylala-nine)、赖氨酸(lysine)、组氨酸(histidine)、精氨酸(arbvginine)等 174 种氨基酸。

【药理作用】

1.对心功能及心肌细胞的作用

有人通过观察鹿角复方对心脏病患者的影响,发现其水煎剂对心脏疾患的心电图显示有改善,ST 段及 T 波恢复至正常,心肌耗氧量下降,与单独用正性肌力药物比较,没有使心脏因做功增加而诱发或者加重心绞痛的副作用。用鹿角方给鼠灌胃后分离其药物血清,用不同浓度的药物血清培养心肌细胞,发现鹿角方药物血清可升高乳鼠心肌细胞【Ca^{2+}】i。用 10%鹿角方血清培养心肌 24h,其静息【Ca^{2+}】i 比对照组提高 64%,当药物血清在 5%~10%时,细胞内【Ca^{2+}】i 逐渐增高,超过 10%【Ca^{2+}】i 则进一步增高。以上结果提示,鹿角方正性肌力作用可能与升高心肌细胞内的【Ca^{2+}】i 有关。

2.对体内激素含量及性器官的作用

鹿角在中医临床应用中常取其"温肾壮阳"作用,而现代药理研究从微观的角度证实了这一点。经过水提纯的鹿角多肽是一种高度纯化的活性多肽,该肽由 34 种氨基酸组成。鹿角多肽能显著增加雄鼠血浆和腺垂体细胞培养液中 LH 的含量,还能显著增加雄鼠血浆中 T 的含量,降低雌鼠血浆和雌鼠腺垂体细胞培养液中 PRL 含量,此说明鹿角多肽可能是影响性功能的生物活性成分之一。并且,可能是直接作用于腺垂体细胞促进 LH 和 T 的释放,抑制 PRL 的释放。用氢化可的松造成小鼠阳虚模型,然后给予不同剂量的复方鹿角冲剂 14d,给药后小鼠的前列腺、子宫重量明显高于模型组。鹿角及其复方可能是通过多重环节来平衡体内激素的水平,影响性器官的重量。用现代医学的标准,更科学合理地证实中医学对鹿角的"兴阳而不伤阴"的观点,显示出其性温而不燥烈的特性,从而使机体达到"阴平阳密"的境界,是中医理论通过现代医学落实到医疗的具体表现。

　　3.对骨钙质及骨质疏松的作用

　　骨质疏松是一种全身骨量减少、骨强度降低以及骨脆性增加,易于发生骨折的疾病,而造成骨质疏松的关键是骨钙质的大量的流失。通过复方鹿角冲剂对正常小鼠血清钙含量的观察表明,复方鹿角冲剂中、大剂量(5.4g/kg,10.8g/kg)可明显增加血清钙含量浓度。Ns 组(2.34±0.09)mmol/L,给药组分别为(2.49±0.11)mmol/L,(2.46±0.08)mmol/L,P<0.05。而对于骨质疏松, 鹿角冲剂使 ALP 从模型组 (216.50±27.48)mmol/L 降为(174.40±29.17)mmol/L(中剂量),(156.30±29.04)mmol/L(大剂量)P<0.01。血钙从模型组的(1.82±0.17)mmol/L 增为(2.0±30.09)mmol/L,(2.52±0.62)mmol/L,(3.18±0.51)mmol/L,P<0.0l。实验研究表明,复方鹿角冲剂中、大剂量可明显增加正常小鼠血清钙含量浓度。对于骨质疏松模型,复方鹿角冲剂亦显著降低 ALP 含量,增高血清钙含量浓度。

　　【性味归经】咸,温。归肝、肾经。

　　【功能主治】温肾助阳,收敛止血。用于脾肾阳虚,食少吐泻,白带,遗尿、尿频,崩漏下血,痈疽痰核。

　　【用法用量】9~15g。

　　【处方用名】鹿角霜、鹿角白霜,付"鹿角霜"。

　　【备注】现代药用鹿角霜均为提取鹿角胶后剩余的残渣,而古代在制备鹿角霜时亦有不提取胶质者,有些还加入其他辅料制备鹿角霜。例如,《圣惠方》中载:"取鹿角嫩实处五斤,先用水煮三五十沸,洗刷令净。即以大麻仁研取浓汁,煮角约一复时便软坎,后又须刷洗锅器令净,更用真牛乳五斤炼,至如玉色即住。"又《济急仙方》载:"用新角三对,寸截,盛于长流水浸三日,刮净,入楮实子、桑白皮、黄腊各二两,铁锅中水煮三日夜,不可少停,水少即添汤。日足取出刮净,晒研为霜。"

　　鹿角分砍角和退角两种,砍角系于10月至翌年2月间将鹿杀死后连同脑盖骨砍下,除去残肉,洗净风干后的产品。退角又称"解角""掉角"或"脱角",系雄鹿换角期自然脱落者,因此不带脑骨,于3—4月采收。

鹿 茸
Corun Cervi Pantotrichum

【来源】本品为助阳药。系鹿科动物梅花鹿 *Cervus nippon* Temminck 或马鹿 *C.elaphus* L. 雄鹿未骨化密生茸毛的幼角。前者习称"花鹿茸",后者习称"马鹿茸"。

【炮制方法】用酒精火焰燎焦鹿茸表面的茸毛,刮净,以布带扎缠,然后取热酒从鹿角底部剧口处

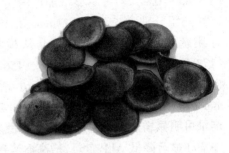

小孔内将酒缓慢灌入,至灌满润透(亦可灌酒后入笼稍蒸片刻)将之切制为薄横片,压平,干燥,即得。如果系整架鹿茸,去除茸毛时须放置于炉火上燎焦细毛,以不伤及鹿茸外皮为原则,待茸毛被燎至卷酥时再进行刷除,如此反复燎、刷,直至茸毛被除净为止。另取适量白酒盛于容器内,将之点燃,投入除净茸毛的鹿茸,在白酒的浮火中进行熏燎,酒燃烧后所蒸发的气体随之进入鹿茸断裂处的血孔内。该方法谓之"酥炙去毛法",利于鹿茸久贮和防虫蛀。

【操作要领】

1.用酒精燎毛的方法一般适用于"剧茸",酥炙去毛的方法通常适用于"砍茸"。

2.燎去茸毛的梅花鹿茸用白酒灌注润透,切制成"蜡片"者为佳。马鹿茸用黄酒灌注润透,切制成薄横"血片"者为上。

【炮制研究】鹿茸表面密生的茸毛系非药用部分,故用酒燎除之。鹿茸为未骨化的幼角,使用含乙醇的有机溶剂灌注润制较易渗入药材组织

内部,且可起到矫味、矫臭的作用。乙醇溶液具有极性和非极性溶剂的特性,系两性溶剂,故对鹿茸所含的水溶性成分和脂溶性成分均有良好的溶解作用,便于人体对药物的有效吸收利用。

【化学成分】梅花鹿的鹿茸含有多种化学成分,其中总氨基酸含量达50.13%,分别为甘氨酸(glycine)、赖氨酸(lysine)、精氨酸(arginine)、天冬氨酸(aspartic acid)、谷氨酸(glutamicacid)、脯氨酸(proine)、丙氨酸(alanine)、亮氨酸(leucine)等17种以上。对鹿茸的抑制 MAO 活性成分进行分离,从乙醚提取物中得了 9 种化合物,有胆甾醇肉豆蔻酸酯(cholesteryl cyristate)、胆甾醇棕榈酸酯 (cndested edwhtate)、胆甾醇硬脂酸酯(cholesteryl stearate)、对-羟基苯甲醛 (p-hydroxybenzaldehyde)、胆甾醇(cholesterol)、胆甾 5-烯-3B-醇-酮(cholest-5-en-3βol-one)、胆甾-5-烯-3β,7α-二醇 (cholest-5-en-3β,7α-diol)、胆甾 5-烯-β,7β-二醇(cholest-5-en-3β,7β-diol)。从正丁醇提取物中得到次黄嘌呤、尿素(urea)、尿嘧啶核苷(uridine)、烟酸(nicotinic acid)、肌酐(creatinine)等。其中,次黄嘌呤具有抑制 MAO-B 活性的作用。另外,从乙醚提取液中还分离得脂肪酸(fatty acid)、三酸甘油(triglycerides)和单酸甘油酯(monoglyceride),其中脂肪酸由月桂酸(lauric acid)、棕榈酸(palmitic acid)、棕榈油酸(palmitoleic acid)、油酸(Leic acid)和亚油酸(linoticacid)等组成。

鹿茸尖部多胺含量较高,在精眯、精胺及腐腹中,以精眯的含量最高。鹿茸的中部和根部随骨化程度的增强,精眯含量逐渐减少,腐胺和精胺含量则逐渐增加。在整个鹿茸中,由于尖部所占重量百分比较少,所以整个鹿茸总多胺中腐胺含量最多,精眯次之,精胺最少。此外,鹿茸中尚含有硫酸软骨素 A、雌酮(esrone)、神经髓鞘磷脂(sphingomyeline)、雌二醇(estradiol)、前列腺素 PGE1、前列腺素 PGE2、前列腺素 PGF1a、前列腺素PGF1B、神经酰胺(ceramide)以及钙、磷、镁等多种元素。

马鹿的鹿茸含胆甾醇肉豆蔻酸酯、胆甾醇油酸酯、胆甾醇棕榈酸酯、胆甾醇硬脂酸酯、胆甾醇(cholesterol)、胆甾-5-烯-3β-醇-7 酮、胆甾-5-烯-3β,7α-二醇、胆甾-5-烯-3β,7β-二醇、尿嘧淀、次黄嘌呤、肌酐(creatinine)、烟酸、尿素、对-羟基苯甲醛(p-hydroxybenzaldehyde)、对-羟基苯甲醛酸(p-hydroxybenzoic acid)、尿苷(uridine)等。马鹿茸中尚含2种降压成分,一种已确定为溶血磷脂酰胆碱(lysophosphatidylcholine,LPC)。LPC中含有8种脂肪酸,肉豆蔻酸、十五烷酸(pentadecanoic acid)、棕榈酸、棕榈油酸、十七烷酸(heptadecanoic acid)、硬脂酸(stearic acid)、油酸、亚油酸。此外,还含有氨基酸、无机元素、神经酰胺及少量雌酮等。

白鹿的鹿茸含大量蛋白质和多种氨基酸,如色氨酸(tryptophane)、赖氨酸、组氨酸(histidine)、精氨酸、天冬氨酸、苏氨酸(toreonine)等10多种。此外,还含有核糖核酸、三磷酸腺苷(adenosine triphosphate)、雌二醇、维生素A、胆固醇。尚含有钙、磷、铜、铁、锰、锌、硅等10多种无机元素,以及油酸、棕榈酸、月桂酸、硬脂酸、棕榈油酸、肉豆蔻酸、癸酸(decanoic acid)等脂肪酸。

【药理作用】

1.对心血管系统的作用

对多种动物的血压、离体心脏和血管的药理实验证明,大剂量鹿茸精使心缩幅度变小、心率减慢,并使外周血管扩张,血压降低。中等剂量鹿茸精引起离体心脏活动明显增强,心缩幅度增大,心率加快,结果使心每搏输出量和每分钟输出量都增加,对疲劳心脏的恢复更为明显,对节律不齐的离体心脏能使节律恢复正常。但是,小剂量鹿茸精对心血管系统无明显作用。鹿茸精口服对伴有低血压的慢性循环障碍,可使脉搏充盈、血压上升,心音更有力。离体实验表明,当灌流液中鹿茸精浓度为5~10g/kg时,对豚鼠心房收缩有轻度抑制作用。当剂量为100μm/kg时对离体家兔心脏运动和心搏动数均有一过性轻度抑制,而对冠脉流量无明显影响。亦有报告用含0.5%~1%鹿茸精洛氏液灌流离体大鼠心脏时,可使冠脉流量增加,心缩幅度增大,心率减慢。整体实验表明,给麻醉猫注射鹿茸精0.5~5mg/kg可引起血压一过性降低,2min后血压恢复。

2.对神经系统的作用

给麻醉猫舌动脉注射鹿茸精5mg/kg或乙酰胆碱100μm/kg,引起同等程度的瞬膜收缩作用,这种对颈上交感神经节的直接作用可被神经节阻断剂六烃季胺抑制。家兔耳静脉注射鹿茸精3mg/kg后5~10min,其皮质运动区、皮质视觉区及扁桃核均出现快波，海马区则出现持续的高幅波。剂量增至 5mg/kg,给药后 40min,其皮质运动区、视觉区及扁桃核出现快速波,海马区则出现高振幅的觉醒波,下丘脑区脑电变化不明显。

3.对单胺氧化酶(MAO)活性的影响

给加速老化小鼠和正常小鼠灌胃,给予鹿茸提取物 100~200mg/kg,对小鼠肝和脑组织线粒体 B 型 MAO 具有明显的抑制。离体实验证明,鹿茸的正丁醇和乙醚提取物具有抑制 MAO 的作用。正丁醇提取物抑制 MAO 的主要成分为次黄嘌呤。鹿茸的磷脂类化合物也有 MAO 抑制活性,对 MAO-B 的抑制强度顺序为:磷脂酰乙醇胺>神节鞘磷脂>磷脂酰胆碱>溶血磷脂酰胆碱>磷脂酰肌醇。

4.强壮作用

鹿茸精能提高机体的工作能力,改善睡眠和食欲,并能降低肌肉的疲劳。鹿茸能显著提高大白鼠脑、肝、肾等组织的耗氧量。加 25%或 50%的鹿茸于饲料中,可使小鼠的体重增加较快,对健康成熟的家兔口服一定量鹿茸粉或注射鹿茸浸膏,经过一定时间可见红细胞、血色素及网状红细胞增加,较大剂量则能促进血细胞,特别是红细胞的新生。大鼠灌胃马鹿茸 0.4、0.5、2.0g/kg 14~15d,具有明显增加体重的作用。对机体虚弱、久病之后及疲劳等,口服鹿茸精具有一定的强壮作用。

5.对创伤的影响

鹿茸精对长期不易愈合和新生不良的溃疡、伤口,能增强再生过程,并能促进骨折的愈合。鹿茸精可使头、颈部受伤家兔的异常脑电波、受抑制的糖酵解及降低的颈髓部己糖磷酸激酶、甘油磷酸激酶、转氨酶等得以改善。鹿茸精对受伤家兔间脑、脑干网状结构、颈部和胸部脊髓的无氧酵解,具有明显的增强作用,对受伤家兔上述部位的三羧酸循环也有加速恢复的作用。

6.对性功能的影响

用马鹿茸片配成生理盐水浸液,对去睾丸大鼠和小鼠前列腺及精囊称重法和去卵巢小鼠阴道涂片法实验,证明鹿茸无雄性激素或雌性激素样作用,亦不能使未孕家兔的卵巢出现血斑,也不能促使雄蟾蜍排精。因此,鹿茸无促性腺激素样作用。但俄罗斯制鹿茸酊对未成年大鼠的前列腺和精囊的生长具有促进作用,其作用强度介于丙酸睾丸酮和对照组之间,而鹿茸精 1mL/100g 给予去势雄鼠则无上述作用。实验研究证明,鹿茸中具有促性激素样作用的成分为磷脂类物质。小鼠每天口服鹿茸乙醇提取物 100~200mg/kg,可使加速老化小鼠明显低于正常同龄小鼠的血浆睾丸酮含量增加,但对正常小鼠血浆睾丸酮影响不明显。

7.对代谢的作用。

鹿茸精可增加大鼠离体脊神经组织的氧消耗,使呼吸熵值增加,促进糖酵解,但对三羧酸循环无影响。鹿茸精对肝组织糖代谢影响不明显,仅有使氧消耗增加的趋势,大鼠 po 鹿茸精 5mL/kg,也可使糖酵解增强。对加速老化小鼠 po100~200mg/kg 鹿茸水提物,可明显增加肝脏的蛋白质含量。鹿茸乙醇提取物能明显促进亮氨酸和尿嘧啶核苷,掺入加速老化小鼠肝和肾组织的蛋白质和 RNA 合成,肝细胞核的 RNA 合成也明显增加。鹿茸促进 RNA 和蛋白质合成,主要是由于其刺激 RNA-聚合酶 II 活性之故。

8.抗氧化作用

对加速老化小鼠口服鹿茸乙醇提取物,可明显降低脑和肝组织的丙二醛含量,而对正常小鼠组织的丙二醛含量无明显影响。鹿茸乙醇提取物可明显抑制四氯化碳和乙醇中毒引起的小鼠和大鼠肝及血浆的丙二醛含量。鹿茸乙醇提取物可使加速老化小鼠肝线粒体的总 SOD、Cu/Zn-SOD及 Mn-SOD 活性明显升高,且呈量效关系,但对正常小鼠 SOD 活性影响不明显。另外,鹿茸乙醇提取物对丙二醛的生成具有明显的抑制作用。

9.对实验性溃疡的作用

鹿茸多糖对大鼠应激性溃疡和结扎胃幽门引起的胃溃疡,均有明显的抑制作用,但对消炎痛所致胃溃疡无效。然而,鹿茸多糖的抗溃疡作用主要是由于其促进 PGE2 合成作用所致。

10.抗应激作用

ip 鹿茸精 4mL/kg 可明显延长小鼠游泳时间,增强小鼠耐低温能力。鹿茸精的抗应激作用可能与其增强肾上腺皮质功能有关,因为鹿茸精可引起小鼠和大鼠肾上腺重量增加、维生素 C 含量降低,表明鹿茸精对肾上腺皮质具有刺激作用。

11.对免疫功能的作用

ip0.5~2.0mg/kg 鹿茸精,对正常小鼠和氢化可的松及环磷酰胺所致免疫功能低下小鼠、巨噬细胞吞噬功能具有刺激作用。此外,鹿茸多糖也可明显增强小鼠的网状内皮系统的吞噬功能。

12.对学习和记忆功能的作用

鹿茸磷脂类化合物对小鼠的学习记忆能力具有良好的影响。用跳台逃避反射和食物迷宫等实验方法证明,每次按 100mg/kg、200mg/kg 给小鼠腹腔注射,可增强其学习和记忆能力,加速条件反射的建立。对乙醇和樟柳碱引起的小鼠学习和记忆功能障碍,鹿茸磷脂亦有明显的恢复作用。

13.抗炎作用

鹿茸多糖对右旋糖酐和新鲜鸡蛋清引起的小鼠足肿胀,均具有明显的抑制作用,其 100mg/kg 的抗炎作用强度与 30mg/kg 强的松的作用相近。鹿茸多肽对大鼠右旋糖酐性足肿胀及棉球肉芽肿炎症等,具有明显的抑制作用。

14.其他作用

鹿茸多糖对小鼠肉瘤 S180 具有明显的抑制作用,但对 Walker256 瘤无抑制作用。鹿茸能增强肾脏的利尿机能和胃肠道的运动及分泌机能,能提高离体子宫的张力并加强其节律性收缩。

【性味归经】甘、咸,温。归肾、肝经。

【功能主治】壮肾阳,益肾精,强筋骨,调冲任,托疮毒。用于阳痿滑精,宫冷不孕,羸瘦神疲,畏寒肢冷,眩晕耳鸣,腰脊冷痛,筋骨痿软,崩漏带下,阴疽不敛等。

【用法用量】1~2g,研末冲服或入丸、散。

【处方用名】梅花鹿茸、马鹿茸、黄鹿茸、青毛茸、鹿茸,皆付制鹿茸。

【备注】鹿茸分为剧茸和砍茸两种,剧茸是将生长 3a 后的雄鹿角剧断所得之品,每年采收 2~3 次。采两次者,第一次采收在清明节前后 40~

50d,习称"头茬茸";第二次采收在立秋前后,习称"二茬茸"。另外,梅花鹿茸又称为"黄毛绒"或"花茸"。剧茸为1分支者习称"二杠",主支习称"大挺",具有2分支者习称"三岔"。马鹿茸又名"青毛茸",分支亦较多,侧支一个者习称"单门"、两个者称为"莲花"、三个者称为"三岔"、四个者称为"四岔",以此类推。产自东北的鹿茸称为"东马茸""关马茸",品质较优;产自西北的鹿茸称为"西马茸",品质较次。

鸡 内 金

Endothelium Corneum Gigeriae Galli

【来源】本品为消导药。系雉鸡科动物家鸡 *Gallus gallus domesticus* Brisson 的干燥砂囊内壁。

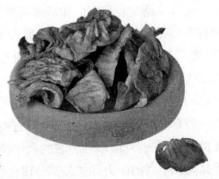

【炮制方法】

1.鸡内金:取整块鸡内金,拣除杂质,用清水洗净,晒干,搓碎,即得。

2. 炒鸡内金方法一:将锅预热,投入搓碎的鸡内金,用微火加热拌炒,至药物全部鼓起、边缘向内蜷缩,呈黄褐色时,喷入适量米醋,边喷边搅拌,待嗅到鸡内金与米醋的混合气味时出锅,干燥,即得。炒鸡内金方法二:取细沙适量置于锅中,加热拌炒至滑利状态后投入整块鸡内金,用文火迅速拌炒至卷曲发泡,出锅,筛除沙土,搓碎,即得。

3.焦鸡内金:将锅预热,投入搓碎的鸡内金,先用文火,后改为中火加热拌炒,待药物外表呈焦黄色、鼓起蜷缩时,喷入适量米醋,待拌炒至散发出鸡内金和米醋混合气味时出锅,晾凉,即得。此外,有些地方炮制时不加醋,直接清炒为焦黄色。

【操作要领】

1.炒鸡内金过程中宜用文火,操作要迅速,以免焦化。每100kg鸡内金用米醋10kg。炮制成品规格以鼓胀卷曲、无焦斑为标准。

2.炒制焦鸡内金时火力不要太强,以药物全部鼓起蜷缩、外表呈焦黄色为宜。每100kg鸡内金用米醋10kg。炮制成品规格以焦黄、鼓胀卷曲,有焦黑点为标准。

【炮制研究】鸡内金质致密,断面呈胶质状,气味腥浊,直接入煎剂其成分溶出率低,且有异味不便于服用。通过炒、烫及醋制后,可使鸡内金的组织结构变得疏松,易于煎出其中成分。此外,在炒制或烫制的同时,可使鸡内金的腥浊之气得以挥散,且增加了焦香气味而便于服用。米醋炒制鸡内金,不仅可消除其固有的浊气,还可提高胃液的酸度,协同鸡内金促进胃液的分泌量,从而增强了鸡内金的消食健脾作用。

相关实验研究表明,用鸡内金生品、清炒品、沙烫品、醋制品及烘制品,分别给小鼠灌胃(0.2mL/10g),对小鼠肠胃推进功能情况与生理盐水做比较。虽各种炮制品的推进功能有增强的趋势,但均不显著($P<0.05$)。结果提示,鸡内金的消食作用并不是药物在胃内的局部作用或直接刺激肠胃运动引起,可能是药物消化后进入血液刺激胃腺分泌增加,从而起到间接的助消化作用。

【化学成分】鸡内金含有胃激素(ventriculin)、角蛋白(keratin)、微量胃蛋白酶(pepsin)、淀粉酶(diastase)、多种维生素等。出生4~8星期的小鸡砂囊内膜尚含有胆汁三烯(bilatriene)和胆绿素的黄色衍生物,并含赖氨酸(lysaine)、组氨酸(histidine)、精氨酸(arginine)、谷氨酸(glutamic acid)、天冬氨酸(aspartic acid)、亮氨酸(leucine)、苏氨酸(threonine)、丝氨酸(serine)、甘氨酸(glycine)、丙氨酸(methionine)、异亮氨酸(isoleucine)、酪氨酸(tyrosine)、苯丙氨酸(phenylalanine)、脯氨酸(proline)、色氨酸(tryptophane)等18种氨基酸,以及铝、钙、铬、钴、铜、铁、镁、锰、钼、铅、锌等微量元素。组织化学方法显示,砂囊的角蛋白样腆含一种糖蛋白,它的半胱氨酸的含率低于一般上皮角蛋白。出生3~4星期的小鸡砂囊内膜含

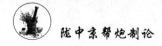

蓝绿色素和黄色素,分别为胆汁三烯和胆绿素的黄色衍生物。砂囊含维生素 B1、B2、尼克酸和抗坏血酸等。

【药理作用】

1.对胃功能的作用

健康人 po 炙鸡内金粉末 5g,45~60min 后,胃液分泌量比对照值增高30%~37%,2h 内恢复正常,其胃液酸度也明显增高。游离酸或总酸度一般在服药 1h 后开始上升,于 1~2h 达到最高值,以后逐渐下降,3h 后恢复正常。其中,游离酸的最高值为 0.19%~0.24%,比对照值增加 32%~113%。总酸度的最高值为 0.2%~0.32%,比正常值增加 25%~75%。消化力的增强虽较迟缓,但维持时间较久。胃运动机能明显增强,表现在胃运动延长及蠕动波增强,因此胃排空速率加快。鸡内金本身只含微量的胃蛋白酶和淀粉酶,服后能使胃液的分泌量增加并使胃运动增强,认为可能是鸡内金消化吸收后,通过体液因素兴奋胃壁的神经肌肉所致,亦有人认为是胃激素促进了胃分泌机能。

2.加速放射性锶的排泄作用

实验表明,鸡内金水煎剂对加速排出放射性锶具有一定的作用,其酸提取物效果较煎剂为好,尿中排出的锶比对照组高 2~3 倍。同时认为,鸡内金中的氯化铵为促进锶排出的生物活性成分之一。

3.抗癌作用

体外实验表明,鸡内金具有抑制肿瘤细胞的作用。口服本品后胃液分泌量、酸度和消化能力均提高,胃运动加强,排空率加快,催泌作用甚至强于肉粉。其作用途径似经消化吸收后进入血液,通过体液因素兴奋胃壁的神经肌肉装置所致。

【性味归经】甘,平。归脾、胃、小肠、膀胱经。

【功能主治】健脾消食,涩精止遗。用于食积不消,呕吐泻痢,小儿疳积,遗尿、遗精等。

【用法用量】3~9g。

【处方用名】鸡内金、鸡肫皮,皆付醋炒鸡内金。注明"生"付未经炮制的鸡内金,注明"焦"付焦鸡内金。

【备注】李时珍《本草纲目》附方中,鸡内金不论内服或外用,皆以焙炒或炒焦后入药,其仅在治疗消渴症时洗净生用。

石　膏
Gypsum Fibrosum

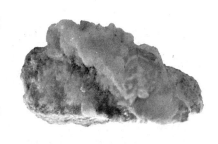

【来源】本品为清热泻火药。系硫酸盐类矿物硬石膏族石膏,主要成分为含水硫酸钙（$CaSO_4·2H_2O$）。

【炮制方法】

1.生石膏:将原药材去净杂质,拣除杂石,洗净晒干,碾为细粉,即可。

2.煅石膏:将净石膏块置于无烟火焰上,在其上扣以铁锅,加热煅烧1h左右,待石膏质疏松、颜色洁白无光泽,所含结晶水完全失去时取出,晾凉,除净表面黑色杂质,碾碎,即得。

【操作要领】煅制石膏前,取一块带有网孔的薄铁板覆盖于火焰之上,再将石膏置于铁板之上进行煅制。此操作能够使药物受热均匀,且燃料燃烧时间持久。另外,煅烧过程中在药料上须覆盖一口铁锅,这样可使煅烧火焰集中,温度迅速升高。炮制成品规格以洁白,折之疏松易碎,无杂质为标准。

【炮制研究】东汉医家张仲景《伤寒论》载方中多用石膏,例如白虎汤、竹叶石膏汤等。明代李时珍认为石膏"火煅过用或糖炒过用不碍脾气"。中医传统经验认为,生石膏具有清热降火,除烦止渴之功,是治疗乙型脑膜炎的主要药物。而煅石膏则以外用为主,适用于生肌敛疮。

有关实验研究以生石膏和煅石膏水浸液分别给家兔灌胃,结果生、煅石膏对正常家兔的体温均无明显影响。但是,对于人工发热家兔具有较相似的降温作用,生、煅石膏药理作用无明显差别。石膏主要成分为硫酸钙,尚混杂有黏土、沙粒、有机物、硫化物和微量的 Fe^{2+}、Mg^{2+} 等杂质。生石膏经煅烧后失去 2 分子结晶水,无其他化学变化。有人推测,生、煅石膏具有解热作用的成分不是硫酸钙,而是其中所含的某些杂质。至于硫酸钙成分与降温效果有何间接药效学关系,尚有待于进一步研究。

根据生、煅石膏均有相似的解热作用,所含主要成分也基本一致的情况,认为二者之间的药理作用也可能基本相似。按照传统用药习惯,入煎剂内服用生石膏,外治溃疡用煅石膏,则其收敛黏膜、减少创面分泌物的效果更佳。

【化学成分】石膏主要成分为含水硫酸钙($CaSO_4 \cdot 2H_2O$),尚夹杂微量的铝、硅、镁、铁、锶、钡等元素,有些石膏中还混有黏土、有机物、沙粒等杂质。煅石膏为无水硫酸钙($CaSO_4$)。

【药理作用】

1.解热作用

生石膏对正常体温无降温作用,而对人工发热动物具有一定的解热作用,对人工发热家兔具有明显的退热作用,其退热作用可能与其主要成分钙的作用无关。生石膏煎剂 15g/kg 灌胃,对注射伤寒五联菌苗所致的发热家兔无退热作用。如果先给兔灌胃生石膏煎剂 15g/kg,再注射伤寒五联菌苗,则不能引起体温大幅度升高。石膏具有迅速但维持时间较短的解热作用,对伤寒菌苗引起的发热兔,5g/kg 生石膏的降温效果与 0.2g/kg 安替比林相似,以服药后 0.5h 体温下降为显著。

白虎汤和单味石膏煎剂,都对实验性致热家兔具有一定的退热作用。不含石膏的知母甘草合剂和去钙白虎汤等,均未见明显退热效果。可以认为, 石膏是白虎汤退热作用的主要药物,石膏作用可被处方中的其他药物加强,但不随石膏的用量增加而增加。对实验动物给药前、后血钙水平进行测定, 表明血钙升高水平与退热作用关系密切。有报道指出,石膏与知母合用的退热效果较单用为强,知母的解热成分为芒果苷,而纯硫酸钙则无效,故推测石膏的解热作用为其所含硫酸钙以外成分所致。实验表明,麻杏石甘汤及石膏再用(煎煮后碾碎再次使用),麻杏石甘汤的退热作用强于石膏及石膏再用水煎液。

亦有报道称,以生石膏1:1煎液的上清液部分及上清液加生石膏粉,给予伤寒菌苗引致的发热家兔,未见有明显退热作用。国外用实验性发热大鼠的研究证明,石膏灌服、皮下注射或静脉注射,均未见有明显的解热作用,但当以禁止饮水、内毒素引致发热、给予利尿剂、喂饲食盐以及以辐射热等,造成动物"口渴"状态时,石膏可以减少大鼠的饮水量,即可减轻其"口渴"状态。

2.对心血管系统的作用

石膏浸液对蛙的在位心脏无影响,小剂量石膏浸液对于离体蟾蜍心及兔心有兴奋作用,大剂量则产生抑制作用,换液后心脏可恢复正常。静脉注射4%石膏上清液0.1mL/kg,对家兔和猫的呼吸、血压及血流量无影响。而注射1mL/kg以上时,则呈现呼吸抑制、血压下降、血流量减少以及率减慢。静脉注射石膏液0.2mL/kg,可使家兔和猫大腿动脉的血流量呈一时性减少、其后增加,并使冠状动脉血流量减少。

3.对平滑肌的作用

小剂量石膏上清液使家兔的离体小肠和子宫振幅增大,大剂量则紧张性降低,振幅减小。石膏还可以使小鼠尿排出量增加,小肠推进功能减慢,并增加大鼠和猫的胆汁排泄。

4.对免疫系统的作用

石膏煎剂1:4浓度4mL/只灌胃,可使烧伤大鼠脾与腹腔巨噬细胞cAMP含量增高,也使血浆环单磷酸腺苷及前列腺素E2含量增高。对烧伤大鼠,石膏煎剂尚可使T淋巴细胞数增加,淋转率增高,并使腹腔巨噬细胞吞噬功能加强。

5.收敛作用

煅石膏外用收敛黏膜,可减少患部渗出性分泌。

6.抗病毒作用

采用斑点杂交法实验,石膏煎剂25%~100%浓度具有降低乙型肝炎毒脱氧核糖核酸(HBV DNA)含量的作用。鸡胚实验初步证明,麻杏石甘汤对流感病毒的抑制作用主要来自麻黄,而与石膏无关。

7.其他作用

石膏内服经胃酸作用,一部分变成可溶性钙盐,经肠吸收入血能增加血清内钙离子浓度,可抑制神经应激能力,包括中枢神经的体温调节功能,减低骨骼肌的兴奋性,缓解肌肉痉挛,又能减少血管通透性。

在体外培养实验中,1:1 的石膏 Hanks 液能明显增强兔肺泡巨噬细胞对白色葡萄球菌的吞噬能力,并能促进吞噬细胞的成熟。Ca^{2+} 可提高肺泡巨噬细胞的捕捉率,加强其吞噬活性,加速其对尘粒的清除,在维持巨噬细胞生理功能上具有重要意义。因此,可以认为 Ca^{2+} 在石膏的上述功能中起着重要作用。

长期喂饲石膏,可使大鼠垂体、肾上腺、颚下腺、胰脏及胸腺等的钙含量增高。而对摘除甲状腺、副甲状腺的大鼠,则可使胸腺钙含量增加、脾脏含量减少。

石膏在体内 ATP 存在下,经酶和 APG 的作用产生硫同位素的分馏,使 34s 的血药浓度增大,从而起到抗病毒作用。

【性味归经】甘、辛,大寒。归肺、胃经。

【功能主治】清热泻火,除烦止渴。用于外感热病,高热烦渴,肺热咳嗽,胃火亢盛,头疼、牙痛等。

【用法用量】15~60g,先煎。

【处方用名】石膏、石羔皆付生石膏,注明"煅"或"熟"付煅石膏。

代 赭 石
Haematitum

【来源】本品为平肝熄风药。系氧化类矿物刚玉族赤铁矿,主含三氧化二铁(Fe_2O_3)。

【炮制方法】

1.代赭石:除净原药材杂质,洗净,碾为碎粒,即得。

2.煅赭石:取代赭石碎粒,置于坩埚或嘟噜罐内,放入无烟煤火中进行煅烧。待容器与代赭石均被煅至内、外红透时取出,投入适量米醋中

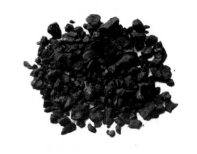

淬制。反复煅、淬 2~3 次,至药料变为黑褐色、手拈之大部分酥脆时,干燥,即得。

大生产一般采用反射炉或平炉煅制,但用反射炉煅制过程中易将煤灰吹入药物中,污染药料而不便除去。用平炉煅制则克服了上述不足之处,其煅品洁净,质量较佳。

【操作要领】采用坩埚或嘟噜罐煅制代赭石时,每罐煅烧时间约需 2h。如果采用平炉或反射炉煅制,每次需 40~50h。每 100kg 代赭石用米醋 30kg。炮制成品规格以黑褐色,用手拈之大部分呈酥脆为标准。

【炮制研究】中医传统经验认为,代赭石苦寒重坠,用火煅及醋淬可缓和其寒烈之性,增强药物归肝经、平肝木之功。且药料质由坚硬变为酥脆,利于提高所含成分的水煎出率,从而可提高药物的吸收利用率。

代赭石药用历史由来已久,但将之生用还是煅制入药,从古至今尚无定论。因此,有人对代赭石炮制前、后的砷含量进行了测定,结果表明,煅代赭石的砷含量较之生品为低。其中,生代赭石砷含量为 0.03%,煅代赭石砷含量为 0.01%。因此,建议将砷含量作为衡量煅制代赭石的炮制质量指标。

【化学成分】代赭石主含三氧化二铁(Fe_2O_3),其中铁约占 70%,氧约为 30%,尚含有硅、铝、钛、镁、锰、钙、铅、砷等元素。

【药理作用】

1.对心脏和血压的影响

动物实验证明,代赭石溶液大剂量时对离体蛙心具有抑制作用,但对麻醉兔的血压无明显影响。

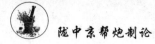

2.对肠道平滑肌的作用

代赭石溶液注射于麻醉兔,可使其肠蠕动增强。另外,对离体豚鼠小肠亦有明显的兴奋作用。

3.其他作用

代赭石曾代替硫酸钡作为 X 线胃肠造影剂,并被认为无毒。但是,经测定,代赭石中含砷盐的量约为 1/100 000 以上,已远超硫酸钡中砷含量,亦超过了药典标准的限度。

【性味归经】苦,寒。归肝、心经。

【功能主治】平肝潜阳,降逆,止血。用于眩晕耳鸣,呕吐,噫气呃逆,喘息,吐血、衄血,崩漏带下等。

【用法用量】9~30g,先煎。孕妇慎用!

【处方用名】代赭石、赭石、煅赭石、钉头赭石,皆付煅代赭石。注明"生"付未经煅制的代赭石。

磁 石
Magntitum

【来源】本品为重镇安神药。系氧化物类矿物尖晶石族磁铁矿。

【炮制方法】

1.磁石:除净原药材杂质,洗净,干燥,粉为碎末,即得。

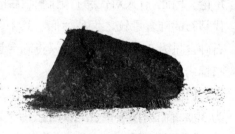

2.煅磁石:取粉碎后的磁石,装入坩埚或嘟噜罐内至七八成满,然后置于无烟煤火内煅烧 2h 左右。待磁石微显红色时取出,趁热投入适量米醋中淬制。反复煅、淬 2~3 次,至药料颜色变黑、质酥脆易碎时捞出,干燥,即得。

【操作要领】磁石中主要成分为 Fe_3O_4,经煅后投入米醋淬制,其生成物为含有部分醋酸铁的 Fe_2O_3,故煅烧时不宜灼烧至白热化。否则,温度过高会使氧化铁转化为还原铁,则不容易用米醋淬酥。每 100kg 磁石用米醋 30kg。炮制成品规格以黑色、质酥松、用手拈之易碎为标准。

【炮制研究】祖国传统医学认为,金石重坠之药可以镇惊,这大概是由于含铁离子的矿物质如磁石等具有补血作用的缘故。因心主血,故心血足则心悸自止。煅、淬磁石的炮制目的,一是使之酥脆而易于加工粉碎,二是粉碎后其比表面积增大,可提高汤剂的煎出率及药物的生物利用度。

有人采用正交实验的方法,以煅磁石的全铁含量作为测定指标,对煅、淬磁石的最佳炮制工艺条件进行了优选。药料直径 2.5cm±0.2cm,温度 900℃,煅制 2h,取出,入米醋淬制,一次即可得到成品。结果显示,用该法炮制的磁石全铁含量最高,平均回收率为 98.33%,CV 为 1.24%。

相关实验研究表明,磁石炮制后其镇静及抗惊厥作用明显增强。用 100% 的炮制品溶液 15g/kg 给小鼠灌胃,能显著延长异戊巴比妥钠睡眠时间。对士的宁引起的小鼠惊厥具有对抗作用,使惊厥潜伏期明显延长。

【化学成分】磁石主含四氧化三铁(Fe_3O_4),其中含 FeO 约 31%、Fe_2O_3 约 69%,并含有硅、铅、钛、磷、锰、钙、铬、钡、镁等元素,少数变种含氧化镁(MgO)约 10%、氧化铝(Al_2O_3)约 15%。另外,磁石中常含一定量的砷,使用时需注意。

【药理作用】

1.对血液系统的影响

用超分散磁铁微粒(ul-trodispersed ferromagnetic particles),大小约 0.2~1μm,以 50mg/kg 给大鼠静脉注射,可使动物血液中血红蛋白水平、红细胞和白细胞数增加,血液凝固时间延长,血浆纤维蛋白分解活性增加,中性粒细胞吞噬反应增加。但是,同样大小的磁石微粒(magnetiteparti-cles)以 50mg/kg 静脉注射,不出现上述变化,仅能增加中性粒细胞吞噬功能活性。

2.体内过程

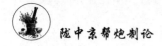

磁石微粒（Magnetite, Fe_3O_4）直径在 0.1~0.5μm 之间，用 99mTc 和 111In 标记磁石，在电镜和 Mossbaner 分光镜下识别，当这些磁石微粒注入大鼠体内后，主要聚集于肝和肺两脏器。

【性味归经】咸，寒。归肝、心、肾经。

【功能主治】平肝潜阳，聪耳明目，镇惊安神，纳气平喘。用于头晕目眩，视物昏花，耳鸣、耳聋、惊悸失眠，肾虚气喘等。

【用法用量】9~30g，先煎。

【处方用名】磁石、灵磁石、吸铁石、煅磁石，皆付煅磁石。注明"生"付未经煅制的磁石。

芒　硝
Natrii Sulfas

【来源】本品为泻下药。系将天然硫酸钠经过精制所得的结晶体。

【炮制方法】

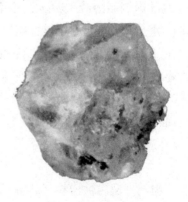

1.芒硝：将原药去净杂质，备用。取萝卜适量洗净切为厚片，置于铜锅内加适量水煎煮 20min，过滤，弃去萝卜渣。然后将芒硝投入滤液中充分搅拌使溶解，继之加热使微沸，过滤，静置沉淀12h。待容器壁及其上部析出透明的针状结晶时将之分离出，置于避风阴凉处晾干，即得。所剩溶液可继续加热至微沸，静置，进行重结晶，直至无结晶析出时为止。

2.元明粉：取重结晶后的芒硝，分别以每 500g 或者 1000g 为一包，用纸包裹捆扎严实，然后悬挂于通风阴凉处使之失去结晶水，自然风化成为白色、质轻的风化硝,数月后取下,过筛,即得。

【操作要领】

1. 静置重结晶过程中,须将芒硝溶液放置于阴凉处。每100kg芒硝用萝卜15kg,加适量水煎汤取滤液,将芒硝投入其中使溶化。炮制成品规格以白色透明、呈针锋条状结晶为标准。

2.元明粉炮制成品规格以色洁白,呈细粉末状,无杂质为标准。

【炮制研究】未精制的芒硝为不纯净的硫酸钠($Na_2SO_4 \cdot 10H_2O$),经过重结晶处理后则成为较纯净的结晶水硫酸钠。风化后的芒硝失去大部分结晶水,故呈白色粉状物。精制芒硝多选择于春、秋季节进行,夏季气温过高,重结晶物回收率较低。这是由于芒硝在32℃~38℃时水溶解度最大,而难以重结晶。

精制芒硝为何要用萝卜?经查阅古代有关文献记载,南宋医家陶弘景曰:"黄者伤人,赤者杀人。"这是由于未精制的芒硝中含有毒性的重金属盐类成分,用萝卜汤是为了解其毒性。明代李时珍曰:"须再以水煎化,澄去渣脚,入萝卜数枚同煮熟,去萝卜,浸入盆中,经宿则结成白硝,如冰如蜡。"按此说法,芒硝用萝卜煮制是为了纯化,这与现代炮制目的是相吻合的。另外,古代所用元明粉与现代有所不同,古人将含水硫酸钠作为芒硝,芒硝风化后失去大部分结晶水者称为风化硝,经过煅烧而被除去全部结晶水者称为元明粉(无水硫酸钠)。元明粉一词源于唐代炼丹家刘玄真,其后由于炼丹术的逐渐衰退,风化硝与元明粉二者之间的区别仅在于有、无结晶水存在,两者药效基本一致。因此,现代不再煅烧,于是两个名词也就互用了。

【化学成分】芒硝主要含硫酸钠($Na_2SO_4 \cdot 10H_2O$),尚夹杂有氯化钠、硫酸钙、硫酸镁等。芒硝在大气中容易失去结晶水而呈白粉状,称为风化硝,其中硫酸钠含量可超过44%。

【药理作用】

1.泻下作用

芒硝系含杂质的硫酸钠,元明粉则系精制的硫酸钠,内服后其硫酸离子不易被肠黏膜吸收,存留肠内成为高渗溶液,使肠内水分增加,引起机

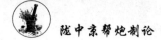
械性刺激,促进肠蠕动而致泻。盐类对肠黏膜也具有化学刺激作用,但并不损害肠黏膜。芒硝的浓溶液到达十二指肠时,可引起幽门痉挛,从而延迟全部药物从胃中排空。同时,可将组织中的水分吸入肠管,故服用时应饮大量的水以稀释之。服后 4~6h 发生泻下作用,排出流体样粪便。如用以治疗组织水肿,则需少饮水。

2.抗炎作用

实验性阑尾炎和阑尾穿孔的家兔,腹部外敷大黄、芒硝、大蒜加适量食醋的糊剂,对阑尾及脾脏的网状内皮系统具有明显的刺激作用,使其增生现象与吞噬能力有所增强,阑尾炎症较对照组明显减轻。

3.肠道神经反射作用

正常家兔右下腹部外敷大蒜与芒硝糊剂,局部皮肤有发热、发红、起水疱等刺激症状,小肠及阑尾、袋状结肠运动增强。如用 1%普鲁卡因局部环封后,肠管运动则见减弱。因此,其作用是通过神经反射引起的。由于肠蠕动增强,血流供应丰富,网状内皮系统吞噬功能加强,从而调动了机体内在的抗病能力。

4.消肿止痛作用

感染性创伤用 10%~25%的硫酸钠溶液外敷, 可以加快淋巴生成,具有消肿和止痛的作用。

5.利尿作用

将 4.3%的硫酸钠无菌溶液静脉滴入,可作为利尿剂,用以治疗无尿症和尿毒症。

【性味归经】咸、苦,寒。归胃、大肠经。

【功能主治】泻热通便,润燥软坚,清火消肿。用于实热便秘,大便燥结,积滞腹痛。外治咽喉肿痛,口舌生疮,牙龈肿痛,痈肿丹毒,目赤等。

【用法用量】3~9g。外用适量,用水溶化后洗患处或研末敷患处。孕妇禁用!

【处方用名】芒硝、朴硝、皮硝、马牙硝,皆付精制芒硝。元明粉、玄明粉、风化硝,皆付元明粉。

炉 甘 石
Calamina

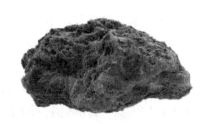

【来源】本品为外用药。系碳酸盐类矿物方解石族菱锌矿。

【炮制方法】

1.水飞炉甘石:将炉甘石原药料入炉火中煅红，趁热投入冷水中,待崩解后用棒加以搅动,随之将悬浮液倾入另一容器内,以接近透出原容器底部稠浊体时为止。再向原容器内注入清水并进行搅动,将悬浮液倾入第二个空容器内,待盛有悬浮液的两个容器内细粉完全沉淀后,将澄清的水溶液再倾倒入第一个容器中。按上法反复操作,收集悬浮液中的沉淀,滤除水分,干燥,即得。

2.煅炉甘石:将净炉甘石碾为小块,装入坩埚或嘟噜罐内七八成满,置于无烟煤火内煅烧 2h 左右,待煅至微红时取出,趁热投入清水中淬制,搅拌使淬液呈混悬状,倾出上层混悬液置入另一容器内。沉于底部的粗渣再进行煅烧,之后倾入水中,搅拌后倾取混悬液。如上反复操作 4~5 次,弃去少量剩余的不溶性残渣,滤除水分,干燥,即得。

3.黄连水飞炉甘石:取黄连将之捣碎,加适量水煎煮 2~3 次,过滤,合并滤液,弃去药渣。用黄连水煎液按照上述 1、2 法煅、飞炉甘石,即可。

另一种操作方法为:将黄连水煎液浓缩至适量,倾倒入已飞制的炉甘石细粉中,使煎液淹没药面,然后密封严实,放置干燥,研为细粉,即得。

4.胆甘石:取干燥的熊胆块,研碎后注入 8 倍量的清水,微火加温使胆汁块溶解,过滤。滤渣再加少量热水溶解,过滤,弃去残渣。合并两次滤液,倾入经水飞制的炉甘石细粉中,搅拌混合均匀,60℃以下低温干燥,研细,即得。

【操作要领】

1.水飞炉甘石每 100kg 药料,需用 500kg 清水进行飞制。炮制成品规格以色白,用手触之呈细腻的粉末状为标准。

2.煅制炉甘石温度不宜过高,时间不应太长,煅至药料微红即可倾入水中淬制。如果药料未被煅透,则可反复进行煅淬,直至最后剩余银灰色残渣时弃之即可。

3.黄连水飞炉甘石每 100kg 炉甘石用黄连 12.5kg,用黄连 40 倍量的清水进行煎煮,滤取煎液,供飞制炉甘石用。炮制成品规格以黄白色,用手触之呈细腻粉末为标准。

4.胆甘石每 1.5kg 水飞炉甘石用熊胆块 60g,加水适量将熊胆溶解。操作中忌用铁器!可用砂锅、不锈钢以及铜制器皿。炮制成品规格以黄色,呈细腻粉末状为标准。

【炮制研究】炉甘石主要成分为碳酸锌($ZnCO_3$),在 250℃加热煅烧分解生成氧化锌,系外科以及眼科常用药物之一。炉甘石作为药用最早始于宋代,明代医药学家李时珍曾长期患有眼疾,经用煅炉甘石亲身治疗体验后认为"其效甚妙"。他记载的炮制方法为:"炭火煅红……洗净研粉,水飞过筛用。"这与现代煅制炉甘石的操作方法基本相同。炉甘石煅制后水飞制粉过程中,其所含重金属化合物由于比重较大,则沉淀于容器底部被分离除去;氧化锌成分则悬浮于水液中,以极细的微粒形态被浮选收集。黄连所含小檗碱具有较强的抗菌和消炎作用,炉甘石经用黄连水制后,可进一步增强清热明目及燥湿解毒之功。熊胆有平肝、明目、退翳之效,炉甘石经熊胆制后退翳祛障最妙。

【化学成分】炉甘石主要成分为碳酸锌,尚含约 0.27%的氧化钙、0.45%的氧化镁、0.58%的氧化铁及 0.01%的氧化锰等。另外,尚含少量钴、铜、镉、铅和痕量的锗与铟等元素。煅炉甘石的主要成分为氧化锌。

【药理作用】炉甘石所含天然碳酸锌被广泛用于皮肤科,作为中度的防腐、收敛、保护剂,用于治疗皮肤炎症或表面创伤。一般制成 5%~10%的水混悬液(洗剂),亦有制为油膏剂者。有人认为,炉甘石对葡萄球菌具有抑制作用。有些炉甘石含有铅及镉,有相当大的毒性。炉甘石被口服后在胃内可生成氯化锌,可刺激和腐蚀胃肠道。

【性味归经】甘,平。归胃经。

【功能主治】明目退翳,解毒敛疮,收湿止痒。用于目赤肿痛,眼缘赤烂,翳膜胬肉,溃疡不敛,脓水淋漓,皮肤瘙痒,湿疮等。

【用法用量】外用适量,撒敷患处。不宜内服!

【处方用名】炉甘石、浮水甘石、龙脑甘石、飞炉甘石,皆付黄连水飞制炉甘石。注明"胆"付胆甘石,注明"生"付未经煅制的炉甘石。

乳 香
Olibanum

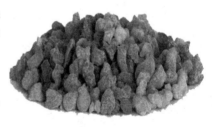

【来源】本品为活血祛瘀药。系橄榄科植物卡氏乳香树 Boswellia carterii Birdw. 及同属数种植物树干皮部渗出的油胶树脂。

【炮制方法】

1.乳香:去除原药材杂质,碾为碎块,即得。

2.醋制乳香:将锅预热投入净制乳香,用文火加热拌炒,待药物表面开始熔融时,喷入适量米醋,边喷边拌炒,至药物表面光亮、散发乳香固有的气味时出锅,晾凉,即得。

【操作要领】

1.炒制乳香过程中宜用微火,至药物表面稍融化,喷醋略炒即可出锅。炒制时间不宜过长,以免熔融粘连。药物出锅后应搅拌以使松散,防止结块粘连。每100kg乳香用米醋5kg。炮制成品规格以药物表面光亮,不粘连为标准。

【炮制研究】李时珍在《本草纲目》中载乳香有微毒,经醋炒后可解其毒性,且能增强其活血散瘀,消肿止痛之功,故曰"入丸散微炒杀毒,则不粘"。乳香中主要成分为树脂、树胶及挥发油等。一般需经炮制后入药,生品性味辛烈,对于消化道黏膜具有较强烈的刺激作用,可导致恶心、呕吐等副作用。有人对纯乳香挥发油做了"鱼毒"实验,证明挥发油成分毒性最强,对家兔亦可造成严重的刺激作用。用米醋炒制乳香的过程中,可使部分挥发性成分分解散失,从而缓解药物的刺激性,起到矫味和矫臭的作用。同时,也保持了其活血止痛,消肿生肌之功效。

【化学成分】乳香含树脂60%~70%、树胶27%~35%、挥发油3%~8%。其中,树脂的主要成分为游离α-乳香脂酸(α-Boswellic acid)、β-乳香脂酸(β-Boswellic acid)、结合乳香脂酸、乳香树脂烃(Olibanoresene)等。树胶为阿糖酸(Arabic acid)的钙盐和镁盐、西黄芪胶粘素(Bassorin)和苦味质等。挥发油含蒎烯(Pinene)、莰烯(Camphene)、香桧烯(Sabinene)、榄香烯(Elemene)、消旋-柠檬烯(Dipentene)及α-水芹烯(α-Phellandrene)、β-水芹烯(β-Phellandrene)、1-壬烯(1-Nonene)、己醛(Hexanal)、庚醛(Heptanal)、辛醛(Octanal)、壬醛(Nonanal)、2,4-壬二烯醛(2, 4-Nonadional)、间-异丙基甲苯(1-Methyl-3-isopropyl benze- ne)、桉树脑(Cineole)、异辛醇(Isooctanol)、1-辛醇(1-Octanol)、1-壬醇(1-Nonanol)、乙酸正辛酯(Octyl acetate)、乙酸龙脑酯(Bornyl acetate)等。

【药理作用】相关研究表明,乳香具有较显著的镇痛作用。以乳香为主药的子宫丸,比多种抗生素具有更强烈的抑菌作用,且能有效地杀灭滴虫。

【性味归经】辛、苦,温。归心、肝、脾经。

【功能主治】活血止痛,消肿生肌。用于血瘀疼痛,筋脉拘挛,风湿痹痛,跌打损伤,痛经等。

【用法用量】3~9g。

【处方用名】乳香、滴入香、明乳香、薰陆香、制乳香,皆付醋制乳香。注明"生"付未经炒制的乳香。

藤　黄
Garcinia morella Desv

【来源】本品为外用药。系藤黄科植物藤黄 Garcinia morella Desv.的胶质树脂。

【炮制方法】

1.藤黄制法一：除去原药料中杂质，适当破碎，备用。取大块豆腐，中间挖一方形槽，将藤黄碎粒置于槽中，再将挖出的豆腐回填覆盖于槽口之上。然后，置于容器内入笼屉中加热蒸制 2~3h，待藤黄溶化后取出，放置冷却凝固后除去豆腐，干燥，即得。

2.藤黄制法二：将净选藤黄放入瓷罐内，加入藤黄 10 倍量的鲜荷叶水煎液，再将罐置于盛有热水的铁锅内，隔水浴热 40~60min，至罐内溶液呈紫红色时将之倾倒入铜锅内，加热浓缩为稠糊状，晒干，即得。

3.藤黄制法三：将净选藤黄置铜锅内，加入新鲜山羊血及清水适量，加热煎煮 5~6h，取出，除去血块，将药物晾干，即得。

【操作要领】

1.用豆腐制藤黄的过程中宜文火加热蒸制，至药物完全溶化即可。每100kg 藤黄用豆腐 30kg。炮制成品规格以洁净无杂质为标准。

2.荷叶汁制藤黄每 100kg 药料用荷叶 50kg，将荷叶煎汤滤取煎液适量。炮制成品规格以紫红色、洁净无杂质为标准。

3.山羊血制藤黄每 100kg 药料用山羊血 50kg，加水适量稀释后与藤黄共煮。炮制成品规格以红色、洁净无杂质为标准。

【炮制研究】藤黄属于剧毒药物，故有"抬头吃藤黄，低头见阎王"的民间谚语。藤黄中主要成分为藤黄素和藤黄酸等，如超过治疗服用量就会导致腹泻等不良反应。豆腐所含蛋白质系两性化合物，可与藤黄素及藤黄

343

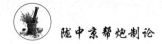

酸等成分结合形成沉淀,加之豆腐经过煎煮后形成的多孔性凝固蛋白,对于毒质亦有较好的吸附作用。因此,豆腐对藤黄的毒性成分起到了结合沉淀与吸附双重的解毒作用。此外,如果将盛有藤黄的豆腐块置于锅内,加入清水适量煎煮30min左右,待藤黄溶化后取出晾凉,即得凝固之藤黄。该炮制方法的解毒效果优于蒸制法。有关用荷叶、山羊血炮制藤黄的解毒机理,尚有待于今后加以研究论证。

【化学成分】黄树汁含藤黄素,已知结构的有 α-藤黄素(α-Guttiferin)和 β-藤黄素(β- Guttiferin),另含藤黄酸(Morellic acid)、异藤黄酸(Isomorellic acid)。种子含藤黄宁(Morellin)、异藤黄宁(Isomorellin)、二氢异藤黄宁(Dihydroisomorellin)、乙氧基二氢异藤黄宁(Ethoxydihydroisomorellin)、新藤黄宁(Neomorellin)。果皮含 α-藤黄素,树汁及心材含藤黄双黄酮(Morello-flavone)等。

【药理作用】

1.抗菌作用

藤黄种子衣中的色素——藤黄宁,对金黄色葡萄球菌具有抑制作用。体外的有效浓度为1:10000,对若干真菌、草分枝杆菌、人型结核杆菌效力很弱,对大肠杆菌无效。此外,新藤黄宁也具有抗金黄色葡萄球菌的作用。其异构体异藤黄宁及异新藤黄宁的抗原虫作用,较其母体有效(藤黄宁或新藤黄宁通过肠管时可异构化)。

藤黄素在体外对非致病性原虫具有抑制作用, 特别是 β-及 γ-藤黄素效力较强。其抗原虫与抗菌作用并不平行,α1-及 γ-藤黄素在抑制革兰氏阳性细菌之能力、对小鼠人工感染葡萄球菌的保护作用、在血清或金属离子存在时的反应以及对热及酸碱度的稳定性等, 皆与 α-及 β-藤黄素相似。

2.其他作用

β-及 α1-藤黄素在超过治疗量时可引起小鼠腹泻,而 β-藤黄素致泻力更强。对小鼠的急性毒性(半数致死量,μg/kg)为:α1-及 γ-藤黄素皮下注射均为277,腹腔注射分别为87.1和77.18,静脉注射分别为108.4及108,这些数值与 α2-及 β-藤黄素的毒性相差甚微。

【性味归经】酸、涩、寒。有剧毒！归胃、大肠经。

【功能主治】消肿排脓，散瘀解毒，杀虫止痒。用于痈疽肿毒，跌打损伤，皮肤顽癣。

【用法用量】内服：0.03~0.06g，入丸、散剂。外用：研末调敷患处。孕妇禁用！

【处方用名】藤黄、制藤黄、炙藤黄，皆付豆腐制藤黄。注明"荷叶汁制"付荷叶汁制藤黄，注明"山羊血制"付山羊血制藤黄。

六　神　曲
Divine Comedy

【来源】本品为消导药。系面粉、杏仁、赤小豆等6种原料药经发酵加工而成的产品。

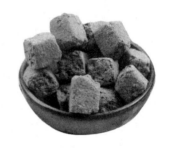

【炮制方法】

1.六神曲

（1）处方：赤小豆（豇豆）、光杏仁各1kg，鲜青蒿嫩苗、鲜苍耳草嫩苗各360g，小麦粉50kg，鲜辣蓼草嫩苗180g，鲜苘麻叶适量。

（2）制备：将赤小豆碾碎，入锅中加适量清水煎煮成豆泥。取光杏仁捣为泥状，备用。将鲜辣蓼、鲜青蒿、鲜苍耳草嫩苗分别用水洗净，切为碎末，混合，加入适量清水浸泡12h，备用。视容器大、小不同，可将方中药料按比例称取适量，分批进行制备。

将小麦粉、豆泥和杏仁泥混合搅拌均匀，然后倾入适量鲜辣蓼等3味药料碎末及浸液，搅拌揉搓成粗颗粒状，以手握成团、抖之即散为度，如果水分不足可加适量清水调节。将鲜苘麻叶铺衬于模具内部,取拌和后的湿药料装填入模具内,压制成重约 1kg 的矩形块状,连同苘麻叶一起取出,码放于竹篓内,使块与块之间保持一定的间隙,再用湿麻袋覆盖严实篓口,置于 37℃ 室温中进行发酵。待 2~4d 后,曲块表面生长出黄绿色菌丝、内部出现斑点时,取出,除去苘麻叶,趁湿润切制成方块,于 40℃ 以下低温烘干或者晒干,即得。

2.麸炒六神曲:将锅预热后投入麦麸皮,先用武火,逐渐改用文火加热拌炒,待麸皮呈焦黑色、散发出灰白色烟雾时,投入干燥的神曲块迅速拌炒,至曲块被麦麸皮烟雾熏染至微黄色时出锅,筛除麸皮,晾凉,即得。

3.焦六神曲:将锅预热,投入干燥的神曲块,先用文火,逐渐改用中火加热拌炒,至药料表面呈焦黑色、内部焦黄色,且可嗅到焦香气味时出锅,晾凉,即得。

【操作要领】

1.生产六神曲的季节以夏天为宜,因为此时气温较高而利于发酵。煮制赤小豆时添加的水液不宜过多,如果水液不足可随时添加。药料混合后制成的软材应软硬适中,因为过软则发酵所得成品粘连,颜色乌暗;过硬或过干燥则所得成品难以切制,湿度不够亦会影响酵母菌发酵活力。加水浸泡辣蓼、青蒿、苍耳草嫩苗时,药料与水液的比例为 1:7。炮制成品规格以发酵完全,曲块外表呈现黄绿色菌丝为标准。

2.麸炒六神曲过程中火力宜先强后弱,操作要迅速,炒制时间不宜过长,以免焦化。每 100kg 六神曲用麦麸皮 10~15kg。炮制成品规格以色黄、表面挂有麸皮烟雾熏烤色,无焦黑点为标准。

3.炒制焦六神曲时,先用文火,后改用武火,勿使药物炭化。炮制成品规格以外部焦黑色、内部焦黄色为标准。

【炮制研究】用麦粉制曲的药用历史已经相当久远,早在公元 597 年前《左传》一书中载:"叔展曰:有麦曲乎?曰无,河鱼腹疾奈何?"可见,当时就已使用麦曲治疗肠胃疾病了。厥后,在公元 6 世纪中叶,医药学家贾思勰在所著《齐民要术》中载有河东神曲法。明代医药学家李时珍在《本草纲目》中转载《水云录》中的神曲制法,该法系将贾氏的河东神曲法加以简化而成,其操作方法及处方配料一直沿用至今。六神曲方内所用麦粉、青蒿、赤小豆、杏仁、苍耳草、辣蓼草,系分别影射6种自然界的物象,与上述6种药料顺序分别对应为白虎、青龙、朱雀、玄武、勾陈和蛰蛇。因为每年阴历五月五和六月六为全年气温最高时期,适合发酵制曲。加之古人认为,五月五和六月六为诸神聚会的日子,故多选择该时进行制曲,其产品因之称为"神曲",由于系用6种药料制备而成,故名"六神曲"。当时,福建的酿造业很发达,故所制六神曲品质最佳。在《泉州志》中载有"建神曲"一词,乃为当地特产。

《本草纲目》中描述的六神曲发酵程度为"待生黄衣"为度,系指曲块表面生长有黄曲霉菌。由此推断,因黄曲霉菌的大量繁殖可以形成较多的淀粉酶,而淀粉酶的存在,则可能是六神曲具有助消化作用的原因之一。有关炮制实验研究表明,将神曲及其原料药物进行微生物培养,结果发现其中含有大量杂菌,主要菌种有球菌、杆菌、霉菌和酵母菌等。因此,如配制中成药将之炒用则更符合卫生学标准,可使中成药减轻污染和霉变,降低细菌含量指数。但是,从六神曲中所含乳酸酵母菌及淀粉分解酶考虑,无论炒制或者入汤剂煎煮均可使霉菌失活,因之降低药物的效用。故有人提出,采用自然发酵法成品杂菌含量甚高,卫生指标难以控制。故建议改用基质灭菌后的纯种发酵法,采用黄曲霉纯种发酵,测定成品淀粉酶的含量,以判断六神曲质量的优劣。有人还建议,采用酵母淀粉酶与乳酶生混合物直接代替六神曲,在制备中成药时直接将之加入,汤剂则采取研粉冲服的方法。该法是否合理可行,尚有待于进一步论证。

另外,有人对来自4个不同产地的六神曲生品与炮制品,进行了消化酶(淀粉酶、蛋白酶)活力检查,结果如下:

不同产地六神曲蛋白酶、淀粉酶活力比较(平均值 ± SD,n=3)

样品	蛋白酶活力(u/g)	淀粉酶活力(u/g)
生品(上海)	218.3±13.4＊	93.4±15.7＊
炮制品(上海)	18.4±3.3	12.7± 6.5
生品(浙江)	214.1±10.5＊	79.6±11.5＊
炮制品(浙江)	36.3±10.7	18.9± 8.6
生品(江苏)	322.4±21.6＊	87.4±12.4＊

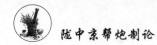

续表

样品	蛋白酶活力(u/g)	淀粉酶活力(u/g)
炮制品(江苏)	22.3±6.9	10.3±4.1
生品(四川)	275.1±14.6*	94.1±9.4*
炮制品(四川)	25.4±7.2	16.9±4.8

注:与相同产地炮制品比较,$*P<0.05$

测定结果表明,不同产地六神曲中蛋白酶、淀粉酶活力无显著性差异,故可将消化酶作为指标对六神曲的产品质量加以控制。此外,六神曲传统炮制规格为炒品和焦品,实验表明,4种不同产地六神曲炮制品的蛋白酶、淀粉酶活力均显著低于生品。而对六神曲的高温炒制实际是起杀菌作用,如能控制六神曲产品的卫生标准,以生品代替炮制品研粉冲服,其药物效价则会更高。

【化学成分】六神曲中含酵母菌,尚含挥发油、苷类、脂肪油及维生素B等。

【药理作用】

1.助消化作用

六神曲含有多种消化酶如淀粉酶等,每1g六神曲每小时可水解淀粉0.5g。六神曲可增加胃肠蠕动,增强其推进功能,促进消化液分泌,起到助消化、除胀满的作用。

2.抑菌作用

六神曲中苍耳草、赤小豆、青蒿均具有抑菌作用,六神曲所含乳酸杆菌可抑制肠道内的腐败过程。

3.解热作用

六神曲中的原料之一青蒿,具有解热作用。

【性味归经】辛、甘,温。归脾、胃经。

【功能主治】消食行气,健脾开胃。用于消化不良,饮食积滞,胃纳不佳。

【用法用量】6~15g。

【处方用名】神曲、六曲、炒神曲,皆付炒六神曲。注明"生"付未经炒制的六神曲,注明"焦"付焦六神曲。

【备注】传统中医学认为,六神曲经用麸炒而黄香,增强了其醒脾开胃的功能;炒焦增加苦味,苦能泻下,故可提高消导作用。凡饮食停滞用焦品为佳,健脾开胃用麸炒为妥。

建 神 曲
Divine Comedy

【来源】本品为消导药。系由多种药料混合后，经发酵而成的曲剂。

【炮制方法】

1.范志神曲

（1）处方主料:广陈皮、香附米、枳壳、泽泻、藿香各 620g,青皮、枳实、杉木树皮、白术、杏仁、苍术、麦芽、白扁豆、白酒曲、砂仁、山楂各 500g,槟榔、半夏各 1kg,浮小麦 9kg,茯苓 2kg,猪苓 360g,香薷

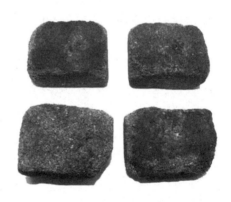

250g,丁香 60g,生姜 150g。处方辅料:小麦粉 25kg,鲜青蒿嫩苗、鲜苍耳草嫩苗各 1.5kg,鲜辣蓼草嫩苗 750g。

（2）制法:将方中主料干燥,粉碎,通过六号筛,加入小麦粉混合均匀,备用。辣蓼等.3 味处理方法、曲块成形,均参照六神曲项下制备方法。但其曲块体积小于六神曲,成品重约 60g,操作时亦无须垫衬苘麻叶。发酵过程中将曲块整齐码放于竹制框架内,外部用湿麻袋盖严,置于 37℃室温中发酵 48~72h,待曲块表面生有白色或黄绿色菌丝时,将曲块移入通风处阴干,即得。

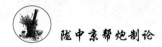

2.建神曲

（1）处方：陈皮、六神曲、山楂各 750g，青蒿、青茶各 250g，甘草、紫苏叶、藿香各 120g，麦芽 1kg，厚朴 360g，木香 180g，苍术 60g。

（2）制法：以上 12 味混合粉碎成粗末，备用。另取适量大米，加入清水煎煮为粥状，倾入备用药末内，混合均匀，以手握成团、松手即散为度。取容量 60g 的模具，撒入少许檀香粉作为防黏附剂，然后将拌和的药料装填入模具内，压成块状，出模。按范志神曲的发酵方法趁湿进行发酵，待曲块生出黄白衣时取出，阴干，即得。

3.炒建神曲：将锅预热，投入干燥的建神曲块，用文火加热拌炒，至曲块表面呈现火色时出锅，晾凉，即得。

4.焦建神曲：将锅预热，投入干燥的建神曲块，先用文火、后用中火加热拌炒，至曲块表面呈焦褐色、可嗅到焦香气味时出锅，晾凉，即得。

【操作要领】

1.范志神曲和建神曲干燥时应置于阴凉通风处，每日翻动 1 次，以免曲块继续发酵。炮制成品规格以表面有黄白或黄绿色菌丝，发酵充分，曲块干燥为标准。

2.炒制建神曲过程中火力不可太强，以曲块表面微显火色即可，避免焦化。炮制成品规格以无焦黑斑点为标准。

3.炒制焦建神曲的程度呈焦褐色即可，防止炭化。炮制成品规格以表面焦褐色、内部焦黄色为标准。

【炮制研究】据文献记载，福建泉州神曲制作历史悠久，泉州产的神曲又称建神曲，其有诸多品种。例如，紫华斋制备的紫华帝神曲、城隍庙徐镜心制作的万应神曲、秋水轩制造的香莲建曲等。但是，其中以明代秋水神曲（百草神曲）为最早，而以清代桂坛巷吴亦飞所制老范志万应神曲最负盛名。

建神曲配方源于京帮流派掌门人范志，故所制备的神曲又称为"范志神曲"。原方留存于北京同仁堂药店，并由该店独家配制。目前，通常所见的配方（建神曲配方）是由固有成方平胃散加焦山楂、焦神曲、焦麦芽、苏叶、藿香、木香、青蒿等数味药物组方而成。由于两种产品配方中的药物数量及组成不尽一致,所以二者产品的治疗范围及其功用亦有所差异。有关建神曲的其他相关炮制研究,可参考六神曲项下的论述。

【化学成分】建神曲中除药料原有成分外,主含淀粉酶等。

【药理作用】

1.助消化作用

建神曲含有多种消化酶如淀粉酶等,可增加胃肠蠕动,增强其推进功能,促进消化液分泌,起到助消化、除胀满的作用。

2.抑菌作用

建神曲中所含木香、甘草、青蒿等,均具有抑菌作用,建神曲所含乳酸杆菌可抑制肠道内的腐败过程。

3.解热作用

建神曲中的原料药青蒿、紫苏、青茶、藿香等,均具有解热作用。

【性味归经】苦,温。归脾、胃经。

【功能主治】健脾消食,理气化湿,解表和胃。用于伤食痞闷,腹痛吐泻,感冒头痛,痢疾等。炒建神曲醒脾开胃,焦建神曲消食导滞。

【用法用量】3~9g,入汤、丸、散剂或单独冲服。

【处方用名】建曲、建神曲、福建曲,皆付炒建神曲。注明"范志神曲"付范志建神曲,注明"生"付未经炒制的建神曲,注明"焦"付焦建神曲。生品一般很少入药。

【备注】将干燥的建神曲成品用纸包裹后长期存放,容易被虫蛀食,曲块则形成蚀空状。此即传统所谓"陈建曲",系某些地区医家习惯用药。

百 药 煎
Chinese gall leaven

【来源】本品为固涩药。系由五倍子与其他药料等混合发酵后制成的

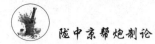

干燥产品。

【炮制方法】

1.处方:桔梗、甘草各 62g,五倍子 500g,酒曲 125g,茶叶 31g。

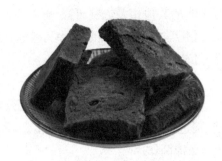

2.制法:将五倍子粉碎成粗末,备用。除酒曲外,将其余 3 味置于砂罐中加清水 500mL 煎煮 30min,保持煎液微沸。过滤,加适量水重复煎煮 1 次。合并煎液(600mL 左右)。待煎液温度降至 35℃左右时,将之倾入五倍子粉中,搅拌均匀,使呈疏松的块状或颗粒状,然后加入捣碎的酒曲,搅匀后置于容器中密闭,放置于 30℃~35℃的室温中进行发酵,隔日搅拌 1 次。经过 18~20d,至发酵物体积膨胀、表面析出白色结晶时取出,晒干,捣碎,即得。

【操作要领】

1.加入五倍子粉中的药物煎液应控制在 35℃~37℃之间,煎液温度过高会使酒曲酵母菌失活,温度太低则曲菌发酵活力降低。

2.发酵所用酒曲应选择生物活性高、发酵力强的新鲜曲种。

3.加入五倍子粉末中的药液量应适中,以手捏成团、松手即散为宜。搅拌混合过程中勿用手挤搓,使药物颗粒间保持适当间隙,以利于曲菌在含氧条件下进行充分发酵。

4.发酵所用酒曲如过于干燥,可酌加药物煎液湿润之,以提高曲菌的发酵活力。炮制成品规格以松散、发酵充分为标准。

【炮制研究】五倍子含 60%~70%的可水解鞣质,在入汤剂煎煮的过程中易与分子量较大的蛋白质、胶类等成分结合成为难溶性沉淀,从而影响汤剂的质量与药效。另外,五倍子中的可水解鞣质对肝脏会造成损害性的毒副作用,故一般不主张用于内服汤剂或外敷治疗烧伤。但是,五倍子经发酵后的水解产物——没食子酸,则克服了五倍子与蛋白质和胶类成分容易结合形成沉淀的缺点。没食子酸系合成磺胺增效剂 TMP 的重要原料,因此五倍子发酵水解产物较五倍子鞣质抗菌、抗炎和收敛作用更显著,毒性也明显降低。组方中茶叶含有缩合性鞣质,不仅对肝脏无毒副作用,而且具有一定的保肝作用,从而进一步增强了五倍子的药物效用,拮抗了其毒副作用,降低了对肝功能的损害。百药煎方中辅以升举中焦脾气之桔梗,配以补益中气、解毒和中之甘草,显著提高了五倍子敛肺、解毒及升阳举陷的作用。因此,该传统曲制品无论从现代药理、药化以及药效学方面解释,还是以中医理法方药角度予以论证,均具有较高的推广和应用价值。

相关研究证明,以安琪酿酒曲中自行分离的 3 株菌株为研究对象,在相同条件下分别单独进行发酵,并对其降解效果通过微生物在药材表面的生长情况和高效液相色谱进行评价分析,最终确定黑曲霉是百药煎发酵过程中的关键菌株。

【化学成分】百药煎中除药料原有成分外,主含黑曲霉等成分。

【药理作用】

1.镇咳、祛痰作用

实验研究表明,采用小白鼠氨水引咳及酚红祛痰实验,证实百药煎具有镇咳和祛痰作用。

2.抗炎、抗菌作用

分别采用二甲苯耳郭肿胀、大白鼠皮下塑料环肉芽肿增生等方法,表明百药煎具有抗炎作用。此外,经体外抗菌实验证明,其尚具有抗菌作用。

【性味归经】酸、涩,微寒。归肺、胃、大肠、肾经。

【功能主治】敛肺涩肠,止血,解毒。用于肺虚久咳,中气下陷,脱肛,泻痢,自汗、盗汗,遗精,便血、衄血,崩漏,外伤出血,疮疖肿毒等。

【用法用量】内服:3~6g,研末冲服或入丸、散。外用:煎汤熏洗或研粉调敷患处。

【处方用名】百药煎。

游学报告

本人有幸被选拔为全国第一批中药特色技术传承人才，通过3年的游学，掌握了专业知识、增长了见识、开阔了视野，提高了技能。现将游学经历报告如下：

一、游学概况

本人于2014年11月至2017年11月参加了全国中药特色技术传承基地共计15次的学习，主要有：

在双流区中医院（2015年1月5—8日），现场参观、学习了四川省中药特色技术精粹；在福州中医院（2015年3月21日—24日），学习了中药炮制理论及实践，现场参观福建中医药大学时珍园；在新疆维吾尔自治区中医医院（2015年6月15—19日），学习了新疆特有药用植物的野外识别、常见中药材与饮片真伪的鉴别、贵细中药饮片及新疆特有中药饮片的传统经验鉴别、新疆特有毒性药材的炮制减毒、医院中药制剂的研发思路及设计详解以及信息化技术在药品调剂（中药、中成药）、中药汤剂煎煮、中药处方点评等质量控制中的应用；在贵阳中医学院（2015年10月18—22日），学习了中药资源保护与利用、中药材种植技术、中药传统鉴别经验鉴别经典方法、中药材产地加工、中药制剂制备；在上海中医药大学附属曙光医院（2016年4月18—22日），学习了中药制剂、中药调剂、中药鉴定；在甘肃中医药大学（2016年9月24—28日），学习了《伤寒论》解读、临床常见中药饮片的鉴定、《中医药文化》解读、甘肃道地药材炮制技术及实地参观考察；在武汉市中医医院（2016年11月1—4日），学习了冬虫夏草的鉴别、中药饮片分级方法及其质量评价、湖北道地药材蕲艾研究及产品开发、非物质文化遗产——中医疮疡科临证用药特色介绍、药材的品质评价、"汉派"黑膏药的传承与创新、中药膏方操作规范指南、《黄帝内经》养生文化，并参观武汉市中医医院中药标本馆、手工切药、手工泛丸、黑膏药摊涂技术现场演示以及武汉植物园、体外培育牛黄产业化生产基地；在济南市中医医院（2017 年 3 月 13—17 日），学习了中药发展形势与战略对策、《伤寒论》药物的临床炮制与应用、常见中药的性状鉴别及真伪识别、医疗机构制剂的研究、中药传统制剂制备经验总结——丸剂、传统中药调剂操作技术演示，了解了山东东阿阿胶历史与制备工艺；在重庆市药物种植研究（2017 年 4 月 24—28 日），学习了石柱黄连规范化种植研究和开发利用、麝香香水的配制、滇川藏高原地区常见药用植物天麻和白及的规范化种植技术、易混淆中药的基原和性状鉴定、《黄帝内经》选读，实地学习了中药材基原植物识别与标本采集和制作、鹿茸采收与活麝取香，考察参观了太极集团、重庆植物园；在内蒙古自治区中医院（2017 年 6 月 19—23 日），学习了道地、名贵中药材的药用现状及其鉴别性，敖鲁古雅鄂温克民族的药简介、蒙药药用资源的利用及道地药材鉴定、川派炮制特色和川芎系统研究、呼伦贝尔蒙医及蒙中药资源的概况介绍、中药材市场状况及种植技术，参观了内蒙古呼伦贝尔市中蒙医院、根河湿地野生药物和呼伦贝尔蒙抗旱基地；在山西振东制药股份有限公司（2017 年 6 月 26—30 日），学习了中药饮片鉴别、中药材炮制与质量分析、自然环境对中药材质量的影响、王玉庆中药材鉴别等；在广东药科大学、黑龙江中医药大学第一附属医院（2017 年 10 月 23—27 日、2017 年 12 月 25—29 日），学习了贝母类的鉴别与问题、中药炮制传承与展望、广东与黑龙江中草药资源、中药破壁等技术，参观新会陈皮种植基地、华南中药城，并考察了珠海海岛药用植物。

二、游学内容

游学中，各位专家讲授的内容涉及面广，有中药资源、种植与加工、中药鉴定、中药炮制、中药制剂等方面的专业知识，也有临床合理用药、中医药文化、中医药研究等方面的知识，可谓"结构合理、层次分明、营养丰富、回味无穷"。

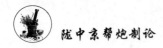

（一）中药鉴定

中药的基源鉴别对保证中药质量和品质至关重要。中药鉴定方法有4种：有针对植物个体的基源鉴定、针对植物细胞及组织的显微鉴定、针对植物细胞内化学成分的理化鉴定以及针对植物药用部位和药材部分的性状鉴定。性状鉴定起源于公元前中国本土传统的"经验鉴别"，根据药材的形状、大小、颜色、表面特征、质地、断面、气、味、水试、火试等特点，在千年的传承和发展中，前人以形象思维为指导积累了丰富的经验鉴别方法，总结出经验鉴别的传统术语：有非专属类，如"朱砂点"（苍术、独活、白术），专属类，如何首乌的"云锦花纹"、商陆的"罗盘纹"。传承之目的是创新，创新又是更高水平的传承，周汉华老师根据药材特点又总结出杜仲之"藕断丝连"、羚羊角之"乌云盖顶"等；李仁国院长从基源植物的角度结合药材形态来讲解易混淆中药，如鸡血藤基源植物密花豆与同属植物白花油麻藤、常春油麻藤、大血藤等植物在花、叶、果实等方面的不同点及药材形态方面的不同点；皂荚属植物形态鉴别，中药皂角刺源于皂荚属植物皂角的棘刺，目前同属植物野皂荚、小果皂荚、美国皂荚等植物棘刺也混入使用，但植物花、叶、果实及药材形态还是不一样，可资鉴别。以上几个方面对于控制中药的质量特别重要。

贵重中药材的真伪鉴别，诸位老师对于一些名贵药材的鉴别总结出了成功的、可操作性强的鉴别经验，并分享了他们的经验，使我受益匪浅，如上海中医药大学及曙光医院陈军力教授"野山参及其类似品的来源及鉴别要点"的授课，使我对野山参的来源、商品分类（纯野山参、林下参、趴货等）、主要鉴别特征（芦头、芦腕、疔、纹、体、须）及野山参的应用有了一个全面的理解。陈立羽教授围绕名贵中药材冬虫夏草、蛇类药材、蛤蚧、海马、燕窝等的基原鉴别、商品分类、伪品和易混淆品、质量优劣等方面做了讲解，涉及市场中药材及饮片的质量现状、影响中药材及饮片质量的主要因素、中药质量控制的对策、中药材鉴定的思路与常见问题以及近几年常见的混伪药材等，通过学习使我开阔了视野，增长了见识，观念和思维都得到了升华。

这里还要特别提到张继老师，张老师关于冬虫夏草的真伪鉴别，讲解生动，特别是腹足5对、1~4腹足位于中部、5腹足位于体尾部、每一腹节有4环节、第一环节较宽、第二环节狭短、第三环节狭、第四环节较狭长的总结令人印象深刻。张继老师讲到冬虫夏草伪品和地方品有：凉山虫草（子囊壳表生，子座细长，非一宽三窄）、亚香棒虫草（虫体表面灰白色菌丝，子座肉乎乎，颜色发紫如茄子色，常分支，多用双氧水处理后颜色变浅，子座埋生，菌膜包裹特别紧密，气门突）、香棒虫草（子座从左或右侧长出，虫草不同于冬虫夏草，背部纹理出入很大，子座易分叉）、新疆虫草（无子座，挖赤芍、藜芦时挖出，颜色发红，纹理比较乱，子座短小，子囊壳埋生）、蛹虫草（虫草素含量高，子座很多，子囊壳致密表生，如面包渣粘到油条上一样）；北冬虫夏草（虫草花）；冬虫夏草伪制品：拼接插棍、拼接插铁棍、掺糖、子座粘沙、插铅钉、注铅粉、灌胶、拼接假子座、淀粉压制、类似品冒充等造假方式，均应主要辨别。

关于草类中药的鉴别，张继老师指出草类药包括：①全草：根及根茎、草质茎、叶、花、果实、种子（如蒲公英、珍珠透骨草）；②地上部分：草质茎、叶、花、果实、种子（如仙鹤草）；③带鳞片叶的草质（肉质）茎（如麻黄、肉苁蓉）、带叶嫩枝归叶类（如大叶紫珠、紫苏叶、侧柏叶），但是有些草类药也是以叶为主的如伸筋草、卷柏等带叶的木质茎归茎木类（如桑寄生）。有些草质藤本如忍冬藤、天仙藤虽归在茎木类，但饮片性状和草类药差不多，也可以归到草类讲，有的药叫"草"却不归在草类（如谷精草、甘草、紫草）。其鉴别方法：①摊薄观察，多取几份样品，尽量找全各分；②在比较中找要点（性状相似者找不同点如荆芥与紫苏）；③注意茎的特征细节（形状如仙鹤草，表面如马齿苋，断面如薄荷等）；④润湿展开观察（看叶基、叶缘、叶脉等）；⑤细看标准，一字一句地读，一个特点一个特点地对照饮片，尤其注意那些能代表该药特点的部分是否有，要熟悉植物学术语；⑥熟悉原植物各部分性状，最好能亲自采集新鲜植物或收集个子货，亲自做饮片；⑦见多识广，广泛请教，积累实践经验。张继老师建议我们多去市场见个子药材，拜访草类高手。

通过学习，我还掌握了常用中药王不留行、天仙子、全蝎、朱砂、穿山甲、鸭跖草、当归、西红花、车前子、菟丝子、淫羊藿等药材的真伪鉴别，例如贝母类药材的鉴别比较，《中国药典》规定其来源为百合科植物川贝母（Fritillaria cirrhosa）、暗紫贝母（Funibracteata）、甘肃贝母（Fprzewalskii）或棱砂贝母（Fdelavayi）的干燥根茎。按商品习惯常分为珍珠贝、松贝和青贝（系川贝、暗紫贝母、甘肃贝母）、炉贝（分白炉贝和黄炉贝，系梭砂贝母）。

按品种分主要有川贝、伊贝、平贝、浙贝及湖北贝母。常见贝母类药材如下：

1.川贝母。川贝母的叶通常对生，叶片尖部常反卷，花单生茎顶，紫红色，有浅绿色的小方格斑纹，叶状苞片 3 枚，鳞茎多呈"青贝类形"。类圆锥形或近球形，高 1~1.3 cm，直径 1~1.5 cm。表面类白色。外层鳞叶 2 枚，大小近似，顶部稍开裂，内有类圆柱形、顶端稍尖的心芽和小鳞叶 1~2 枚，先端钝圆或稍尖，底微凹入，中心有一灰褐色的鳞茎盘，偶有残存须根。质硬而脆，断面白色，富粉性。气微，味微苦。

2.伊贝母。伊贝按来源分新疆贝母和伊犁贝母，花单生茎顶或数朵成束状，淡黄色，上面有暗红色斑点，叶状苞片 1~2 片。呈圆锥形，较大，高 0.8~1.8cm，直径 1~2.5cm。表面稍粗糙，淡黄白色。外层鳞叶 2 枚，心形，肥大，一片较大或两片近等大，抱合。顶端稍尖，少有开裂，基部微凹陷。栽培的伊贝体大，表面稍粗糙，形状略不规则，味苦。

3.平贝母。平贝的花柱有乳突，叶较多轮，顶端的花具 4~6 枚叶状苞片。呈扁球形，高 0.5~1cm，直径 0.6~2cm，表面乳白色或浅黄白色，外层鳞叶 2 瓣，肥厚，大小相近或一片稍抱合，顶端略平或微凹入，常稍开裂，中央鳞片小。质坚实而脆，断面粉性。气微，味苦。

4.浙贝母。浙贝又称大贝、"元宝贝"(系去心者)、珠贝(系未去心者)、浙贝片。花钟状，生于茎顶或上部的叶腋，淡黄色或黄绿色，有的带淡紫色，顶生花具苞片 3~4 片，侧生花具苞片 2，苞片叶状，先端卷曲。呈类圆锥形或近球形，高 1~1.3cm，直径 1~1.5cm，表面类白色。外层鳞叶 2 枚，大小近似，顶部稍开裂，内有类圆柱形、顶端稍尖的心芽和小鳞叶 1~2 枚，先端钝圆或稍尖，底微凹入，中心有一灰褐色的鳞茎盘，偶有残存须根。质硬而脆，断面白色，富粉性。

5.湖北贝母。湖北贝母亦称"板贝""窑贝""平贝"。性状：呈扁圆形或圆锥形，直径 1~3.5cm，高 1~2cm。表面淡黄色或淡黄棕色，稍粗糙，有时可见黄棕色斑点或斑块，外侧鳞叶 2 枚，通常 1 枚较小，被抱合于一片大的鳞叶之中。顶端平，中央有 2~3 个小鳞叶及干缩的残茎。味微苦。

6.贝母的其他非主流品种。①太白贝母：茎生叶 5~11 枚，通常对生。

花绿黄色,无方斑。通常花先端近侧边缘有紫色斑带,有的外面几乎紫色,略有黄色不规则斑块。长圆锥形,体较高,体表凹凸或部分缢缩,不甚光滑。栽培品呈类扁球形或短圆柱形,高 0.5~2.5cm,表面类白色或浅棕黄色,稍粗糙,有的具浅黄色点。外层鳞叶 2 枚,大小相近,顶部多开裂而较平。②东贝:形似松贝,鳞茎呈类圆形至长圆形,高 1~1.3cm,直径 0.7~1cm,表面白色至稍带淡黄色。一侧纵沟基部有心芽。质坚实。味苦。加工品呈鼓形,两头小,中间大,抱合紧密,直径 1~2cm,很少露出上端。③米贝母:呈莲座状,有多枚肥厚的半球状鳞叶,其中下部周围有密集的芝麻状小鳞叶,直径 1.1~1.6cm,高 0.6~0.9cm。表面黄白色或浅棕黄色。④彭泽贝母:呈卵球形、长球形或圆锥形,直径 0.7~2cm,高 0.8~1.8cm,表面白色或淡黄色,外层鳞叶 2 枚,大小相近或大抱小,顶端钝圆或尖,开口,内常见 1~3 枚小鳞叶及干燥残基,基部平整或歪斜,有残留须根。质硬而脆,富粉性。气微味苦。

对于近来市场上中药材、饮片常见伪品鉴别,张继老师结合自身经验,图文并茂地进行了讲解,指出常见的制假方法有:①人为增重。如掺入硫酸镁(重粉),在药材中按比例加入硫酸镁,并加热使其渗入药材内部。这种方法简单,为目前主要的制假手段,据不完全统计,涉及品种有猪苓、桔梗、白芍、炮山甲(甲珠)、白豆蔻等 100 多个。②掺入异物。如杭白菊中掺米浆或淀粉、粉葛中掺滑石粉、车前子中加沙粒、桂圆肉中掺红糖、海金沙中掺泥土等,只要仔细观察,就能分辨。③人为造假。采用其他原料,以模具或机器规模生产。这种手段要求一定技术,投入高、风险大,涉及品种多,性质恶劣,危害大。涉及品种有茯苓、神曲、建曲、血余炭、阿胶、菟丝子等数个。一般消费者不易鉴别。如茯苓正品为茯苓去净外皮切成的 1cm³ 以内的立方块,白色、淡红色或淡棕色。质坚实,断面颗粒性。气微,味淡,嚼之黏牙。充伪品为立方形块,表面类白色,体重,质坚硬。嚼之有黏牙感,口中留有细粉状物。热水浸泡或煎煮后药材散碎。显微镜下观察未见菌丝,见大量淀粉及矿物结晶。④物种混淆。以外观性状相似的其他药材掺伪或充伪。这也是当前主要的制假手段,涉及的品种较多,如当归、延胡索、厚朴、金钱白花蛇、沙苑子、白及、韭菜子等掺伪充伪都比较严重。这类品种的辨认需要一定的专业知识。如正品当归略呈圆柱形,下部有支根3~5条或更多。表面浅棕色至棕褐色,具纵皱纹和横长皮孔样突起。归头粗短,具环纹,上端圆钝,质柔韧。断面黄白色或淡黄棕色,皮部厚,有裂隙和棕色点状分泌腔,有浓郁的香气。伪品欧当归为伞形科植物欧当归Levisticum officinale Koch.的根,主根粗长,呈圆柱形,根头膨大,有2个以上簇生茎残基,质柔韧,不易折断,气微臭,味甘辛,口尝微甜而麻舌。表面灰棕色或灰黄色,断面黄白色,纵切片主根部分较长。伪品东当归为伞形科植物东当归 Angelica acutiloba (Sieb.et Zucc.)Kitag 的干燥根。别名日本当归、大和当归、延边当归。主根粗短有细环纹,顶端有叶柄及茎基痕,中央凹陷,有的已切齐。支根从主根下长出,10余条或更多。表面土黄色、棕黄色或棕褐色。干时质脆,受潮则变软,有韧性。气芳香,味甜而后稍苦。伪品朝鲜当归为伞形科植物朝鲜当归 Angelica gigansNakai 的干燥根。别名大独活、土当归、野当归。根头部短粗,表面有横环纹、纵皱纹及多数横向突起的皮孔状疤痕,质脆。气芳香,味微甜而后辛苦。

但是随着现代科技的发展,中药在品质纯正、去伪存真方面面临着更大的挑战,通过植物学的特征和DNA检测技术对中药正本清源,对于保证中药的质量至关重要。吴纯洁教授就对自己的研究课题——中药"形、色、气、味"——建立了传统炮制技术与现代技术相结合的研究思路和方法,即利用机器视觉技术、电子鼻与电子舌技术实现川派中药的性状客观化,并可作为中药鉴定新技术来发展和完善,电子鼻、电子舌对炮制品具有特异的区分识别能力,提出了解决中药性状客观化的关键技术问题的思路——智能化、信息化,灵敏性高度,可用于区分识别中药。

(二)中药炮制

中药炮制是中国特有的一项传统的制药技术,是根据中医药理论,依照辨证论治用药的需要和药物自身的特性、质地,以及调剂、制剂的不同要求采取的药物加工技术。炮制作用:降低或消除毒副作用、增强药物疗效、改变或缓和药性、便于服用和贮藏等。中药炮制是医药领域中不可或缺的一部分,在千百年的中药临床运用中起着举足轻重的作用,也是中国中医用药的一大特色,在中药与中医之间起着桥梁纽带作用。在中国现存最早的方书《五十二病方》中就记载了净制、切制、水制、火制、水火共制等多种炮制方法，从《黄帝内经》《神农本草经》到《雷公炮炙论》，再到《本草纲目》，中药炮制技术无不体现了该历史时期中药制药技术的先进性。

对于中药炮制的现状及问题，福建中医药大学陈红老师讲到，中药炮制取得的成绩主要表现在：国家资助方面较以前有提高、重视。"七五""八五"资助，"九五"中断，"十五"至今资助力度不断加强；人才培养方面，由原来全国几十人的"熊猫"炮制队伍到现在的数百人、上千人，队伍不断壮大；饮片生产企业通过 GMP 认证等质量控制，生产条件有所提高；炮制技术水平较之前有所提高；中药饮片质量标准控制水平在不断提高，中药饮片加工过程质量控制意识在不断加强，现代检测技术和方法的应用使质量控制水平不断提高，中医药文化环境的开放，使原来封闭的炮制领域相对开发。中药炮制存在的问题：①饮片标准不统一，质量无保证，质量差。②炮制生产工艺落后，如《中国药典》有炮制工艺的品种少。③炮制用辅料没有统一标准。④中药饮片市场流通混乱。⑤加工炮制技术传承亟待加强。⑥需求的高速增长与中药资源的有限性。陈红老师还提出了相应的建议：①在已有标准基础上加强管理。②进一步规范炮制工艺、提高完善质量标准体系。③建立炮制辅料专用标准。④建立现代的中药饮片生产体系。⑤建立良好的饮片营销体系。⑥加强炮制的教学科研投入，从根本上解决问题。中药炮制或中药饮片行业尽管存在着这样那样的问题，但是从国家层面的重视程度到普通人民的保健意识增强，中医药行业、对中药炮制、中药饮片都是一个千载难逢的发展好机遇。其发展是有目共睹的，从第一代饮片即传统的中药配方饮片，第二代饮片中药配方颗粒，第三代饮片浸膏饮片，到第四代饮片中药破壁粉粒，无不体现了我们中药炮制技术的进步。

对于医院临方炮制工作思路及实践，潘鸿贞教授的讲解给予我们很大启发。中药饮片的临方炮制，是指医师开具处方时，根据药物性能和治疗需要，要求中药店或医院中药房的调剂人员按医嘱临时将生品中药饮片进行炮制操作的过程；或为了保存药性，在用时捣碎。临方炮制有利于保存药性，便于中药饮片的贮藏、炮制、调剂、制剂、鉴别，有利于煎出其有效成分,提高煎药质量,发挥药物疗效。中药炮制要求严格,并有"不及则功效难求,太过则气味反失"之说。如果炮制不当,很容易导致成品"得气失味"或"得味失气",从而影响中药疗效。中医历来讲究辨证论治、因病施治、随方组药,强调以个体为主,对中药饮片的品种和炮制方法也提出了较高的要求。中药店和医院中药房配方使用的中药饮片,大都由中药饮片厂供应,但由于中药饮片的炮制品种较多,无法备齐,势必不能满足临床调配的需要。这样,中药饮片的临方炮制就显得尤为重要。中药临方炮制工作的基本要求主要有:工作场所、设备及管理、物料、工作制度、炮制规范、人员等。开展临方炮制工作的总体思路是:在重视文献理论研究的同时加强对传统经验的传承,加强炮制工艺的研究,在中医药理论指导下开展中药炮制的理化实验研究,建立健全医院临方炮制规范,进行标准化生产。

在地方炮制技术方面,尹茂才、赵文老师分别讲授了《四川江油附子13种炮制品的工艺技术》《附子的临床应用》。

附子为毛茛科(ranunculaceae)多年生草本植物乌头(*aconitum carmichaeli* debx.)块根上侧生的子根的加工品,为常用中药。本品生品气微,味辛辣而麻舌,有大毒,功效回阳救逆,补火助阳,逐风寒湿邪。江油附子为著名川产道地药材,其栽种历史可追溯至1100多年前。江油市附片制造厂成立于1954年,多年承担国家赋予的附子等毒麻饮片的加工生产任务,是国家50家重点饮片厂之一,生产的"中坝牌"附子系列产品在国内外市场享有较高声誉。四川江油中坝附子科技发展有限公司系中国医药集团——中国中药公司旗下中药饮片生产企业,同时也是以附子深加工为主的毒性饮片生产基地。公司着眼附子药用价值的开发,历经几代药工的传承和摸索,逐渐形成"浸、漂、切、煮、蒸、炒、烤、醇"等八大工艺流程,每道工艺流程都有特定的标准与规范,能加工出多达13种规格的附子产品:药典标准品种(5个有胆系列)、地方标准品种(5个有胆系列)、新品种(3个无胆系列)。产品质地优良,畅销国内外。道地药材——江油附子:①繁殖方法:无性块根繁殖;②种收时间:冬至下种,夏至收成,禀天地之阳气,赋予其雄厚及独特的扶阳力量;③土壤环境:为冲积平原形成的碱性沙土(主要集中在河西、彰明、德胜、让水四乡),区别于其他产区的酸性土质(主要集中在陕西城固、凉山布拖等产区),为江油附子产区独有;④栽种方法:江油附子不同于其他产区的粗放种植方式,而以精耕细作闻名于世,勤劳的江油人民在千年实践中对于附子栽种总结了一整套系统且完美的耕作方法,包括打尖、掰芽、修根等繁杂的栽培方法;⑤加工流程:洗净分级为鲜附子(习称泥附子),在24h内洗净分级并放入胆巴水内浸泡,以防腐烂。鲜附子共分为4个等级:特级<12个/kg,一级<16个/kg,二级<24个/kg,三级<40个/kg,等外级<40个/kg。浸泡透心的鲜附子称"胆附子"(胆附子等级规格与鲜附子相同),浸漂、煮制、剥皮、切片、漂洗(发酵)、蒸制、火烤、烘晒等加工过程,制成各种不同等级规格的附片成品(可直接入药)和半成品(需再加工)。生附子有毒,加工炮制后毒性降低,便于内服,产地加工成盐附子的目的是防止药物腐烂,利于贮存。加工成黑顺片、白附片后毒性降低,可直接入药。炮附片以温肾暖脾为主,用于心腹冷痛、虚寒吐泻。

对于炮制派系,胡昌江教授就川派特色炮制技术与临床应用做了讲解。通过胡昌江老师讲授的川派炮制特色及川芎系统研究知识,使我了解了中药炮制的重要性,以川芎为例,学习掌握了炒川芎、酒川芎、麸炒川芎、米泔水制川芎等中药炮制方法,而这些知识对中药加工企业来说同样关键。通过学习,我会把这些中药炮制方法,结合企业加工生产的实际情况,运用到工作实际中去,提高生产水平,保证中药饮片质量优良。

福建中医药大学褚克丹老师以雷公藤为例,讲解了炮制减毒概况及实验研究。雷公藤源于卫矛科雷公藤属植物雷公藤(Tripterygium wilfordii Hook. f.)的根(去皮根),主要产自福建、云南、江西、贵州、浙江、安徽、湖南等地,性温,味苦涩,归心肝脾肾经,有大毒,具有祛风除湿,舒筋活络,消肿止痛,杀虫止痒的功效。雷公藤作为地方性用药,《中国药典》未收载,而收载雷公藤的地方标准有《福建省中药材标准》《福建省中药饮片炮制规范》《湖南省中药材标准》《浙江省中药炮制规范》《山东省中药材标准》《上海市中药材标准》。雷公藤减毒保效方法主要有炮制减毒、中药配伍、剂型改良、联合西药、针灸配合等。褚老师研究认为,雷公藤莱菔子炮制品

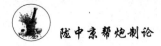

为 7 种方法中保效减毒的最佳炮制方法。

(三)中药制剂

艾儒林博导讲授《特色院内制剂和传统制药技术(黑膏药、升降丹的制作)》,重点讲授了黑膏药的制法、质量要求。黑膏药是用植物油与红丹(Pb_3O_4)经高温熬炼而成的黑褐色坚韧固体,制备工艺流程为:动植物药材→提取(植物油炸料200℃~220℃)→过滤(270℃~300℃)→炼丹(下丹)→去火毒→膏药块→溶化(水浴)→涂展(药粉70℃以下)→膏药。其每个程序都非常关键,如在炸药的过程中要注意须将药料在油内浸泡一定时间,经验上有春五、夏三、秋七日之说;药料倒入前须酌予碎断,太粗则不易炸出药材有效成分,太细则易于沉积锅底不易滤净;入药顺序依药料性质不同,一般有先炸、后炸之分。肉质药及鲜药宜先炸,如甲鱼、鲜苋菜之类,质地坚实的药物也应先炸,如介壳、树根之类;质地疏松或形体细小的药物,宜待先炸药物已枯黄时再下锅,如花叶和种子类。升降丹的制作让我了解到中国炼丹术的起源、发生与发展情况,深刻感受到古代炼丹师对现代化学的基本知识所做的巨大贡献。大多数丹药虽然不宜于内服,但对外科疮疡方面有着它的不朽功绩,我们应很好地加以继承和发扬。艾儒林博导还现场制作三仙丹,处方:水银30g,明矾30g,火硝30g。制备方法:三药共研为极细粉末,以不见水银星点为度,放入生铁锅内,铺平,盖碗,壅沙,加压石,火烧2.5h,取出,刮下红色反应物,退去火毒即得。

武汉市中医医院的黑膏药非常有特色,并对其进行了创新。工艺创新:①辅料标准创新:油料选择标准化;②工艺参数创新:经验数据化;③去火毒法创新:白蜡去火毒;④裱褙材料创新:精纺棉布透气性好,不干胶贴定量化。质量标准创新:常温下,粘之即贴;贴敷后,撕之即落。临床应用创新:①应用目的创新:治疗为主向预防为主创新;②应用部位创新:病变部位向穴位敷贴创新;③应用方式创新:加热烘软向常温敷贴创新;④应用现象创新:不起泡,可以反复使用。学习现场还对木糖醇膏方的选用进行了介绍。木糖醇膏方已经不是传统意义上的膏方,且因其相对密度不可能达到甘肃省中医院规定的膏方相对密度下限值1.38,传统包装容器很难保证其储存质量。故为了保证膏方的储存质量,木糖醇膏方只能全部选用单剂量精品膏方的制作模式操作。从理论上讲,木糖醇膏方糖尿病人可服用,但目前临床上还没有足够的数据支撑和证明糖尿病人服用木糖醇膏方的安全性,故糖尿病人要谨慎服用木糖醇膏方。如糖尿病人确实需要服用个性化加工制剂,胶囊剂、水丸、散剂等都是不错的选择。膏方的服用,适身而施,随人而行,各人的体质不同,内在的、外表的具体情况不同,同一种症状也不一定能使用同样的药物,适合时令,用药补益更有一个量的限度,适可而止。

对于院内中药制剂的研发,曙光医院刘力主任药师结合怀珍养肝胶囊院内制剂的研发实例,着重讲了院内制剂的立项开发、中药新药的创新方向、知识产权与专利保护及有关的政策法规,使我们在院内制剂和中药新药的研发方面做到有的放矢、少走弯路。曙光医院重视中药制剂应用,特别是在外用制剂的研发和使用上开发出了系列外用制剂,在临床上得到了广泛的应用,取得了显著的临床疗效,其严谨、精益求精、科学创新的精神值得学习。樊建开主任医师系统地讲解了中药外用制剂的分类、主治病症、临床应用及疗效,彰显了外用制剂药到病除的临床使用效果。中药外用制剂,简便验廉,是中医临床特色的重要变现,为临床药学工作者提供了工作思路。林桂涛教授讲授《医疗制剂的研制》,主要内容包括配制工艺研究、质量标准研究、稳定性研究。配制工艺研究方法有:原料的选择、剂型的选择、提取工艺的选择。常见问题:配制工艺描述简单,工艺参数不完全;语言表述混乱、不清晰;语言表述不规范不"药学",概念不清晰,表达错误,参数设计错误。质量标准研究包括:材料组成、药材饮片及辅料的标准、制剂的质量标准。稳定性研究,一般只进行室温的长期稳定性实验即可。

湖北中医药大学、湖北省药用植物研发中心开发了多项蕲艾产品,实现蕲艾原料初产品向蕲艾高新产品的全面转化。蕲艾新型系列产品的开发,充分地将蕲艾资源优势、生态优势、特色优势、政策优势转化为经济优势,满足健康产业对蕲艾产品的需求。相信在拥有先进科学技术和理论研究的基础上,会让蕲艾在健康行业的应用中脱颖而出,让蕲艾产业更上一层楼!通过了解蕲艾产品开发,举一反三,我们在其他药食两用药材中也可以进行挖掘,开发绿色产品系列,惠及人类健康。

(四)中医药资源种植与采收加工

无论是神秘的雪域高原、苍凉的戈壁沙漠、茂密的原始丛林,还是湿润的水乡菏泽,每一味本草都有适应其生长的最佳境域,中药谓之"道地"。

1.中药资源

中国中药材资源十分丰富,20 世纪 80 年代全国中药材资源普查品种 12 807 种,《中华本草》收载 8980 种。林瑞超主编的《中国药材标准名录》一书收载有标准的中药材 4700 余个品种,常用中药材 600 余种,其中大规模种植品种约 200 余种。《中国药典》2015 年版(一部)收载药材 618种。

甘肃因盛产道地药材而扬名海内外,中药材有 1527 个品种,其中植物类 1270 种、动物类 214 种、矿物类 43 种。由于地理环境复杂,海拔高低悬殊,形成强辐射、寒冷、干旱、缺氧的自然资源特征,使境内生产的不少中草药含有特殊的化学成分,能够抵抗众多逆境条件下的疾病,或者治疗疑难杂症,这是其他地方同种药用植物不能替代和无法比拟的。人工种植药材面积达 25.87 万公顷,上市的各中成药品种达 350 余种;种植面积居全国前列,中药材总产量也占全国总产量的大半,其中大宗药材当归的总产量占全国的 95%,中药材的种植规模位居全国第一。甘肃,如今乃名副其实之中药材大省。甘肃道地药材中最为有名的是当归、黄芪、党参、大黄、甘草,中药材出口量占到全国中药材出口量的 80%以上,业界习称"甘肃五大宗",均为《中华人民共和国药典》收载品种。其种植面积和产量当前居全国第一位,除作药用外,当归、黄芪、党参、甘草还供食用。通过上千年的经验积累,甘肃民间对道地药材的种植、采收、加工和炮制逐渐形成了一套独特的技术体系,具有明显的地域特色。传统加工的设施与工具有:烘干设施——烘床、切制佛手归的特殊设施——当归刨床、切制黄芪特殊片型的工具——黄芪刨刀与刨床、切制黄芪柳叶片的传统工具——片刀、切制各类药材的传统工具——禹州刀、加工大黄的特殊工具——火炉及撞皮机。

当归的加工与炮制：当前陇上中医习用的饮片有 9 种(归头片、当归炭、油炒当归、土炒当归、酒洗当归、酒炒当归、全归片、归尾片、归身片)，另外，在当归产地还加工一种专供食用的特殊商品"佛手归"。当归的产地初加工包括采挖、杀水(将鲜根于晒场上摊开，日晒夜露，通风)、揉搓等工序。当归的切制包括清洗与闷润，注意当归"股子"和"尾子"亦宜"抢水洗"，稍闷润，即可软化。当归的切制按片型切制成：归头片、归身片、归尾片、全归片、佛手片 5 种。当归的炮制品主要有当归炭、酒炒当归、土炒当归、酒洗当归、油炒当归。当归炭是取当归片，大小分档，先将大的倒入锅内，中火，翻炒至色泽稍深时，倒入小片，继续翻炒；炒至表面颜色整体呈微黑色，内部呈棕褐色时，灭尽火星，出锅，摊开，放凉。当归炒炭后，能引血归经，产生止血功效。

山东省是中国的经济大省，也是中药材资源和生产大省，是全国中药材资源体系的主要组成部分。山东全省有中药材资源 1470 种，约占全国中药资源种类的 10%以上。山东的道地药材金银花、桔梗、丹参以及莱阳的北沙参、菏泽的丹皮、长清的瓜蒌以药性足、色泽正、质量上乘享誉全国。山东还注重文化教育和物质传承，有着深厚的文化底蕴。

贵州有中药材资源 4802 种，其中药用植物 4419 种、药用动物 301 种、药用矿物 82 种，按道地药材、珍稀名贵药用植物、特有药用植物、药用植物新种、新纪录药用植物、药用新资源、栽培药材、大宗药材、其他重要经济价值药材等进行分类。我学习了贵州道地药材和大宗药材按行政区域、不同地形地貌的分布特点，了解了贵州中药材资源产藏量。贵州道地药材指在贵州有特定的产区、特定的种质资源和加工方法、质量和疗效高于其他产区同种药材的药材，其代表品种有天麻、吴茱萸、毛慈姑、白及、石斛、杜仲、半夏、天冬、何首乌等。在学习中，我了解了贵州中药材资源开发利用的历史和现状，包括中药新药研制方面和中药制药工业方面。贵州在中药材资源保护和利用方面有很多值得学习的地方：注重野生药材资源的保护性开发；加强道地药材、具有竞争力的药材、民族药材的规范化种植基地建设；发展质优木本药材生产；开发别具特色的"小三类"品种；开发矿物药材品种；开发民族药材资源；保护贵州的生物多样性。

广东、广西南部及海南、台湾等地出产的道地药材有十大广药。广药又称"南药",因地处亚热带,气候炎热、潮湿而又多雨,特定的自然气候和地理环境决定了独特品质。通常讲的十大广药是指巴戟天、广地龙、高良姜、化橘红、金钱白花蛇、阳春砂、广佛手、广陈皮、沉香、广藿香,其性状各具特征,采收加工另有地域特色。以陈皮为例,新会陈皮湿润后要蒸3~4h,闷1夜,取出,切丝,低温干燥。蒸后内表面变为棕红褐色,质硬,气清香。蒸后可以降低辛香燥烈之性,还可以起到杀菌防霉、保证产品质量的作用。实践证明,此种特殊的加工炮制方法很适合岭南人群的特定体质——湿热偏盛、脾气虚弱兼有痰湿或兼气阴两虚等特点。以蒸为主的炮制方法,突出了辛透清气、和解祛湿、益气生津及清热养阴的功效。

新疆有植物、动物、矿物质药1917种,其中植物类分布151科、1721种,驰名药材有甘草、麻黄、贝母、肉苁蓉、红花、枸杞子等,独有珍稀濒危物种有天山雪莲、新疆阿魏、阜康阿魏、一枝蒿。新疆药用植物的生长、繁育与本地区独特的地理位置、复杂的生态环境和气候条件有着极其突出的关系:在干旱少雨的荒漠戈壁,生长有甘草、麻黄、肉苁蓉、骆驼蓬、骆驼刺;在天山和阿尔泰山的冰峰雪岭下面可以见到婀娜多姿、芬芳袭人的雪莲花;在广袤的亚高山草原和针叶林开阔地上,生长着素淡而柔美的一枝蒿(民间有这样的谚语:"家有一枝蒿,不怕毒蛇咬;家有一枝蒿,百病都除掉");在高山草甸生长着品质极佳的新疆紫草;在较低的山地草原和山坡处有新疆贝母、伊贝母;在平原戈壁有新疆阿魏、阜康阿魏、罗布麻;在山川河谷有新疆党参、新疆防风等多种药用植物。万亩良田,种植有红花、枸杞,销往内地,供应全国。

内蒙古自治区野生药材资源品种多、分布广、蕴藏量大,以植物药为主。据文献记载,内蒙古分布的种子植物和蕨类植物共计2351种,其中引种栽培的植物有184种,野生植物共2176种,分属133科。

滇川藏高原地区常见药用植物有:蓼科植物大黄属的塔黄、苞叶大黄、心叶大黄、歧穗大黄、小大黄等;石竹科的异花孩儿参、喜马拉雅太子参;毛茛科铁线莲属的西南铁线莲、甘青铁线莲、毛茛铁线莲;景天科红景天属的互生红景天、西川红景天、长鞭红景天、德钦红景天及大花红景天。

2.种植及采收加工

"三月茵陈四月蒿,五月砍来当柴烧。春秋挖根夏采草,浆果初熟花含苞。"古老的歌诀里,透露着时间赋予药材的千变万化。

学习中,我熟悉了药用植物栽培的特点以及面临的问题。以太子参为例,从选种开始,起垄、摆种、覆土、掏沟、出苗到采挖以及病虫害防治等,学习了太子参的生物学特性和栽培过程。王玉庆教授讲授的《黄芪育苗与移栽》的主要内容是:选地、整地、播种、田间管理;移栽主要是:选地与整地、移栽;移栽后1~2年即可收获,以2年为佳;采挖用药材采挖机采收,黄芪挖出后趁鲜切去芦头,通风处晾干。

此次培训对动物类贵重药材鹿茸、麝香也进行了讲解,扩展了我对这两个中药的认识。鹿茸为鹿科动物雄鹿头上未骨化、密生茸毛的幼角,是名贵的传统中药,入药历史悠久,具有壮肾阳、益精血、调充任、托疮毒的功效,用于阳痿遗精、宫冷不孕、神疲、畏寒、眩晕耳鸣、耳聋、腰背冷痛、筋骨疲软、崩漏带下等。按鹿种分类有:梅花鹿茸、马鹿茸、驯鹿茸;按生长阶段分有梅花鹿二杠茸、马鹿三权茸、马鹿四权茸、花马杂交三权茸等;按收茸方式分锯茸和砍头茸;按加工方式分为传统加工排血茸、带血茸,以及现代方法加工的活性冻干茸。鹿茸的药材形态描述术语有:角基(草桩)珍珠盘、锯茸部位、茸根、主干、眉枝(门桩)、大虎口、第二门桩、小虎口、冰枝、第三侧枝、嘴头、主干茸头等。讲座中,对鹿茸的现代药理作用及生长规律也做了介绍,角基是鹿茸生长的基础,鹿茸以独特的膜内成骨方式生长,其生长发育有明显的季节性。同时,对新茸的生长周期以及影响鹿茸生长发育的因素都做了讲解。学习中我们还观看了锯茸法的视频,加深了对鹿茸采集的认识。

麝香为脊索动物门哺乳纲鹿科动物林麝、马麝或原麝雄体香囊中的干燥分泌物,是中国传统中医药十分紧缺的珍贵中药材,具有开窍醒神、活血通经、消肿止痛的功能,用于中医急救药的有片仔癀、安宫牛黄丸、紫血丹、速效救心丸、六神丸和云南白药等。麝香又是名贵的香料,常用作高级香水的定香剂。麝香用途广泛、药用价值极高,市场价800元/克左右,纯天然的野生麝香现在的市场价甚至达1200元/克。麝主要分布于陕西、四川、重庆、贵州、云南、西藏、甘肃、青海、安徽等省。据调查,林麝集中分布于喜马拉雅山、邛崃山、秦岭、岷山等山脉,栖息地面积约 350 000km²。林麝分为野麝和饲麝。野麝多在冬季至次春猎取捕获后,立即割取香囊,阴干,习称毛壳麝香;除去囊壳,取囊中分泌物,习称麝香仁。饲麝除死亡外,都是直接从活体香囊中挖取,每年可根据麝香成熟情况取香 1~2 次。活体取香后,动物能继续饲养繁殖,并能再生麝香,且产量较野生者为高。学习过程中,老师还介绍了麝的泌香规律,影响麝泌香的各种因素,如公麝的年龄及体质、香囊的大小、疾病、饲料营养、气候和内分泌等。最后通过播放视频资料讲解了活体取麝香的过程及注意事项。

李隆云老师对石柱黄连的规范化种植、加工及药品品质做了介绍。黄连商品来源主要是味连、雅连及云连,其中雅连、云连商品资源少,大规模黄连商品资源以味连为主。味连主要分布于四川、湖北、云南、陕西、甘肃、湖南、贵州,主产于四川石柱、峨眉、洪雅、巫溪、城口、丰都、南川、武隆、彭州市、沙湾、北川,湖北利川、恩施、咸丰、来凤、宣恩、巴东、建始、竹溪、神农架、房县,湖南桑植、龙山,陕西镇平、平利、宁强、洋县,贵州黔西、遵义、正安、施秉。四川石柱素有黄连之乡之称。石柱味连 2 年育苗,最佳采收期为移栽后 5 年的 10—11 月,共计 7 年种植期。黄连的产地加工为先低温烘干根茎外表及须根,然后再高温烘干根茎内部,避免直接高温带来外干内湿的现象。为保证黄连药材质量,制定了以多成分及总生物碱含量为指标的石柱黄连质量标准。

天麻为兰科天麻属植物天麻(Gastrodia elata,有红天麻、乌天麻、青天麻等多个变异类型)的干燥块茎,为中国传统名贵中药材,具 2000 多年的药用历史。天麻为高度进化的兰科植物,因无根、叶,整个植株退化为一块茎,不能像一般绿色植物一样依靠根从土壤中吸收营养,也不能进行光合作用转化能量以及合成有机物质。在其生长过程中,必须与两类腐生真菌建立共生关系:天麻种子与萌发菌建立共生关系获取营养,天麻块茎与蜜环菌建立共生关系获取营养,由真菌分解木质素、纤维素等物质,再由真菌为天麻提供生长必需的营养。在现场,学员参观了萌发菌及蜜环菌的培养室及天麻药材,肖波老师还现场详细讲解了天麻的种植过程。

白及为兰科白及属植物白及(Bletilla striata)的干燥块茎(假鳞茎)，具有补肺止血、消肿生肌等药用功能。主治肺结核咯血、支气管扩张咯血、胃溃疡吐血、尿血、便血等症；外用治外伤出血、烧烫伤、手足皲裂等症。主产于贵州、云南、四川、重庆、陕西、浙江等省，贵州道真、陕西旬阳、重庆南川、安徽宣城等地有一定规模的种植。白及为兰科植物，采用有性(种子)繁殖育苗比较困难，对技术和培育条件要求较为苛刻，一般种植者难于掌握，而且种子繁殖苗苗期生长缓慢，繁殖周期过长，成本较高，目前生产上较少采用。在生产中一般以无性繁殖(假鳞茎)为主。白及在栽培后3~4年可采挖，采收以刚入冬倒苗时为好，采挖时用锄头小心将假鳞茎连土挖出，抖掉泥土，剪下鳞茎前端带须根的嫩芽(作种苗用)，除去地上部分枯叶，运至加工场。产地加工用水将白及假鳞茎冲洗干净，将鳞茎单个摘下，放入箩筐中，在清水中浸泡1h，踩去粗皮，用水冲洗干净，倒入沸水中煮5~10min，取出冷却后，烘或晒至全干，放箩筐内往复撞击，去净粗皮及须根，筛去灰渣即可。近年来白及种植已取得了一些突破，栽培技术已趋于成熟并在生产中开展了应用，在贵州道真、陕西旬阳、安徽宣城、浙江江山、重庆南川等地都有一定面积的种植。据报道统计，当前全国白及种植总面积达200公顷以上，但经过考察，实际种植面积远低于报道统计数值。当前，白及仍然主要以野生资源供给市场，但经过多年的采挖，野生资源已濒临枯竭。

中药材产地加工一般包括采收和产地加工，常用方法有干燥、蒸煮烫、发汗、发酵和其他方法，包括石灰拌(川贝、浙贝、僵蚕)、煎汁浓缩(儿茶、阿胶)、搓揉(党参、三七、玉竹)。产地加工对药材质量的影响，包括对药材外观(形状、气味、颜色、表面特征等)质量的影响及药材内在(药材化学成分质和量的变化)质量的影响。通过到基地实地参观学习，我切身感受了药材采收季节、采收时间、采收技术、采收后待加工时间对药材质量的影响，并比较了续断、天冬和杜仲等药材不同产地加工方法的优劣。

在学习中，加深了我对道地药材种植采收及加工的认识。产地是保证道地药材质量的关键。道地药材的形成主要是因为优质品种具有的遗传特性，在特定的生态环境下，依靠成熟的栽培与加工技术，就能成为质量

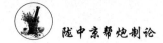

好、疗效高的名优正品药材。"性从地变,质与物迁",说明了不同区域的气候、土壤和水文地质均会影响动植物药材的生长和繁育,同一品种因产地不同其质量也会产生优劣,因此产地是保证道地药材质量的关键。总体来讲,影响中药材质量的因素主要有特定的种质资源(形成的内因)、特有的自然生态环境(必要条件)、完善的采收栽培加工技术(田间管理、生长年限、采收的季节和加工处理的方法等),经过传统的中医药学实践后被认知为道地药材。

学习中,周凯老师讲述了道地、名贵中药材的药用现状及其鉴别性。我们认识到,随着时代的发展,人们越来越注重中药的作用,而对名贵中药材的鉴别就显得特别关键和重要。周老师以肉苁蓉等为例说明了根据药用植物亲缘等原理,亲缘关系越近的品种,其活性成分越相似,功效越相近。在这种观点指导下,可扩大药源,寻找代用品。而且通过大规模规范化栽培,目前肉苁蓉在内蒙古巴彦淖尔、新疆的南疆、甘肃酒泉等地都有较大规模的人工种植。这些措施对于缓解肉苁蓉资源匮乏和扩大药源有积极的作用。这对中药饮片加工企业来说是一个非常重要的启示。

胡金宝老师讲述了敖鲁古雅鄂温克民族的药,使我们了解到鄂温克族是中国人口较少的民族之一,在长期与疾病抗争的过程中,鄂温克人积累了丰富、独特的民族医药知识。他们的药材虽然品种少,但弥补了中国中药材的不足之处,也使我们大开眼界,不仅了解了鄂温克这个民族,也了解了他们药材的特点。

(五)中药质量

中药饮片分级是指通过一定方法对饮片相关指标进行检测分析,综合多个指标信息,确定饮片等级。饮片的分级和质控多以外观形状等传统方法进行,等级不同,经济效益也就不同。在追求经济效益最大化的价值取向下,会产生跟临床疗效相冲突的现象,影响行业的发展。分级标准应充分体现饮片"质"与"效"的关系,即级高则质优效佳。中药均来自自然,由植物、矿物和动物组成。由于每类中药饮片性状特征不同(根茎、皮、叶、花、矿物等),内在控制指标也有差异。因此,应选择与传统特征关联的内在指标,准确体现不同级别饮片质量的差异,拟定各饮片的分级规格及其质量评价标准。

山东培训基地的保留项目，是由知识渊博的宋希贵教授为我们讲授《中药材及中药饮片质量现状分析与常用中药饮片质量鉴别》。宋教授从事中药检验、中药教学工作40多年，特别是对中药鉴定有很深的研究，积累了丰富的经验。宋教授的讲课内容分为4个部分：一是药品销售市场中，中药饮片的概括；二是标准混淆，各地方标准跨地区使用；三是近来常见中药饮片质量问题；四是中药的发展前景。宋教授在4个部分中，又着重讲解了常用中药饮片的质量鉴别方面的知识。宋教授首先讲解了柴胡的质量鉴别要点。《中国药典》收载的柴胡来源只有两种：柴胡的干燥根（称为北柴胡）和狭叶柴胡的干燥根（称为南柴胡），而目前药材市场上出现了许多大叶柴胡、锥叶柴胡、黑柴胡、藏柴胡和弯茎还阳草的根来冒充柴胡。鉴别要点：正品野生北柴胡，根头膨大，顶端残留3~15个茎基，下部分支表面黑褐色或浅棕色，质硬而韧，断面片状纤维性同心环纹。目前野生的柴胡很少，多为种植品，种植2年的柴胡外表面颜色发黄含量低，种植3年的颜色为黑棕色。南柴胡又称软柴胡，根分支少，较细，质稍软，顶部有多数细毛状枯叶纤维，表面红棕色或黑棕色，断面较平坦，有败油味。伪品：①大叶柴胡（有毒），外表面棕色，根头部有密集的环纹，根头部与茎结合处中空，断面黑色松泡；②锥叶柴胡，韧皮部棕色，木部黄白色呈雪花状纹理，质地松泡，具败油气；③藏柴胡，表面棕黄色有纵皱纹，韧皮部棕色，木质部黄白色圆形，内侧有棕色环纹，嚼之有刺喉感，但是所含的柴胡皂苷最高；④黑柴胡，外表面黑色，断面黑色，松泡；⑤弯茎还阳草（伪品）菊科，根茎有多个分支，根细小，断面无片状纤维性同心环。川贝母2010年《中国药典》收载4个品种：川贝母、暗紫贝母、甘肃贝母、梭砂贝母干燥的鳞茎。2015年《中国药典》又增加了2个品种：瓦布贝母和太白贝母。前3种按形状不同，分别称为松贝和青贝，梭砂贝母被称为炉贝（又分黄炉贝和白炉贝）。之前一直搞不清楚松贝和青贝来源的问题，听了宋老的讲课，让我彻底明白了松贝和青贝在来源上的区别。原来，松贝和青贝是同一种植物，只是采收时间不同，不抽薹前采收就是松贝，最大形态特征是顶部闭合，顶端稍尖，两瓣鳞叶大小悬殊，大瓣紧抱小瓣，习称"怀中抱

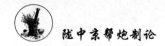

月",味微苦;抽薹后采收就是青贝,顶端开裂,两瓣鳞叶相近,相互抱合,称为"观音合掌"。

王玉庆教授讲授了《环境因素对药材质量的影响》。环境因素对药材质量的影响主要有:环境、温度、光照、水分、土壤、肥料、耕作、连作、农药、采收与加工技术等。中国有道地药材200余种,其中山西近20种,包括党参(潞党参,甘肃为素花党参)、连翘、黄芪、远志、苦参、黄芩、猪苓、款冬花、知母、山茱萸、半夏、酸枣等。

通过学习,我更是了解到目前中药饮片质量存在的问题:①品种理论问题;②伪劣中药饮片和"美容"饮片泛滥;③精制饮片质量可控问题。当前中医药界迫切需要解决的问题:等级医院务须开展中医临床药学工作、中药饮片质量鉴别工作,并提高中医用药质量。中医医院生存与发展的根基在于临床疗效,临床疗效的根本在于中药饮片(中成药原料),中药饮片的核心在于质量,中药饮片质量的保证在于药学从业人员的技术水平和服务质量。总之,无论何种等级医院,建设何种专科、专病,不管其技术职称多高,其核心要素是终端效应——疗效,治愈患者疾病,让疗效说话。

(六)临床与合理用药

张廷模教授讲授了《粉末饮片与临床应用》和《川石斛及临床应用》。通过学习,我掌握了中药饮片的种类,知道了粉末饮片概念简介、粉末饮片历史、粉末饮片的理论依据、粉末饮片的法定依据、适合粉末饮片的常用药物。尽管粉末饮片是中药饮片的重要组成部分,合理使用既节省资源、减少药费,又提高药物的利用率,增强临床疗效,是一件利国利民的好事。但是,古人又感叹"膏丹丸散,神仙难辨",意思是在古代的技术条件下,对于粉末饮片质量的判断和监管非常困难。就是今天,也需要有序发展,必须逐一建立可控的质量标准,并落实有效的监管措施。石斛为兰科植物金钗石斛、鼓槌石斛或流苏石斛的栽培品及其同属植物近似种的新鲜或干燥茎。《濒危野生动植物种国际贸易公约》将兰科植物全部列入附录Ⅰ、Ⅱ中,《中国珍稀濒危保护植物名录》列有金钗、铁皮等多种石斛。功能与主治:益胃生津,滋阴清热,用于热病津伤,口干烦渴,胃阴不足,食少干呕,病后虚热不退,阴虚火旺,骨蒸劳热,目暗不明,筋骨痿软。按照《药品管理法》和《中华人民共和国药典》(2010年版)规定:①铁皮石斛必须写明"铁皮石斛";②其他所有石斛属品种入药都应书写为"石斛",不能使用其相应的植物名(饮片、配方颗粒和制剂可注明品种)。四川历来是石斛著名的道地产区,购销量长期居全国第一,金钗石斛、叠鞘石斛在四川产业优势明显。四川有第一个国家级中药现代化产业基地,石斛名列其中。四川各级政府大力支持石斛科技立项,四川省的石斛整体研究水平全国领先,达到国际先进水平。遗憾的是,本次学习未能参观四川万安石斛公司与成都中医药大学、中国科学院生物所、四川省林科院等高校院所产学研合作建成的石斛产业科技园。

赵文主任讲授了附子的特性与临床应用的相关问题,指出附子偏性大,功效亦著,医家对其应用看法各异,故厘清其地位、特性与临床应用,对全面提升医道水平,不无小补。附子的临床应用非常广泛,但依"毒药治病,十去其五"的法则,应重其振奋、枢转气机的功效,临床均不宜长期服用。临床特殊病症需要时,亦应间隔扶正调理之品。遗憾的是,未能去江油中坝实地认识附子。

德高望重的张志远教授为学员讲授了《伤寒论药物的临床炮制与应用》。张老当年已有97岁的高龄,精神矍铄,在1小时的授课时间里为我们详细地讲解了《伤寒论》中甘草、麻黄、瓜蒌、阿胶和葛根的临方炮制加工方法和治疗疾病时的配伍应用。张老介绍《伤寒论》一共保存药方112个,用药约90余种,常用的有70余种,其中甘草是使用频率最多的一味中药,约占2/3,但在《金匮要略》一书中很少出现。张老讲解了甘草在解毒、矫味、止咳、缓急止痛和治疗心律不齐、心慌心悸、精神失常的病症时的方药组成和用法用量。随后,张老又讲解了麻黄在《伤寒论》中桂枝汤和麻黄汤中的作用和服用方法,指出麻黄是一种植物两种功效,茎中所含麻黄碱有发汗的功能,节和根中所含麻黄伪碱有止汗收敛功能,发挥麻黄的发汗功效时最好同时吃点热粥或喝点热水,可以帮助发汗。瓜蒌在《伤寒论》药方中使用的是全瓜蒌;阿胶除了养阴补血、润燥止血外,在治疗失眠时也有奇特的功效;葛根对解除外感风邪引起的颈背强直、肌肉痉挛有很好的治疗效果,但对高热引起的抽搐无太大效果,葛根功效中虽然有升阳的作用,但它可以降血压,治疗脑血管的供血不足,清除血管垃圾也有一定效果;黄芪有补气升阳的作用,同样也许有降血压功能。

福州市中医院萧诏玮主讲《炮制差异化临床应用的体会》。萧老师认为中药学革命性的进展,大多是将生药材变成饮片,即所谓炮炙、修事、修合,其主要作用有:①净选药材;②矫味矫臭,便于服用;③利于贮存;④降低药材毒副作用,保证用药安全;⑤改变药物性能;⑥引药入经及改变药物作用趋向;⑦提高疗效。

福建中医药大学药学院医学博士华碧春教授主讲了《中药炮制与临床安全合理用药的本草源流》。华教授指出,中药的合理用药是指运用中医药学系统的知识和理论为基础,指导安全、有效、适当、经济地使用中药。其核心是中药治疗的安全性和有效性,即最大限度地发挥治疗功效和防止毒副反应的发生。研究中药的安全与合理用药,就是要以确保中医临床用药安全有效为前提,着眼于阐述中药药性理论,探讨中药临床安全与有效的应用原则和方法。因此,它对提高中医药临床疗效、减少不良反应发生等都具有重要的意义。华教授认为,中药的特点是:①凡是以中国传统医药理论指导采集、炮制、制剂、说明作用机理、指导临床应用的药物;②中药的发明和应用,在中国有着悠久的历史,充分反映了中国历史、哲学、文化、自然资源方面的若干特点;③有着独特的理论体系(性能)和应用形式(配伍、炮制等)。

(六)中医药研究与产业发展

通过学习,我对中药的作用机理有了进一步的认识。学习班邀请了从业 60 余年、见证了中华人民共和国成立至今中药行业发展历程的朱承伟教授进行授课。朱老就中医药是一个伟大的宝库、中药的质量是中医发展的基石、不能拿西医的观点和方法来研究中药等进行了阐释,并指出当前许多人研究中医药的思维方法值得商榷,要用中医药的观点和方法来认识和研究中药,许多人对中药的理解和看法不全面、不深入。朱老通过对小柴胡汤作用机理、参附注射液抗休克机理、雷公藤总甙抗类风湿作用机理、三七活血止血作用机理、元胡活血止痛作用机理、黄芪双向免疫调节作用机理、浙贝母化痰止咳作用机理及钩藤抗高血压作用机理的讲述,使我们对中药的作用机理、应用指征、研究方法都有了一个新的提高。

吴水生教授、博导讲授了《毒性中药中医减毒存效研究》。毒性中药治病最早出现于《黄帝内经》,《周礼·天官·医师》中有"医师掌医之政令,聚毒药以供医事",《神农本草经》中有"药有毒无毒,阴干暴干,采造时月、生熟、土地所出真伪陈新,并各有法";《本草经集注》中有"半夏有毒,用之必须生姜,此是取其所畏,以相制耳";《太平惠民和剂局方》中有"凡有修合,依法炮制,分两无亏,胜也"。毒性中药中医减毒存效的研究现状:炮制前后毒性成分变化的研究;配伍前后毒性成分变化的研究;发酵前后毒性成分变化的研究;炮制前后毒效相关性的研究;配伍前后毒效相关性的研究。

吴教授还讲到当前毒性中药减毒存效研究中存在的问题与展望。存在的问题:①侧重考察毒性中药炮制/配伍/发酵前后体外化学成分的改变,尤其侧重毒性成分的降低;②毒性中药的评价多借鉴毒理学方法,如侧重 LD_{50} 的改变等,而未能充分考虑到"毒—证"的相关性;③毒性中药中医减毒存效机制研究尚不够深入,目前的研究不能准确揭示减毒存效的机制;④毒性中药发酵减毒存效的分子机理研究、工程化设备研究、微生物混合发酵研究相对较少。对策:①正确评价"物—毒—效"的关系;②正确评价"毒—证"的关系;③多成分、多靶点阐明机制;④多学科融合。

山东省中医药管理局局长贾青顺为学员讲解了《中药发展形势与战略对策》。贾局长从中医药事业发展现状和充分发挥中医药在医改中的重要作用两大方面,描绘了中医药在未来的发展前景和前进方向,指出要创建中国特色医疗保障体系,就离不开中医药。要想发挥中医药在医改中的重要作用,首先要坚持"三个基本":①基本理念:把基本医疗卫生制度作为公共产品向全民提供;②基本原则:保基本,强基层,建机制;③基本路径:统筹安排,突出重点,循序渐进。要实现"三个转变":①从打好基础向提升质量转变;②从形成框架向制度建设转变;③从试点探索向全面推进转变。要落实"三个重点",即加快健全医保体系、巩固完善基本药物制度和基层运行新机制、积极推进公立医院改革。贾局长提出,山东省中医药事业 1311 发展战略,确定了中医优势病种的原则,营造出浓郁的中医药

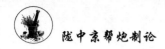

发展氛围,形成齐鲁中医药文化品牌,把山东省建设成为中医药大省、强省。

通过了解中药材市场状况及种植技术,我们认识到,目前国内中药材市场销售的所有中药材基本上是种植为主,占市场总额的80%左右,野生药材占市场总额20%左右。随着用药量的扩大和野生可采资源的匮乏,国内野生药材资源将逐渐减少,市场上销售的中药材资源将以种植品种为主导。目前中药材市场需求以国内市场为主,占整体需求的90%以上,国外(出口)需求占整体需求的不到10%。中药材的市场需求总量逐年增加,其年增长率在10%以上,中药材的销售价格也是节节攀升,每一个药材交易市场环周期交易价格都在突破历史价位。追根溯源,我们发现是多种原因促使中药材原材料价格逐年递增的。所以要充分利用道地药材的优势,迎合中药材大力发展的机遇,以全产业链思维、全流程体系、全方位协同的发展理念,构建中药材产业园的战略定位。以战略定位和发展目标为指引,围绕中药材的产业链上下游各个环节,促进中国中药材的种植。

(七)中医药理论与文化

《黄帝内经》奠定了中华医药学的理论基础,是中国医药学发展的里程碑。此前中华民族并非没有医药学存在,医药学是随人类生命救助活动而起源萌芽的。但《黄帝内经》的出现是集上古哲学思想之大成和历代医疗技术之大成,奠定了中华人类医药学理论基础,确立了中华人类生命保护与救治的思维方式。《黄帝内经》的著成,标志着中国医药学由经验医药学上升为理论医药学的崭新阶段。《黄帝内经》除被奉为医学经典、"医家之宗"外,还受到历代文史学者及当今哲学史家、自然科学史家的高度重视。姜建国教授在《伤寒论》研究和中医全科医学构建方面有着深厚的学术造诣,对《伤寒论》六经辨证思维有着深厚的研究。姜教授在解读《伤寒论》与经方的知识时指出,《黄帝内经》奠定了中医基础理论体系,《伤寒论》奠定了中医辨证理论体系——六经辨证。纵观古今中医药发展的轨迹,本草学中对中药功用的记载是滞后于临床的。医学理论的发展促进了临床中药学的发展。医学各科的发展,新的疾病的出现,使人们寻找新的药物和药物的新的功用。先秦时期启源阶段、基本同步;秦汉时期承前启后、继往开来;魏晋南北朝时期临床医学迅速发展,各科临证经验进一步充实,药物学有突出进步。陶弘景的《本草经集注》将前代本草学成就进行了较彻底地整理,又总结《本经》后数百年的新经验。雷敩所撰《雷公炮炙论》是中国现存药物炮炙的最早专著,推动了药物学(制药化学)的发展。隋唐时期,以局部地区或医家个人经验从事医疗实践和著述活动的局面已被打破。宋代是中国医学史上一个高度发展的时期,医学理论研究逐步深化,临床各科学术不断发展,中药学杂病的治疗与"局方"开始流行,官方组织整理编纂方书。金元时期出现了中医学学术争鸣与创新 及"古方不能治今病"的思想,金元四大家从实践中对医学理论做出新的探讨,创立了成各具特色的理论学说。金元时期的中药药物学著作的撰著者大多不是医官儒臣,而是临床医生。根据临床实际和用药需要,进行药性理论的总结和探讨,试图找出一条以简驭繁、由博返约的途径。明代中医学通过对经典中医学理论思维结构的深化,通过对临床经验新的概括,不断创新,中药学《本草纲目》《本草经疏》等影响深远,在药物学的研究深度和广度上都有巨大进步, 是中国药物学史上的重要时期。清代中医学理论阐述、临床各分科臻于完善和成熟,尤其是温病学派的形成,在治疗传染性热病方面卓有成效。

　　甘肃自古就是中国的中药材主产地,有"千年药乡、中华药仓"之美誉。中医处方用药,历来讲究用"地道药材"。何为"地道药材"? 地道药材原本仅指来自甘肃南部的优质药材。据历史记载,周安王十八年即公元前384年,秦献公灭西戎部族狄、桓后,建立了狄道、桓道二县,中国历史上出现了最早之狄道地名。唐初,设今之临洮为临州,后改为狄道郡。乾隆五年(公元1740年),迁府址于兰州,升为狄道州。狄道之属地历来指岷山脚下、洮河流域、渭水源头之广袤区域,自古盛产当归、黄芪、党参、甘草、秦艽等优质药材。此外,狄道是华、夷交界的边陲重镇,又处在古丝绸之路的孔道上,自然成为中药材的集散地。古时候,吐蕃及西域的牛黄、麝香、鹿茸、冬虫夏草等名贵药材也是经狄道集散后再转运至中原地区。华夏西北自古民风淳朴,庶民百姓为人处世耿直憨厚。昔日狄道之官民,凡向朝廷

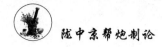

进贡及互市贸易之药材皆属货真价实、质量上乘之品。古代中国,朝野上下对狄道贡来与贸易之药材,无不交口称赞,久而久之,逐渐形成华夏社会之共识,"狄道药材"一词也就逐渐演变为各地优质药材之代名词。后人将"狄道药材"一词误写为"地道药材",后又衍生出"道地药材"一词,文字虽有所变化,但由于其含义在民间通过口传心授、代代相承,所以古今未变。"地道药材"现今仍指货真价实、正宗优质的地产药材。若正本清源,"地道药材"本当为"狄道药材","地道"是源于"狄道"也!

福建承天药业有限公司罗永东博士主讲了《建昌帮在光泽的传承发展》。建昌帮是中国南方古药帮和中药炮制的重要流派之一,它发祥于江西南城县,以擅长传统饮片加工炮制、药材集散交易著称,源于东晋,兴于宋元,于明清鼎盛时成帮。药技流传赣闽40余市县,在台、粤、港及东南亚地区也有影响。药界至今还有"樟树个路道,建昌个制炒""药不到樟树不灵齐,药不过建昌不行"之说。建昌帮饮片特色主要体现在"形、色、气、味"。片形以"斜、薄、大"为特征。在建昌帮炮制13法(炒、炙、煨、煅、蒸、煮、炆、熬、淬、霜、曲、芽、复制和其他制法)中,尤以炒、炙、煨、炆、蒸法工艺特色多,如煨附子保留了唐代"糖灰火中炮炙"的煨制法,在国内别具一格,又如炆法,既得陶坛砂罐忌铜铁之便,又以糠火烧4边,有文火慢煮之功,使饮片纯真滋补力胜。常见建昌帮特色饮片有:煨附片、阴附片、阳附片、淡附片、姜半夏、明天麻、贺茯苓、童便制马钱、山药片、泡南星、醋郁金、炒内金、炆熟地、酒白芍等。20世纪60年代,光泽县卫生局组织编写了《中药饮片加工炮制规范》,载中药124味。1981年,该县又组织中医骨干,编写《中药加工与炮制》一书,载药234种,全书15.6万字,由福建省科学技术出版社出版,并向全国公开发行。1970年后,福建省卫生厅曾4次委托光泽县承办全省性的中药加工炮制培训班,距今最近的一次是2000年5月,先后为省内各地培养中药饮片加工炮制技术人员170多人,出现过余春霖等享誉省内外的中药加工炮制大师。

宋纬文主任中药师主讲《山菜良药》。宋老师从普通人日常生活的视角上,选取了常见的山菜野蔬,配以生动的插图,结合饮食文化和动植物知识,将老百姓的饮食经验、用药经验分享给大家,并在实际运用方面给予操作性的指导。徐德生主任药师从传统中国文化与中医药学的渊源与联系说起，就中国文化的定义要素、中国医药学的起源、阴阳学说、五行学说、天人合一的理念、哲学内涵、儒家思想、中医及中医药文化与养生的相关性介绍了中医药的生命力、科学性、继承性，阐明中国医药既是创新源泉，又是不竭动力。通过对中药起源、传统文化、中医药学及本草的起源、发展和历史沿革的学习，我们对中医药文化有了更深刻的理解。

(八)实践及考察参观

在实践课环节，我们学习识别部分药用植物，如常用的丹参、玉竹、车前草、天冬、千年健、九里香、砂仁、益智、金钗石斛、鼓槌石斛、泽泻、水菖蒲、鸢尾等。在金佛山由于天气原因，野外考察受些影响，但还是看到了部分药用植物，如九尾独活、杜鹃属植物等。在重庆市南山植物园也看到了南方红豆杉、朱砂根、卫矛、见血封喉、海南龙血树等地方特色药用植物。在济南市中医医院的制剂室和炮制基地，我们学习了由李海、绍林等专家演示的传统调剂、制剂操作技术，实践操作了案匾和吊匾法手工配制水泛丸。武汉市中医医院的黑膏药非常有特色，我们实地学习及操作了汉派黑膏药制作。此外，在其他基地学习了药用植物标本的采集与制作。

我们参观了武汉市中医医院中药标本馆，见到了不同品种的生药、饮片、腊叶标本、伪劣品种、混淆品种、地方习用品种、同一药材的不同等级品种，提高了鉴别能力，对以后工作中疑难问题的解决很有助益。在参观牛黄体外培育生产基地时，到武汉健民大鹏药业参观学习了牛黄体外培育的原理、方法和难点所在。

在参观上海虹桥中药饮片厂时，我们对中药饮片的质量和市场存在的质量与品质问题有了进一步的了解。在虹桥中药饮片厂，对半夏、通草、鹿角霜、金樱子、化橘红、紫苏子、葶苈子、柏子仁、防己、木瓜、炉贝、白茯苓、胡颓子、凌霄花、黄芩、鳖甲等中药材饮片的正品、伪品、假品有了更加深刻的认识；在康桥益大药用植物园对许多药材的生长标本进行了认知，观看了几乎全部的矿物药标本，对中药之植物药、动物药、矿物药都有了一个相对全面的认知。在上海中医药大学曙光医院的中药小包装饮片药房和中成药房进行了观摩学习，了解到曙光医院是全国小包装饮片使用

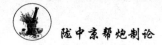

最早的医院,小包装的机器也最早源于曙光医院。曙光医院对一些贵细药材直接打粉使用,更符合临床用药习惯,中药调剂的流程比较规范、效率高,值得我们借鉴。

我们还考察学习了山西广誉远国药有限公司(古法炮制工艺观摩)、山西黄河中药有限公司(中药材标本馆),并赴五台山现场采药、辨药。

在四川荷花池中药材专业市场与新绿色药业股份有限公司,我们了解到成都荷花池中药材专业市场是全国17个国家级大型中药材专业市场之一,是四川省唯一由国家卫生部、国家工商行政管理局、国家中医药管理局定点批办的中药材专业市场。市场总用地面积9.5万平方米,总建筑面积达20万平方米,经营品种约4500种,常见药材近2000种,是目前全国体量最大、硬件设施最优秀的中药材专业市场。荷花池市场计划容纳4000家商户,目前入住2000多家,市场一楼入住率达85%,销售额500多万元,是西南地区中药材的品牌市场。四川新绿色药业科技发展股份有限公司(以下简称新绿药)是在国家级"农业产业化经营重点龙头企业"和国家级"火炬计划"企业——四川绿色药业科技发展股份有限公司——的基础上进行资源优化整合,于2009年1月16日成立的,是集中药材种植、加工、科研、贸易为一体的专业型股份制企业,主要从事颗粒剂(中药配方颗粒)、胶囊剂、滴丸剂产品的生产和经营,是国家食品药品监督管理局批准的全国6家(西部地区唯一)中药配方颗粒试点生产企业之一。该公司主要产品中药配方颗粒,由于其携带方便性、质量稳定性、用药洁净性,以及对中药材资源的节约利用等突出优势逐步被社会认可,销售额以每年100%的增长速度在高速发展,已进入中国中医科学院广安门医院、中国中医科学院眼科医院、中国中医科学院望京医院、河北省中医院、上海市中医院、青海省中医院、甘肃省中医院等全国1000多家大中型医疗机构进行临床试用。其现代智能化中药房经过十余年艰苦努力,投资1.52亿元,于2013年已经成功研制出第五代全自动现代智能化中药房发药系统,并着手研制效率更高的新一代自动发药系统。目前新绿色药业的现代智能化中药房已投入中国中医科学院广安门医院、上海市中医院、成都中医药大学附属医院(四川省中医院)等全国各大中医院使用,极大地带动了中药配方颗粒市场的良性发展,率先实现了中药调配的自动化、标准化。

我们参观了东阿集团博物馆,了解了阿胶的历史和制备工艺。东阿阿胶是中医药的瑰宝,是具有代表性的中药品种,质优地道,享誉世界。东阿集团秉承厚道、地道、传承、创新的理念,把企业做成滋补养生理念的引导者,滋补养生产品的引导者,产业健康发展的引导者。

在黔中地区特色药材种植基地,我们在贵州药用植物园学习了药用植物标本的采集与制作,使我感受颇深,受益匪浅。

在太极集团访问参观时,我们了解到太极集团有限公司(简称太极集团)是中国企业500强之一,中国医药工业10强,资产500亿元。太极集团拥有10 000家药房、13 000名员工、20多家医药商业公司、13家制药厂以及太极医药研究院、重庆中药研究院两大研发机构,产业涉及中西成药及生物制药、医药商业、中药材种植养殖、大健康产业。我们主要参观了桐君阁药厂李渡综合制剂车间,参观了颗粒剂、片剂、丸剂生产线,在接待大厅参观了该集团龙头产品,如藿香正气水、还少丹、安宫牛黄丸、罗格列酮钠片等中西成药及太极水、太极米等大健康产品。

参观内蒙古呼伦贝尔市中蒙医院、根河湿地野生药物和呼伦贝尔盟抗旱基地,使我们认识到呼伦贝尔市在与自然抗争中不屈不挠的精神和在蒙药方面做出的伟大贡献。

参观新疆药用植物园、中国科学院新疆生态与地理研究所标本馆,我们了解了当地常见药用植物甘草、罗布麻、麻黄、倒提壶、新疆远志、天山银莲花、准格尔金莲花的生境、分布及地质地貌等;参观学习了新疆维吾尔自治区中医医院门诊,药学部中心药房、中药房、煎药室及新疆维吾尔自治区中医医院中药饮片加工厂(仁济堂中药饮片有限责任公司)等。学习班全体成员被新疆维吾尔自治区中医医院优美的就医环境、中医院人自信的前进步伐深深震撼!

参观江门市的新会陈皮种植基地时,通过田间地头的实践观摩,我们得知该基地在茶枝柑的育种、育苗、移栽、嫁接、剪枝、复壮、留种等环节形成了各自完整而又科学的操作程序,在施肥、浇地、防涝、防治病虫害等方

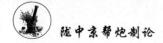

面都积累了丰富的经验。根据柑青皮、微红皮、大红皮各品种的药用要求适时采收、合理加工，对保证药材质量、提高临床疗效都有重要的意义。

三、总结

在四川省全国中药优势特色教育培训基地2015年第一期培训班，全体学员高声朗读《心契约言》，方式独特，印象极深。"敬礼天地，承若申明：幸运值遇，药学传承。从今日起，必遵师命，明晰本草，形色性味；认知品种，古今变异；全面掌握，临方炮制；用药安全，规范齐备；确保疗效，振济性命。大悲方便，推陈出新；感恩神农，利济苍生。"

通过游学感受良多，聆听了国内中医药顶尖专家、大师的倾情传授，才发现自己的才疏学浅；学员之间互相切磋、关心、帮助，共同提高，又一次深刻感悟到"众人拾柴火焰高"的真谛；基地老师不辞辛苦的服务，生活上、学习上无微不至的照顾，其默默奉献的精神难能可贵。通过游学，掌握了专业知识，增长了见识，开阔了视野，提高了技能。通过游学，对在中医药行业更好地做好本职工作有了信心，有的单位在发展中医药事业方面取得了突出的成绩，很多基础性的工作走在了全国的前列，令人印象深刻；有的单位对中药材质量管控务实有效，中医药的工作水平和推广水平令人难忘；有的单位院内制剂室已成为国内一流（规模最大、自动化程度最高、技术最先进），达到GMP规范要求，建成集中药制剂研发、生产、教学、营销为一体的标准化、现代化制剂室，制剂生产、调剂、研发已引领全国，值得我们借鉴。

我和甘肃省其他中药特色技术传承人虚心求教、踏实听讲、认真学习的作风得到了与会老师的表扬。中国药品生物制品鉴定所中药标本馆张继主任药师有诗赞："甘肃八英妹，齐聚新培会。术知见获益，返家药艺菲。"在此与各位读者共勉。

药人寻路，天南地北；本草生长，海角天涯。本是彼此陌生，却因同根同源，而造就了一场场神奇的相遇。在此，感谢国家中医药管理局、项目培训基地及单位给予这么好的机会，感受相遇的美好。

《中庸》有云:唯天下至诚,为能尽其性;能尽其性,则能尽人性;能尽人之性,则能尽物之性;能尽物之性,则可以赞天地之化育。人与本草的故事,亦是如此。种植、采收、炮制,一代代中药人的辛劳付出和坚守传承,"至诚"而"尽人性",于是,本草有灵"尽其物性"。作为全省第三批中医药师承教育指导老师,我会把天人合一的华夏文明薪火相传。